Kranksein in der Fremde?
Türkische Migrantinnen im Krankenhaus

Matthias David, Theda Borde

Kranksein in der Fremde?
Türkische Migrantinnen im Krankenhaus

mit einem Vorwort von Heribert Kentenich
(Mitarbeit bei Kapitel 4: Götz Matthias Pette)

Mabuse-Verlag
Frankfurt am Main

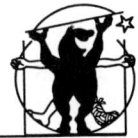

Die Deutsche Bibliothek – CIP-Einheitsaufnahme

Kranksein in der Fremde? Türkische Migrantinnen im Krankenhaus /
Matthias David ; Theda Borde. –
Frankfurt am Main : Mabuse-Verl., 2001
ISBN 3-933050-87-0

© 2001 Mabuse-Verlag GmbH
Kasseler Str. 1a
60486 Frankfurt am Main
Tel.: 069 - 97 07 40 71
Fax: 069 - 70 41 52
www.mabuse-verlag.de

Titelgestaltung: Jan Jacob Hofmann unter Verwendung eine Bildes
von Pascale Gräbener, Bielefeld (www.pascale-graebener.de)
Druck: Prisma Verlagsdruckerei, Frankfurt am Main
ISBN 3-933050-87-0
Printed in Germany

Inhaltsverzeichnis

Vorwort

„Kranksein in der Fremde?" Diese Frage impliziert, daß es schon in der Vergangenheit für Immigranten in der Bundesrepublik Deutschland ein „Kranksein in der Fremde" gab und dies entsprechend publiziert wurde. Die Frage impliziert aber auch, daß es Veränderungen gibt und die gesundheitliche Versorgung in Krankenhaus und Praxis möglicherweise nunmehr für alle Klienten gleich ist.

Während sich die deutschsprachige Literatur zum Thema „Migration und Gesundheit" aus den 1970er und 1980er Jahren der damals neuen Situation (Arbeitsmigranten und ihre Familien nahmen verstärkt Kontakt zum gesundheitlichen Versorgungssystem der Bundesrepublik auf) stellte, bekommt die Auseinandersetzung mit dem Thema in den letzten Jahren einen zunehmend wissenschaftlichen Charakter, von dem man hoffen kann, daß er der Bedeutung des Themas weitgehend gerecht wird.

Im Zeitalter der Globalisierung hat die Beschäftigung mit dem Thema „Migration und Gesundheit" im internationalen Vergleich für Deutschland eher eine nachrangige Bedeutung. Rein quantitativ wäre die Beschäftigung mit Migrations- und Gesundheitsproblemen in Afrika und Vorderasien angesichts gewaltiger Migrations- und Fluchtbewegungen in diesen Regionen durchaus sinnvoller. Doch Globalisierung der Märkte bedeutet auch, daß das Thema Migration in Zukunft an Bedeutung gewinnt. Wir befinden uns weltweit in einem Prozeß zunehmender Mobilität, an der gemessen bisher wahrgenommene Probleme eher klein erscheinen.

Trotzdem ist die Debatte in der Bundesrepublik aktuell vom Thema der Zuwanderung bestimmt. Aus dem Bericht der „Süssmuth-Kommission" aber auch in der Auseinandersetzung über die Gesetzesentwürfe des Bundesinnenministeriums wird deutlich, daß die Bundesrepublik demographisch und ökonomisch auch in Zukunft auf Zuwanderung angewiesen sein wird und in Deutschland und Europa umfassende Lösungen für die gesellschaftliche Integration von Immigranten nötig sind.

Während es für Probleme im Zusammenhang mit dem großen Einwanderungsdruck von außen und den Flüchtlingsströmen kaum optimale Lösungen gibt, wird die Demokratie in der Bundesrepublik daran gemessen werden, ob sie in der Lage ist, Immigrantinnen und Immigranten, die sich im Land niedergelassen haben, gleiche Partizipationsmöglichkeiten zu sichern, und inwieweit sie den allgemeinen Menschenrechten und den menschlichen Bedürfnissen nach Schutz ihrer Würde gerecht wird.

Die Attentate von New York und Washington am 11. September 2001 haben zudem neue Dimensionen offenbart. Es mag zwar weltweit um die Bekämpfung des Terrors gehen, dieses findet aber vor dem Hintergrund unterschiedlicher Kulturen, Ethnizitäten und Religionen statt. Wir werden in der Zukunft hoffentlich erfahren, daß die weltweite Solidarität – auch vor dem Hintergrund unterschiedlicher Kulturen und Staaten – Menschen unterschiedlicher Herkunft und Prägung einander in Achtung der Menschenwürde näher bringen kann.

Doch zurück zu diesem Buch: Bei dem Generalthema „Migration und Gesundheit" wird man das Buch daran messen müssen, inwieweit es konkret und wissenschaftlich abgesichert Antworten auf Untersuchungsfragen findet und diese auch begründet.

Aus dem dreijährigen Forschungsprojekt zur „Analyse der Versorgungssituation gynäkologisch erkrankter türkischer und deutscher Patientinnen im Krankenhaus" ist die Habilitationsschrift von Dr. Matthias David sowie die wissenschaftliche Dissertation von Theda Borde entstanden. Wesentliche Ergebnisse der gemeinsamen Arbeit sind in diesem Buch zusammengefügt.

Dezidierte Fragen werden gestellt: Welches Wissen haben Frauen über Vorgänge im weiblichen Körper? Wie ist ihr Kenntnisstand zur aktuellen Erkrankung im Krankenhaus? Was wissen Sie über die bevorstehende Operation? Wie wurde ihr Wissen durch Aufklärung verändert? Wie ist die psychische Befindlichkeit deutscher Patientinnen und der Immigrantinnen im Vergleich? Ist der Anteil der psychosomatischen Krankheitsbilder unterschiedlich häufig? Wie zufrieden sind die deutschen und türkischsprachigen Patientinnen mit ihrem Frauenarzt und im Krankenhaus?

Die dargelegten Forschungsergebnisse beschreiben die aktuelle Versorgungssituation für Patientinnen deutscher und türkischer Herkunft und deren Defizite für den Mikrokosmos Krankenhaus genau. Es werden konkrete Schlußfolgerungen gezogen, so z.B., daß Information und Aufklärung insbesondere für die Migrantinnen deutlich verbessert werden müssen. Während die Patientenaufklärung im Krankenhaus vom Personal eher punktuell wahrgenommen wird, stellt sie für Patientinnen einen dynamischen Prozeß dar, der immer wieder neue Fragen und Antworten erfordert.

Auch die Ausbildung der Ärzte, des Pflegepersonals und der Hebammen muß hinterfragt werden. Ethnisch-kulturelle Aspekte, auch die besonderen Aspekte von Kommunikation, Information, Aufklärung und Beratung, müssen in den Studiengängen stärker berücksichtigt werden.

Das Buch gibt in der Diskussion der Ergebnisse eine hervorragende Übersicht zur aktuellen soziologischen und medizinischen Literatur. Es wird daher allen, die sich mit diesem Themenkreis beschäftigen, eine wertvolle Hilfe und Orientierung bieten.

Weitere Forschungsprojekte zum Thema „Migration und Gesundheit" werden auf Initiative der Autoren gefördert. So wird zur Zeit ein zweijähriges Forschungsprojekt, zur „Inanspruchnahme klinischer Notfallambulanzen durch deutsche Patienten und Migranten" durchgeführt, das vom Bundesmininsterium für Bildung, Wissenschaft, Forschung und Technologie und von den Spitzenverbänden der Krankenkassen unterstützt wird.

Den beiden Autoren, aber auch allen im Medizinbereich tätigen Menschen wünsche ich, daß sie einen langen Atem bei der Bewältigung des Themas „Migration und Gesundheit" behalten. Die Betrachtung der Frage „Kranksein in der Fremde?" stellt sich differenzierter als vor Jahren dar, die wissenschaftliche Bearbeitung des Themas wird schwieriger werden.

Da die Bundesrepublik aber real ein Einwanderungsland ist, bleibt die Beschäftigung mit diesem Thema eine äußerst reizvolle und spannende Aufgabe.

Heribert Kentenich

Berlin, November 2001

1 Einleitung

Das gegenwärtige Rentenniveau in Deutschland kann nur durch massive Einwanderung oder durch eine Anhebung des Rentenalters und der -beiträge gehalten werden. Um den notwendigen Bestand der Bevölkerung im arbeitsfähigen Alter zwischen 15 und 64 Jahren zu erhalten, bräuchte Deutschland rund 480.000 Immigranten im Jahr (sog. Ersatzmigration), was 2050 zu einem Anteil eingewanderter Personen und ihrer Nachkommen von ca. 39% an der Gesamtbevölkerung führen würde. Im Verhältnis zur Bevölkerungsgröße benötigen Italien und Deutschland die höchste Anzahl von Zuwanderern (UNO-Bericht zum Bevölkerungswachstum, März 2000).

Deutschland ist aber schon jetzt de facto ein Einwanderungsland. Zum 31.12.1999 betrug der Ausländeranteil in der Bevölkerung 9%, d. h., im Bundesgebiet lebten knapp 7,36 Millionen Ausländer, die meisten in den Großstädten und industriellen Ballungsräumen. Die Zuwanderungsanalyse des Sozioökonomischen Panels (SOEP), mit dem seit 1984 die soziale und wirtschaftliche Lage von Zuwanderern nach (West-) Deutschland untersucht wird, unterscheidet unter den in die Bundesrepublik Eingewanderten folgende große Gruppen: 1. Übersiedler (aus der DDR vor 1990), 2. Ost-West-Umzieher (innerhalb der BRD/ ab 1990), 3. Aussiedler (ehem. Sowjetunion, Rumänien, Polen), 4. Asylbewerber und Flüchtlinge, 5. Zuwanderer aus den klassischen Anwerbeländern incl. Familiennachzug (Spanien, Türkei, Italien, Griechenland, ehem. Jugoslawien), 6. Kriegsflüchtlinge aus dem ehem. Jugoslawien, 7. sonstige Zuwanderer (Frick u. Wagner 1996).

Die meisten zum Thema ‚Migration und Gesundheit' durchgeführten Untersuchungen und auch die in den nachfolgenden Kapiteln dargestellten und diskutierten Studienergebnisse beziehen sich vor allem auf die Gruppe 5, die Arbeitsmigranten aus Mittelmeerländern. 27,9% aller Ausländer in Deutschland haben die türkische Staatsbürgerschaft (Statistisches Bundesamt 2000). In Berlin wohnen derzeit ca. 15% Migranten hauptsächlich in den westlichen Bezirken, darunter 128.705 Nichtdeutsche türkischer Herkunft (Statistisches Landesamt Berlin 2000).

Diese ‚multikulturelle Realität' spiegelt sich auch in der Gesundheitsversorgung wider. Je nach Standort und Einzugsgebiet eines Krankenhauses oder einer Praxis ergibt sich ein unterschiedlich großer Migrantenanteil unter den Patientinnen und Patienten* und macht eine Auseinandersetzung mit den Besonderheiten bei der Beratung und medizinischen Behandlung von Migranten notwendig. Auftretende Schwierigkeiten in der medizinischen Versorgung von Migranten kann man in drei Hauptkomplexen (nach Csitkovics et al. 1997) zusammenfassen:

- Probleme bei der sprachlichen Verständigung (Erhebung der Anamnese, Mitteilung der Diagnose sowie Aufklärung vor Operationen und anderen Behandlungsmaßnahmen)

- andere kulturelle Einstellungen zum Körper, zur Krankheit und zur Pflege (Umgang mit Schmerzen, Krankheitsdarstellung, Lokalisierung von Schmerzen, Darstellung von Beschwerden)

- Zugehörigkeit der meisten Migranten zur sozialen Unterschicht

Diese Zusammenstellung ergibt sich aus einer Sicht auf den ‚anderen' Patienten. Betrachtet man Praxen und Kliniken aber (auch) als Dienstleistungseinrichtungen, die bestmögliche Voraussetzungen für eine Versorgung ihrer ‚Klienten' schaffen sollten, kann man auch auf der ‚Versorger-Seite', also bei den Praxen und Kliniken, erhebliche Defizite bezüglich der eingewanderten Bevölkerung in Deutschland feststellen (Heinemann 2000):

- ungenügende Informationen über Dienste und Angebote

- kultur- und sprachbedingte Barrieren bezüglich der Regelversorgung

- kulturell und sprachlich bedingte Kommunikationsprobleme (fehlende interkulturelle Kompetenz des Personals)

- geringe Einbeziehung der multikulturellen und soziodemographischen Entwicklung der Bevölkerung in die Planung im Sozial- und Gesundheitswesen

- (perspektivisch und bisher weitgehend unbeachtet:) Entstehung von neuen Versorgungsdefiziten im Bereich Altenhilfe und –pflege

---

*Ohne daß damit irgendeine Wertung verbunden sein soll, wird in dieser Arbeit aus Vereinfachungs- und Platzgründen für "Patientin" und "Patient" bzw. "Ärztin"/"Arzt" usw. immer dann die maskuline Form verwendet, wenn nicht ausdrücklich der weibliche Genus gemeint ist.

Für personenbezogene Dienstleistungen gilt im Prinzip, daß die angestrebten Ergebnisse nicht ausschließlich von den beteiligten Experten (Ärzten, Pflegekräften usw.) erarbeitet werden, sondern daß Behandlungserfolge eine aktive Mitarbeit derjenigen voraussetzen, für die die Leistungen erbracht werden. Der Patient ist sozusagen als Ko-Produzent der medizinischer Dienstleistungen anzusehen. Für Effektivität und Effizienz dieser Leistungen sind die sozialen und persönlichen Voraussetzungen der Patienten oft von ebenso großer Bedeutung wie die Qualifikation und Berufserfahrung der in Anspruch genommenen Ärzte (Weber 1999).

Auch wenn man diese quasi gänzlich ökonomisierte Sicht auf die Arzt-Patienten-Beziehung nicht teilt, macht sie doch z. B. die Wichtigkeit eines informierten und die Notwendigkeit bestimmter medizinischen Maßnahmen verstehenden Migranten deutlich.

Um mit den dargestellten Besonderheiten bei der medizinischen Versorgung von Migranten im stationären Bereich umzugehen, sind letztendlich zwei Modellösungen möglich:

- das integrative Modell, d. h. eine interkulturell ausgerichtete Medizin in der ganzen Abteilung bzw. Klinik (spezielle Schulung und Sensibilisierung des gesamten Personals)

- das Konzentrationsmodell, d. h. Segregation der Migranten auf einer ‚Migrantenstation' (Bündelung der Probleme auf einer Station mit entsprechend qualifiziertem Personal; keine andere Medizin sondern anderes Umfeld)

Voit und Kaya-Heinlein (2000) weisen darauf hin, daß es für eine Verbesserung der Versorgung sicherlich richtig und auch im Hinblick auf eine Förderung der Integration wünschenswert ist, in den bestehenden Einrichtungen des Gesundheitswesens durch strukturelle und personelle Maßnahmen die Bedürfnisse ausländischer Patienten besser zu berücksichtigen und sie zu integrieren. Es gibt aber Bereiche, z. B. die stationäre psychiatrische oder die Sucht-Langzeittherapie, wo es sich als außerordentlich vorteilhaft erwiesen hat, ein soziokulturell spezialisiertes Angebot zu machen.

Unabhängig davon, welches Modell aus pragmatischen Gründen präferiert wird (zumeist wird höchstens in Anfängen ein integrativer Ansatz verwirklicht), ergeben sich bei dem Versuch, Versorgungsdefizite abzubauen, zwei Gefahren:

die der Infantilisierung der Migranten, indem sie unmündiger und bedürftiger gemacht werden, als sie tatsächlich sind, und die der Polarisierung durch die Forderung nach speziellen Angeboten für Migranten (deutsche vs. muttersprachliche Fachkräfte) und durch die Betonung kultureller Unterschiede (Tilkeridoy 1997).

Diese Akzentuierung kultureller Differenzen kann wiederum zu drei Fehlschlüssen führen. So werden u. U. kulturelle Regeln und Normen als allgemeingültige Verhaltensdeterminanten betrachtet und Toleranzbereiche für Abweichungen und das mögliche Nichtbefolgen werden ignoriert. Man läuft Gefahr, Individualität und Abweichungen vom ‚kulturellen Prototyp‘ zu vernachlässigen. Außerdem sollten soziale Veränderungen, Entwicklungen und Wertewandel innerhalb der Migrantengruppen beachtet werden (Tilkeridoy 1997).

Während in den 1960er und 1970er Jahren wissenschaftliche Abhandlungen zur gesundheitlichen Situation von Arbeitsmigranten ihren Schwerpunkt auf seuchenhygienische Gesichtspunkte und die Entwicklungen des Krankenstandes setzten, rückten in den 1980er und 1990er Jahren zunehmend Fragen der Inanspruchnahme ärztlicher Leistungen, der Arzt-Patient-Beziehung, von Zugangsbarrieren zum deutschen Gesundheitssystem und einzelne Krankheiten wie psychosomatische Erkrankungen bei Migranten in den Mittelpunkt der sozialmedizinischen Migrationsforschung.

Neben dem Einfluß der Belastungen auf die psychische Gesundheit der Zuwanderer im Migrationsprozeß, worauf später noch ausführlich eingegangen wird (Kap. 4.9), konnten epidemiologisch ausgerichtete Studien auch besondere somatische Erkrankungsrisiken für Migranten nachweisen. So haben beispielsweise in die USA ausgewanderte Japaner schon in der ersten Generation ein deutlich erhöhtes Risiko, ein Prostata- oder Mammakarzinom zu entwickeln. Die Inzidenz des Mammakarzinoms in Japan beträgt 19,7 pro 100.000 Frauen, in den USA 87 pro 100.000 (weiße) Frauen jährlich (Deutsche Krebsgesellschaft 2000). Im nationalen US-Krebsreport berichten Ries et al. (2000) über die Datenerhebung und Auswertung bei verschiedenen ethnischen Gruppen, die zeigte, daß die Inzidenz und Mortalität der meisten Karzinomarten bei schwarzen Männern und Frauen höher als bei den anderen Bevölkerungsgruppen der USA ist.

In Europa scheint die Brustkrebsinzidenz innerhalb bestimmter Populationen ebenfalls von der ethnischen Herkunft, der Länge des Aufenthaltes im Aufnahmeland und Lebensstil-Faktoren abhängig zu sein. In Großbritannien ist beispielsweise die Rate von Brust-, Uterus- und Ovarial-Karzinomen bei in Italien

geborenen Migrantinnen niedriger als bei Frauen der einheimischen Bevölkerung. Daten aus Schottland zeigen eine niedrigere Rate von Darmkrebs bei ita-
lienischen Migrantinnen aber eine tendenziell erhöhte Rate von Magenkarzino-
men. Zeitreihenuntersuchungen geben deutliche Hinweise darauf, daß die Brust-
krebsrate unter den Migrantinnen sich der der einheimischen Bevölkerung annä-
hert bzw. beginnt, sich graduell anzunähern, insbesondere dann, wenn sie früh in
ihrem Leben, d. h. bereits als Mädchen oder junge Frau, migriert sind (Carballo
et al. 1998).

Mitte der 1980er Jahre wurde die gesundheitliche Lage der ausländischen
Bevölkerung in Deutschland auf der Basis der Todesursachenstatistik, der Statistiken über Verkehrsunfälle, über Rehabilitationsmaßnahmen des Verbandes
Deutscher Rentenversicherungen und über Arbeitsunfälle und Berufskrankheiten
analysiert (Weber et al. 1990). Wesentliche Ergebnisse waren u. a. eine erhöhte
Totgeburtlichkeit, Früh- und Säuglingssterblichkeit von Kindern mit Eltern ausländischer Staatsangehörigkeit, eine höhere Müttersterblichkeit bei Ausländerinnen im Vergleich zu deutschen Frauen, eine je nach Arbeitsbereich 50-100%
größere Häufigkeit von meldepflichtigen Arbeitsunfällen bei ausländischen Arbeitnehmern und eine deutlich höhere Sterblichkeit der deutschen Bevölkerung
im erwerbsfähigen Alter auf der Grundlage aller Todesursachen und für einzelne
Mortalitätsgründe (z. B. ischämische Herzkrankheit, bösartige Neubildungen der
Brust-, Geschlechts- und Atmungsorgane) (zit. nach Prüfer-Krämer u. Krämer
2000).

Letzteres könnte auf das Rückkehrverhalten der Migranten, Unterschiede in
der Ernährung und der allgemeinen Lebensweise aber auch auf einen Selekti-
onseffekt zurückzuführen sein (Razum et al. 1998, Krämer et al. 2000). - Um
spätere Fehlzeiten durch Krankheiten auszuschließen, wurden die Zuwanderer in
den Anwerbeländern vor ihrer Migration nach Deutschland von Ärztekommissi-
onen untersucht. Der ursprüngliche Gesundheitsstatus der ‚Gastarbeiter‘ war
damit besser als der der übrigen Bevölkerung der Entsendeländer. Für die bis
1973 von der Bundesrepublik angeworbenen Arbeitsmigranten aus den Mittelmeerländern ist ein überdurchschnittlich guter Gesundheitszustand (sog.
healthy-migrant-effect) auch gegenüber der einheimischen deutschen Bevölkerung belegt, wie Unterschiede in den diagnostizierten Krankheitsspektren zeigen. Die Auswertung einer Befragung von 5.210 deutschen und 1.558 Migranten aus der Türkei, Griechenland, Jugoslawien, Italien und Spanien hat für chronische Erkrankungen und das Vorliegen einer Behinderung den ‚healthy-
migrant-effect‘ bestätigt. Aber im Verlaufe der achtjährigen Beobachtungsperi-

ode (1984 bis 1992) wurde auch eine starke Verringerung des Effekts deutlich. Dies ist offenbar auf eine stärkere gesundheitlichen Beeinträchtigung bzw. Belastung der Migranten im Alltag zurückzuführen (Lechner u. Mielck 1998).

Die kursorische Zusammenstellung zeigt zum einen, welche Bedeutung die Betreuung und Behandlung von Migranten für die Regelversorgung von Patienten und für die Krankenversicherungsträger hat, und zum anderen, daß es sich bei der Versorgung von Migranten nicht um ein vorübergehendes Problem handelt, sondern daß sich Ärzte, Pflegepersonal und andere Fachkräfte des Gesundheits- und Sozialwesens in Folge der demographischen Entwicklung auf eine weitere Zunahme dieser Patientenklientel einrichten müssen.

Im übrigen können kulturelle Distanz zwischen Arzt und Patient, sprachliche Kommunikationsbarrieren und Migrationserfahrungen letztendlich vor dem Hintergrund eines kontinuierlichen Spektrums gesehen werden, das von Asylsuchenden und Flüchtlingen über Arbeitsmigranten bis zu Einheimischen unterschiedlicher sozialer Schichten reicht (Blöchliger et al. 1998). Das bedeutet, daß das spezifische Problem der Betreuung von nichtdeutschen Subpopulationen auch allgemeingültigere Aspekte beinhaltet, die für jede Arzt-Patienten-Interaktion gültig sind.

Nach Schmacke (2000) kann der Problemkreis ‚Migration und Gesundheit‘ auch als ein Sonderfall des Themas ‚Soziale Lage und Gesundheit‘ gesehen werden. Noch immer ist eine Unterschichtung der Sozialstruktur durch ethnische Minderheiten in Deutschland vorhanden, auch wenn nach Seyfert (1995) anzunehmen ist, daß in der weiteren Generationen-Abfolge diese Unterschiede zwischen Migranten und einheimischer Bevölkerung geringer werden.

Eine ausschließlich kulturalistische, also eine die Kultur (bzw. im weiteren Sinne die ethnische Herkunft) überbetonende Sichtweise auf den Migrationsprozeß und seine Folgen (Probleme und Chancen) ist derzeit sicher falsch. Es wäre jedoch denkbar, in Ergänzung der allgemein anerkannten Evidence based Medicine dieser das Konzept einer Culture based Medicine (frei nach Meyer 2000 u. Resch 2000) an die Seite zu stellen (Tab. 1.1).

Tab. 1.1

Evidence based Medicine (Haisch et al. 1999)	Culture based Medicine
das Bemühen, diagnostisches oder therapeutisches Vorgehen zunehmend auf Verfahren mit nachgewiesener und nachvollziehbarer Wirksamkeit zu konzentrieren	das Bemühen, diagnostisches oder therapeutisches Vorgehen zunehmend a) auf Kulturabhängigkeit hin zu überprüfen b) unter Berücksichtigung der Kulturabhängigkeit gesundheits- und krankheitsbezogenen Verhaltens und Erlebens zu modifizieren

Mit den nachfolgend dargestellten Untersuchungsergebnissen soll zu einer rationalen und datenbasierten Diskussion im Zusammenhang mit der Versorgung von Migrantinnen in der Gynäkologie beigetragen werden.

Es werden zwar auch Aspekte der ambulanten Versorgung (Inanspruchnahme einer gynäkologischen Notfallambulanz, Betreuung beim niedergelassenen Gynäkologen) behandelt. Der Schwerpunkt liegt jedoch auf einer vergleichenden Analyse der subjektiven Krankheitstheorie, der psychischen Befindlichkeit, des Basiswissens über den weiblichen Körper, der Informiertheit vor und nach ärztlicher Aufklärung sowie den Erwartungen und der Zufriedenheit von deutschen und türkischstämmigen Patientinnen einer Frauenklinik.

2 Vorbemerkungen

2.1 Struktur der Zuwanderungspopulation

Die größten Ausländergruppen in der BRD bildeten Ende der 1990er Jahre die Türkinnen und Türken mit 2,11 Mio. (28,8%), Staatsbürger der Bundesrepublik Jugoslawien (Serbien und Montenegro) mit 719.474 (9,8%), Italiener mit 612 048 (8,4%), Griechen mit 363.514 (5,0%), Polen mit 283.604 (3,9%) Kroaten mit 208.909 (2,9%), Bosnier mit 190.119 (2,6%) und Österreicher mit 185.159 (2,5%). Nach der Erweiterung der Europäischen Union am 1. Januar 1995 um Finnland, Schweden und Österreich waren Ende 1998 25,3% aller im Bundesgebiet lebenden Ausländer Staatsangehörige der EU-Mitgliedsstaaten. Italiener machten davon 33,1%, Griechen 19,6%, Österreicher 10,0% aus. Mit einem Prozentsatz von unter 10 % folgten Spanier mit 7,1%, Niederländer mit 6,1%, Briten mit 6,0% und Portugiesen mit 2,7% aus (BBA 1999).

Hinsichtlich der Altersstruktur der ausländischen Bevölkerung lassen sich deutliche Abweichungen zur deutschen Bevölkerung aufzeigen. Der Anteil der Kinder und Jugendlichen liegt bei den Ausländern aufgrund einer höheren Geburtenrate deutlich über dem der deutschen Bevölkerung. Während in den ersten Jahrzehnten der Anteil der männlichen Migranten deutlich höher war, stellten Frauen im Jahre 1997 mit einer Anzahl von 3,3 Mio. genau 44,7% der gesamten ausländischen Bevölkerung (Statistisches Jahrbuch 1998).

Mit einer absoluten Zahl von 960.200 machten die Immigrantinnen türkischer Nationalität 25,3% der gesamten ausländischen weiblichen Bevölkerung aus. 1997 waren 4,07 Mio. (55,3%) der Migranten männlichen und 3,28 Mio. (44,7%) weiblichen Geschlechts. 23,1% der Ausländer waren 1997 unter 18 Jahre alt, 73,7% zwischen 18 und 66 Jahren und 3,2% waren 66 Jahre und älter. Die ausländische Bevölkerung ist im Vergleich zur deutschen wesentlich jünger. Bei den deutschen lagen die entsprechenden Anteile 1997 bei 18,9% (unter 18-jährige), 65,2% (18 - 66-jährige) und 16% (über 66-jährige).

Der Anteil der älteren Migrantinnen und Migranten wird künftig allerdings ebenfalls stetig zunehmen. 21,7% aller Ausländer sind bereits in Deutschland geboren, von der Altersgruppe der bis unter 18-jährigen sind es 65,4%, bei den unter 6-jährigen 87,5%. Seit Anfang der 1970er Jahre machen Kinder ausländischer Eltern durchschnittlich zwischen 10% und 13% aller in Deutschland geborenen Kinder aus. 1997 entsprach der Ausländeranteil unter den geborenen Kindern 13,2% (BBA Juni 1999).

Die ausländische Wohnbevölkerung ist aufgrund ihrer langen Aufenthaltsdauer ein fester Bestandteil der Bevölkerung der Bundesrepublik Deutschland. So lebten Ende 1997 30% aller Migranten und Migrantinnen schon zwanzig Jahre und länger in Deutschland, 40% hatten Aufenthaltszeiten von mehr als fünfzehn Jahren und die Hälfte Aufenthaltszeiten von mehr als zehn Jahren nachzuweisen. Die durchschnittliche Aufenthaltsdauer der Ausländer aus Anwerbeländern liegt noch darüber (BBA 2000). Die Anzahl der Migranten mit einer erst kürzeren Aufenthaltsdauer hat im Verlauf der vergangenen Jahre zugenommen, wodurch der Durchschnittswert der Aufenthaltsdauer insgesamt etwas niedriger liegt als in den vorhergehenden Jahren. Dies hängt vor allem mit der größeren Anzahl jüngerer Kinder, die natürlich eine kürzere Aufenthaltsdauer haben, sowie mit der Aufnahme von Kontingentflüchtlingen zusammen.

Ebenso spielen jüngere Frauen, die im Rahmen der Familienzusammenführung nach Deutschland kommen, hierbei eine wesentliche Rolle. Eine seit 1996 im Auswärtigen Amt geführte Statistik über die Visa-Erteilung im Rahmen des Familiennachzuges zählte 1998 13.098 Ehefrauen, die zu deutschen Ehemännern, und 19.257 Ehefrauen, die zu in Deutschland lebenden Männern mit ausländischer Staatsangehörigkeit aus dem Ausland einreisten. Die meisten Ehefrauen zogen aus der Türkei zu ihrem Ehemann nach Deutschland. Im Jahr 1997 wurden 21.000 entsprechende Visa beantragt. Aus dem ehemaligen Jugoslawien sowie Kasachstan und Russland kamen zwischen 2,4% und 3,4% der Gesamtzahl der Visa-Anträge im Jahr 1997 (Pressestelle des Bundestages 1998).

2.2 Rechtliche und soziale Lage

2.2.1 Rechtliche Rahmenbedingungen

Die temporäre oder permanente Zuwanderung von Ausländern und Aussiedlern nach Deutschland (Einreise, Aufenthalt, Niederlassung, Erwerbstätigkeit etc.) wird derzeit durch verschiedene Gesetze geregelt.

- Das Recht auf Asyl für politische Verfolgte und ihre unmittelbaren Familienangehörigen

- Die bestehenden Regelungen der Aufnahme von Kontingentflücht-lingen und der vorübergehenden Duldung von Kriegsopfern und Vertriebenen

- Das Recht auf Familiennachzug für Ehepartner und minderjährige Kinder (bis 16 Jahre) für in Deutschland lebende Ausländer

- Die Aufnahme von Spätaussiedlern aus den Nachfolgestaaten der Sowjetunion (GUS-Staaten)

- Die Freizügigkeit für Bürger aus anderen Mitgliedstaaten innerhalb der EU und des Europäischen Wirtschaftsraumes (EWR)

- Anwerbung von Ausländern als Kontraktarbeiter, Saisonarbeiter, neue Gastarbeiter oder andere Arbeitsmigranten

- Ausnahmeregelungen für ausländische Studierende und für Ange-hörige diverser Berufsgruppen (Manager, Sportler, Journalisten, Truppen- und Militärpersonal verbündeter Staaten, Bedienstete in-ternationaler Organisationen)

Für die Ausländerinnen und Ausländer ergeben sich dadurch verschiedenar-tige Formen des rechtlichen Aufenthaltsstatus, die einerseits durch ihr Wande-rungsmotiv bzw. den Zweck der Immigration und andererseits durch ihre Auf-enthaltsdauer in der BRD bestimmt werden.

So unterscheidet das derzeit gültige Ausländergesetz vom 09. Juli 1990 (BGBl. I S. 1354) auf der Grundlage verschiedener Variablen zwischen Aufent-haltsbewilligung, befristeter Aufenthaltserlaubnis, unbefristeter Aufenthaltser-laubnis, Aufenthaltsbefugnis, Duldung und Aufenthaltsgestattung, die jeweils mit entsprechend mehr oder weniger Rechten und Aufenthaltssicherheit verbunden sind (Tab. 2.2.1, Tab. 2.2.2 und Tab. 2.2.3).

Tab. 2.2.1: Regelungen zur Einreise

Regelfall	Einreise mit Visum Antrag auf Aufenthaltsgenehmigung vor der Einreise
Aufenthaltsgenehmigung nach Einreise (§ 9 DVAuslG)	- Staatsbürger aus Ländern der EG, EFTA und USA - legale Einreise und Eheschließung mit einem oder einer deutschen Staatsangehörigen
Einreise ohne Visum (§§ 1, 2 DVAuslG)	- Kurzaufenthalte von höchstens 3 Monaten - Angehörige ausgewählter Staaten (Positivstaatler) - Ausländer unter 16 Jahren aus den ehemaligen Anwerbeländern, wenn ein Elternteil eine Aufenthaltserlaubnis besitzt

Tab. 2.2.2: Unterschiedliche Formen des Aufenthaltsstatus (§5 AuslG)

Aufenthaltsbewilligung: (§§ 28, 29 AuslG)	Aufenthaltsgenehmigung, die den Aufenthalt auf einen ganz konkreten Zweck beschränkt. Nach Wegfall dieses Zweckes müssen Ausländer die Bundesrepublik grundsätzlich wieder verlassen. So erhalten ausländische Studierende, die aus entwicklungspolitischen Gründen in der Bundesrepublik studieren dürfen, auf Antrag eine Aufenthaltsbewilligung, die einen Aufenthalt nur zur Durchführung des Studiums zuläßt.
Aufenthaltserlaubnis: (§§ 15, 17 AuslG	Die befristete Aufenthaltserlaubnis ist eine Grundlage für einen Daueraufenthalt. Mit Zunahme der Aufenthaltsdauer verfestigt sich der Aufenthalt.
Unbefristete Aufenthaltserlaubnis: (§ 24 AuslG)	Die unbefristete Aufenthaltserlaubnis ist die erste Stufe der Verfestigung des Aufenthalts. Unter weiteren Voraussetzungen kann sie nach fünfjährigem Besitz der befristeten Aufenthaltserlaubnis beantragt und erteilt werden.

Aufenthaltsberechtigung: (§ 27 AuslG)	Im Rahmen des Ausländergesetzes der beste und sicherste Aufenthaltsstatus. Die Aufenthaltsberechtigung kann unter weiteren Voraussetzungen nach achtjährigem Besitz einer Aufenthaltserlaubnis auf Antrag erteilt werden.
Aufenthaltsbefugnis: (§ 30 AuslG)	Aufenthaltsstatus, der insbesondere aus humanitären Gründen erteilt wird. Die Aufenthaltsbefugnis wird in der Praxis vor allem Bürgerkriegsflüchtlingen auf Antrag erteilt. Eine Verlängerung der Aufenthaltsbefugnis hängt grundsätzlich davon ab, daß die humanitären Gründe weiter bestehen. Nach achtjährigem Besitz einer Aufenthaltsbefugnis kann jedoch eine unbefristete Aufenthaltserlaubnis erteilt werden.
Aufenthaltsgestattung: (§ 55 AsylVfG)*	Aufenthaltsstatus, den Asylbewerber zur Durchführung des Asylverfahrens in der Bundesrepublik auf Antrag erhalten. Werden Asylbewerber als Asylberechtigte im Sinne des Grundgesetzes anerkannt, erhalten sie eine unbefristete Aufenthaltserlaubnis; werden sie als Flüchtling im Sinne der Genfer Flüchtlingskonvention anerkannt, erhalten sie eine Aufenthaltsbefugnis.
Duldung: (§ 56 AuslG) **Ausweisungsschutz** (§§ 48, 51 AuslG)	Die Duldung ist keine Aufenthaltsgenehmigung, sondern hat nur den Inhalt, daß der Staat auf eine Abschiebung der Ausländer verzichtet. Sie kann auf Antrag erteilt werden, wenn ein Ausländer eigentlich rechtlich verpflichtet ist, die Bundesrepublik zu verlassen, er/sie aber nicht abgeschoben werden kann, weil dem rechtliche oder tatsächliche Hindernisse entgegenstehen. (z. B.: der Heimatstaat will den/die Ausländer/in nicht aufnehmen, oder ihm/ihr droht die Todesstrafe.)

*Asylverfahrensgesetz in der Fassung der Bekanntmachung vom 27. Juli 1993 (BGBl. I S. 1361)

2.2.2 Aufenthaltsrecht für Ehepartner / Familienzusammenführung

Wenn ein Paar im Ausland heiratet bzw. schon längere Zeit verheiratet ist, muß bei der deutschen Botschaft unter Vorlage der Heiratsurkunde ein Visum zur Familienzusammenführung beantragt werden, die dann den Antrag an die zuständige Ausländerbehörde weiterleitet. Nach Prüfung der Unterlagen wird von der deutschen Botschaft dann ein Einreisevisum erteilt. In Deutschland wird zunächst eine befristete Aufenthaltserlaubnis für drei Jahre ausgestellt. Will ein Paar in Deutschland heiraten, so ist eine Geburtsurkunde und eine Ledigkeitsbescheinigung erforderlich. Bei legaler Einreise des ausländischen Partners wird die Aufenthaltserlaubnis zunächst für drei Jahre erteilt, bei illegaler Einreise ist zunächst die Ausreise und erneute Einreise mit gültigem Visum erforderlich.

Eigenständig wurde das Aufenthaltsrecht nach § 19 AuslG i. d. F. v. 09. Juli 1990 erst wenn die eheliche Gemeinschaft mindestens 4 Jahre im Bundesgebiet der BRD bestanden hatte. Nach der Gesetzesänderung vom 15. Juli 1999 (BGBl. I S. 1618) verkürzt sich diese Frist auf zwei Jahre. Darüber hinaus kann ein eigenständiges Aufenthaltsrecht jetzt auch nach kürzerer Ehedauer in Deutschland im Falle einer besonderen Härte schon früher vergeben werden. Nach Änderung des § 19 Abs. 2 AuslG durch das Gesetz vom 25. Mai 2000 (BGBl. S. 742) liegt eine besondere Härte vor,

(...) „_wenn dem Ehegatten wegen der aus der Auflösung der ehelichen Lebensgemeinschaft erwachsenen Rückkehrverpflichtung eine erhebliche Beeinträchtigung seiner schutzwürdigen Belange droht, oder wenn dem Ehegatten wegen der Beeinträchtigung seiner schutzwürdigen Belange das weitere Festhalten an der ehelichen Lebensgemeinschaft unzumutbar ist; zu den schutzwürdigen Belangen zählt auch das Wohl eines mit dem Ehegatten in familiärer Lebensgemeinschaft lebenden Kindes._"

Allerdings kann die Verlängerung der Aufenthaltserlaubnis versagt werden, wenn der Ehegatte aus einem von ihm zu vertretenden Grund auf die Inanspruchnahme von Sozialhilfe angewiesen ist.

Im Bericht der Beauftragten der Bundesregierung für Ausländerfragen des Jahres 2000 wird auf Defizite hinsichtlich der Verfestigung des Aufenthaltsstatus von Migranten, die sich auf Dauer in Deutschland niedergelassen haben, hingewiesen:

„Gemessen an den langen Aufenthaltszeiten - insbesondere der ausländischen Arbeitnehmer und ihrer Familienangehörigen – und der Tatsache, daß für die meisten Migrantinnen und Migranten die Bundesrepublik zum Lebensmittelpunkt geworden ist, läßt der Aufenthaltsstatus immer noch zu wünschen übrig. Ende 1998 hatten z. B. von den insgesamt 2,11 Mio. Türken 765 000 eine befristete, 610 000 eine unbefristete Aufenthaltserlaubnis und nur 500 000 eine Aufenthaltsberechtigung (23,7%), den sichersten Status. Bei Tunesiern, Marokkanern und Migranten aus der Bundesrepublik Jugoslawien, Bosnien-Herzegowina und Kroatien – ebenfalls Arbeitnehmer aus den Anwerbeländern – sind die Anteile der Aufenthaltsberechtigten sogar noch geringer. (...) Wenn man berücksichtigt, daß ein verfestigter Aufenthaltsstatus eine wichtige Voraussetzung für eine erfolgreiche Integration ist, dann muß hier weiterhin ein Defizit konstatiert werden.“ (BBA 2000)

Tab. 2.2.3: Ausreisepflicht, Ausweisung, Abschiebung

Ausreisepflicht (§ 42 AuslG)	Eine Ausreisepflicht besteht, wenn ein Ausländer die erforderliche Aufenthaltsgenehmigung nicht oder nicht mehr besitzt. Wenn ein Antrag auf Aufenthaltserlaubnis oder ein Asylantrag abgelehnt wurde, wird eine Frist zur Ausreise festgesetzt.
Ausweisung (§§ 42 ff AuslG)	Die Möglichkeit der Ausweisung eines Ausländers besteht bei Beeinträchtigung der öffentlichen Sicherheit und Ordnung oder sonstiger erheblicher Interessen der Bundesrepublik. § 46 AuslG (besondere Ausweisungsgründe) § 48 AuslG (besonderer Ausweisungsschutz)
Abschiebung (§ 49 AuslG)	Ein ausreisepflichtiger Ausländer wird unter polizeilichem Zwang außer Landes gebracht.

2.2.3   Staatsbürgerschaftsrecht und Einbürgerung

Bedingt durch die bisherige Gesetzeslage zur Staatsangehörigkeit sind die meisten Migranten, die im Verlauf der vergangenen 40 Jahre nach Deutschland kamen und sich hier niedergelassen haben, trotz ihrer langen Aufenthaltsdauer rechtlich Ausländerinnen und Ausländer geblieben. Auch Kinder von Immigranten, die in Deutschland geboren sind, wurden bisher als Ausländer registriert. Als Ausländerinnen und Ausländer werden nach Artikel 116 Abs. 1 des Grundgesetzes diejenigen betrachtet, die nicht die deutsche Volkszugehörigkeit (die nur durch Abstammung und nicht durch Geburt erworben werden kann) oder die deutsche Staatsangehörigkeit besitzen. Während Aussiedler einen Anspruch auf die deutsche Staatsbürgerschaft hatten, blieb der Anteil der Ermesseneinbürgerungen für die übrigen Zuwanderergruppen mit 1,13% der ausländischen Wohnbevölkerung bisher relativ gering (BBA Juni 1999, Tabellenanhang Zahlen für 1997).

Die im Jahre 1999 durch die rot-grüne Bundesregierung eingeleiteten Veränderungen des Staatsbürgerschaftsrechts in der Bundesrepublik Deutschland, durch die eine Einbürgerung für Immigranten und deren Kinder erleichtert wird, stellt eine Anpassung an Regelungen in anderen europäischen Ländern dar.

2.2.4   Einbürgerung

Durch das Gesetz zur Reform der Staatsangehörigkeit vom 15. Juli 1999 (BGBl. S. 1618), welches verschiedene Gesetzesänderungen nach sich zog, gilt wie bisher der Grundsatz: Ein Kind wird mit der Geburt Deutscher oder Deutsche, wenn zumindest ein Elternteil deutscher Staatsbürger ist (Abstammungsprinzip).

Beginnend mit dem Jahr 2000 gilt zusätzlich das Geburtsrecht, bei dem ab diesem Zeitpunkt in Deutschland geborene Kinder von ausländischen Eltern mit der Geburt automatisch Deutsche werden, wenn ein Elternteil seit mindestens drei Jahren eine unbefristete Aufenthaltsgenehmigung hat. (Zusätzlich erwerben diese Kinder zumeist die Staatsangehörigkeit ihrer Eltern.)

Nach dem Optionsmodell können Kinder, die nach dem Geburtsrecht Deutsche werden gleichzeitig die Staatsangehörigkeit ihrer Eltern erwerben. Nach der Volljährigkeit müssen sie sich bis zum 23. Lebensjahr für eine Staatsbürgerschaft entscheiden. Kinder, die bis zum 01.02.2000 unter 10 Jahre alt sind, haben im Rahmen einer Übergangsregelung für Kinder einen besonderen Anspruch auf Einbürgerung, der den Voraussetzungen des neuen Geburtsrechts entspricht. Die Anspruchseinbürgerung nach dem Ausländergesetz gilt unter folgenden Voraussetzungen:

- acht Jahre rechtmäßiger Aufenthalt in Deutschland
- Besitz einer Aufenthaltserlaubnis oder Aufenthaltsberechtigung
- Bekenntnis zum Grundgesetz
- keine verfassungsfeindlichen Betätigungen
- Sicherung des Lebensunterhalts ohne Sozial- und Arbeitslosenhilfe
- Straflosigkeit (ausgenommen Bagatelldelikte)
- ausreichende deutsche Sprachkenntnisse
- Aufgabe der ausländischen Staatsangehörigkeit
  (Ausnahmen: ältere Personen, anerkannte Flüchtlinge, unzumutbare Bedingungen im Zusammenhang mit der Entlassung aus der früheren Staatsangehörigkeit)

Die gesetzlichen Neuregelungen tragen der tatsächlichen Entwicklung der BRD zu einem Einwanderungsland und dem Niederlassungsprozeß von Immigranten in stärkerem Maße Rechnung und stellen einen wichtigen Schritt im Hinblick auf die rechtliche Gleichstellung von Zuwanderern und ihrer Kinder dar. Allerdings sind in dem Gesetz etliche Hürden eingebaut, die es für einige Migrantengruppen (z. B. Migranten mit geringem Alphabetisierungsgrad und damit korrespondierenden Problemen beim Erwerb der deutschen Sprache, Familien mit geringem Einkommen) bei einer Gebühr von 500.- DM pro Person sehr schwierig machen, trotz langer Aufenthaltsdauer die deutsche Staatsangehörigkeit zu erwerben.

Ebenfalls ist anzumerken, daß die rechtliche Gleichstellung allein nicht die Probleme der sozialen Desintegration verschiedener Migrantengruppen löst, die sich im Laufe der vergangenen Jahrzehnte entwickelt hat. Zum Abbau der sozialen Ungleichheit zwischen Einheimischen und Zuwanderern sind verstärkte Bemühungen zur sozialen Eingliederung und zum Abbau bestehender Integrationshindernisse insbesondere im Bereich der Qualifikation und zur Integration in das Erwerbsleben erforderlich. Darüber hinaus müssen verstärkte Anstrengungen unternommen werden, um Diskriminierungen von Immigranten entgegen zu wirken.

2.2.5 Vorschläge zur Neuregelung der Zuwanderung

Nachdem die Empfehlungen der Zuwanderungskommission der Bundesregierung nunmehr im Juli 2001 veröffentlicht wurden (siehe dazu Artikel aus dem Deutschen Ärzteblatt im Anhang), ist damit zu rechnen, daß im Rahmen parteiübergreifender Konsensgespräche auf der Grundlage der Vorschläge der Süssmuth-Kommission vereinfachte rechtliche Regelungen auf den Weg gebracht werden, die hier in Anlehnung an ein Schema aus der Berliner Zeitung vom 4./5. August 2001 zusammengefaßt sind (Abb. 2.2.1).

Abb. 2.2.1: Vorschlag der Süssmuth-Kommission zur Regelung der Zuwanderung

Initiative des Zuwanderers			Initiative des Unternehmens (Arbeitsplatz erforderlich)		
Existenz-gründer	Qualifizierte dauerhafte Zuwanderer	Studenten	„18-Plus-Programm" Auszu-bildende	Engpass Arbeits-kräfte	Spitzenkräfte der Wirt-schaft oder Wissenschaft
		Auswahl durch Universitäten	Regionale Aus-bildungszentren	Voraussetzung: Bedarfsprüfung oder Gebühr oder Engpass-Analyse	Voraussetzung: Hohes Gehalt, Gütesiegel der Wissenschaft
		Befristeter Aufenthalt	Befristeter Aufenthalt	Befristeter Aufenthalt	Befristeter Aufenthalt
Tragfähiger Geschäftsplan	Auswahlverfahren nach 100-Punkte-System				
					Beschäftigungs-verhältnis

Daueraufenthaltsrecht

Der auf den Vorschlägen der Parteien und der Süssmth-Kommission basierende Gesetzentwurf des Bundesinnenministers Schily enthält folgende Regelungen (vgl. Berliner Zeitung vom 4./5. 08.2001):

Zuwanderung über das Regelverfahren:

Firmen, die mangels deutscher oder EU-Bewerber Ausländer für konkrete Arbeitsplätze holen wollen, können dies mit Zustimmung des Arbeitsamtes erreichen. Der Aufenthaltstitel entspricht der Greencard und ist auf fünf Jahre befristet. Eine Verlängerung und späterer Daueraufenthalt sind möglich. Andere Aufenthaltstitel (etwa die bisherige Aufenthaltsbewilligung) werden abgeschafft. Hochqualifizierte (Wissenschaftler, Informatiker, Führungskräfte etc.) erhalten sofort die Möglichkeit eines Daueraufenthaltes.

Zuwanderung über das Auswahlverfahren:

Ein gewisses Kontingent von Zuwanderern kann sich über ein Punktesystem bewerben, ohne einen konkreten Job nachweisen zu müssen. Dabei spielen Deutschkenntnisse, Alter und Qualifikation eine Rolle. Bewerber aus EU-Beitrittsländern werden bevorzugt. Das Kontingent wird vom Arbeitsamt und einem Sachverständigenrat festgelegt. Der Aufenthalt ist unbefristet.

Familiennachzug:

Das Höchstalter, bis zu dem Kinder einem Elternteil nachfolgen können, wird von 16 auf 12 Jahre gesenkt, Ausnahmen bei guten Deutschkenntnissen. Für Hochqualifizierte und die Einreise im Familienverband wird die Grenze auf 18 Jahre heraufgesetzt.

Humanitäre Aufnahme, Asyl:

Das Asylverfahren wird gestrafft. Selbst bei festgestellter Asylberechtigung wird nach drei Jahren eine erneute Überprüfung vorgenommen. Falsche Angaben zur Identität gelten künftig als Straftatbestand. Abschiebungen sollen strikter vorgenommen werden. Ausreisepflichtige müssen in speziellen Einrichtungen wohnen. Sozialhilfe wird unabhängig von der Dauer des Verfahrens nicht mehr gewährt, sondern nur Leistungen nach dem Asylbewerberleistungsgesetz. Wer nach einem Asylantrag untertaucht, kommt sofort in den Kreis der Abzuschiebenden. Die Kirchen und andere Organisationen können für eigentlich abzuschiebende Personen aus humanitären Gründen ein befristetes Aufenthaltsrecht erreichen, wenn sie die Aufenthaltskosten tragen. Der Status der Geduldeten wird abgeschafft. Bürgerkriegsflüchtlinge (kleines Asyl) und andere, die nicht abgeschoben werden können, erhalten eine befristete Aufenthaltserlaubnis.

Studenten:

Ausländischen Studenten soll es erlaubt werden, nach dem Abschluß eine Arbeit aufzunehmen.

Integration der Zuwanderer:

Es soll ein Integrationsprogramm entwickelt werden. Bei fehlenden Deutsch-kenntnissen und Aufenthalt von weniger als sechs Jahren besteht eine Teilnahmepflicht der Zuwanderer. Andererseits haben sie einen Anspruch auf einen Integrationskurs.

Neue Behörde:

Aus dem Bundesamt für die Anerkennung ausländischer Flüchtlinge in Nürnberg soll ein ‚Bundesamt für Migration und Flüchtlinge‘ werden. Dort wird auch der Sachverständigenrat eingerichtet, der die geregelte Zuwanderung mitbestimmt. Die Ausländer- und Arbeitserlaubnisgesetze werden zu einem neuen ‚Aufenthaltsgesetz‘ verschmolzen. Generell gibt es nur noch zwei Aufenthaltstitel: befristet oder unbefristet.

Nach dem schrecklichen Terroranschlag in den USA vom 11. September 2001 wurde die Entscheidung über das neue Zuwanderungsgesetz in der Bundesrepublik Deutschland bis auf weiteres ausgesetzt. Die Zukunft wird zeigen, ob die Vorschläge der Süssmuth-Kommission und der darauf aufbauende Regierungsentwurf des Innenministers unter dem Eindruck der neu entfachten Diskussion über Zuwanderung Bestand haben werden.

2.2.5 Sozioökonomische Lage

Erwerbssituation und Arbeitsbedingungen

In der Anwerbungsphase standen den ausländischen Arbeitskräften die unattraktivsten Stellen offen. Arbeitsmigranten, die aus unterschiedlichsten Berufen kamen, wurden den derzeitigen Bedürfnissen der Industrie entsprechend vor allem als ungelernte oder angelernte Arbeiter beschäftigt. Noch im Jahre 1985 waren dem Bericht des Bundesministers für Arbeit zufolge 86,2% der erwerbstätigen Migranten Arbeiter. Den größten Teil machten die angelernten mit 36,4% gefolgt von den ungelernten Tätigkeiten mit 29% aus. Facharbeiterstatus hatten nur 17,8% und als Meister waren nur 3% angestellt (Bundesministerium für Arbeit und Sozialordnung 1986). Innerhalb der betrieblichen Hierarchie haben Migranten den niedrigsten Status. Ihre Arbeitsbedingungen sind bis heute durch folgende Kriterien gekennzeichnet:

- hohe Arbeitsbelastung
- besonders restriktive Arbeitsbedingungen
- körperliche Schwerarbeit
- in Einzelheiten vorgeschriebene Arbeit
- ungünstige Arbeitszeiten wie Nacht- und Schichtarbeit
- höheres Unfallrisiko
- höhere Gesundheitsgefährdung
- negative Umwelteinflüsse am Arbeitsplatz (wie Staub, Schmutz, Lärm, Zugluft, giftige Substanzen)
- hohe Krisenanfälligkeit der Erwerbsbereiche und dadurch
- ein erhöhtes Risiko, arbeitslos zu werden

Aufgrund eingeschränkter Aufstiegschancen verblieben Migranten, wie Oppen (1985) feststellte, auch nach längerer Aufenthaltsdauer auf den qualitativ schlechteren Arbeitsplätzen. Durch staatliche Regulationsmechanismen wie die Erteilung von Arbeitserlaubnissen und einem Vorzug von Inländer bei der Vergabe von Arbeitsstellen bleiben Migranten eine „Manövriermasse" bei der Besetzung ungünstiger Arbeitsplätze und sind in besonderem Maße von Arbeitslosigkeit betroffen. Die Beschäftigung von Migranten konzentrierte sich vor allem auf die Bereiche Metallverarbeitung, Chemie, Kunststoffverarbeitung, Lebensmittelindustrie und auf den Dienstleistungssektor mit geringer Qualifikation. In der o. g. Untersuchung aus den 1980er Jahren zur Ausländerbeschäftigung, Gesundheitsverschleiß und Krankenstand wurde darauf hingewiesen, daß in der Untersuchungsgruppe der Versicherten der Allgemeinen Ortskrankenkasse unter den Ausländerinnen die Erwerbsbeteiligung der Frauen, die Kinder zu versorgen haben, wesentlich höher war als bei deutschen Frauen.

Der Anteil der Migrantinnen und Migranten an den sozialversicherungspflichtig Beschäftigten ist im westlichen Bundesgebiet seit 1993 von 9,6% (2,3 Mio.) auf 9% (2,02 Mio.) gesunken. Bei einem deutlich verschlechterten Arbeitsmarkt für Deutsche und Ausländer im Jahr 1997 und trotz insgesamt leicht erhöhter Erwerbstätigkeit im Jahr 1998 hat sich die jahresdurchschnittliche Zahl ausländischer Erwerbstätiger in beiden Jahren erheblich verringert.

Betrachtet man neuere Daten zur Einteilung der sozialversicherungspflichtig Beschäftigten im Bundesgebiet nach Berufsgruppen, so zeigt sich auch 1998 noch eine überproportionale Beschäftigung ausländischer Arbeitnehmer in besonders belastenden Berufen bei gleichzeitig stärkerer Vertretung im Dienstleistungsbereich. Während bei den Deutschen 44% aller Beschäftigten Frauen sind, liegt der Frauenanteil bei den sozialversicherungspflichtig beschäftigten Ausländern mit 34% erheblich geringer. Hauptbeschäftigungsbereiche dieser ausländischen Frauen lagen 1997 mit 46,1% im Dienstleistungssektor, mit 27,1% im verarbeitenden Gewerbe und mit 13,5% im Handel (BBA 2000).

Die allgemeine Arbeitsmarktlage sowie Verschärfungen bei der Erteilung von Arbeitserlaubnissen haben seit 1994 zu einem Rückgang der sozialversicherungspflichtig beschäftigten Ausländer in der BRD auf insgesamt 2.017.925 ausländische Erwerbspersonen im Jahr 1997 (9%) geführt. 1998 waren 60,8% davon als Arbeiter, 29% als Angestellte, 8,8% als Selbständige und 1% als mithelfende Familienangehörige tätig. Der Ausländer sind nach wie vor überproportional in besonders belastenden Berufen sowie im Bereich der Dienstleistungen beschäftigt. In den folgenden Berufen lag ihr Anteil bei ca. 20%: Köche, Montierer und Metallberufe, Schweißer, Kunststoffverarbeiter, Gästebetreuer, Reinigungsberufe, Bergleute.

Laut Mikrozensus gab es 1998 in der Bundesrepublik Deutschland rund 250.000 selbständige ausländische Erwerbstätige und ca. 29.000 mithelfende

Familienangehörige. Dies entspricht einem Anteil von 9,8% aller ausländischen
Erwerbstätigen. 1989 lag dieser Anteil noch bei 7% (BBA 2000)

Die ausländerspezifische Arbeitslosenquote lag 1998 bei 20,3%, während sie
bei der deutschen Bevölkerung bei 9,8% lag. Von den arbeitslosen Ausländern
hatte 1997 77,9% keine abgeschlossene Berufsausbildung, bei den Deutschen
waren es im gleichen Zeitraum nur 37,6%. Die Betrachtung der Arbeitslosen-
zahlen für 1998 nach Nationalitäten zeigt weiter, daß Türken mit einer Quote
von 24,2% gegenüber 19,6% bei den Italienern und 18,5% bei den Griechen
von Arbeitslosigkeit stärker betroffen sind (BBA 2000).

Durch die Migration und den langjährigen Niederlassungsprozeß in Deutschland hat sich zwar die ökonomische Lage vieler Migranten im Vergleich zu ihrer
Situation im Herkunftsland verbessert, nicht aber ihr sozialer Status innerhalb
der hiesigen Gesellschaft.

Bildung und Ausbildung

Bei der Bildungspartizipation ausländischer Schüler ist ein Rückschritt festzustellen, da sich die Tendenz zu höherer Bildungsbeteiligung seit 1992 nicht mehr
fortsetzt. Ihr Anteil an der Gesamtzahl der Schüler betrug 1997 9,4%. 42,1% der
ausländischen Schüler besuchten Grundschulen, 24,3% Hauptschulen, 8,3% Re-
alschulen, 9,2% Gymnasien und 6,2% Sonderschulen, weitere 6,8% der ausländischen Schüler besuchten Gesamtschulen. Die Schulabschlüsse der Jugendlichen ausländischer Herkunft verteilten sich 1997 folgendermaßen: 30,7% hatten
einen mittleren Abschluß und 14,6% erreichten die Hochschulreife. Während
1983 34% der Schulabgänger ausländischer Herkunft die Hauptschule ohne
Abschluß verließen waren es 1997 nur noch 17%. Insgesamt hat sich aber der
Trend zu höheren Schulabschlüssen bei ausländischen Jugendlichen seit 1993
merklich verlangsamt, während er bei einheimischen Schüler anhält.

Die Ausbildungsbeteiligung ausländischer Jugendlicher ist gering. Während
von den deutschen Jugendlichen 60,8% eine Ausbildung aufnahmen, waren es
bei den ausländischen Jugendlichen nur 37,3%. Mehr als die Hälfte der jungen
Frauen und fast die Hälfte der jungen Männer ohne deutschen Paß, die heute 20
- 30 Jahre alt sind, haben keinen beruflichen Bildungsabschluß. Ein Blick auf
die schulische Situation und die Ausbildungslage ausländischer Jugendlicher
läßt vermuten, daß ihre Rolle auf dem Arbeitsmarkt der ihrer Eltern vergleichbar
sein wird und daß sie auf dem immer enger werdenden Arbeitsmarkt ohne gezielte Förderung kaum konkurrieren können (BBA 2000).

Die o. g. Daten, die geringere Bildungschancen von Jugendlichen ausländischer Herkunft im Vergleich zu gleichaltrigen Deutschen belegen, deuten auf vielfache bisher ungelöste Probleme hinsichtlich der schulischen und beruflichen Integration junger Migranten hin.

Die Bildungsvoraussetzungen vieler Männer und Frauen der ersten Einwanderergeneration aus der Türkei sind im Vergleich zu den Angehörigen der zweiten und dritten Migrantengeneration jedoch wesentlich schlechter. Trotz einer allgemeinen Schulpflicht gibt es in der Türkei vor allem in ländlichen Regionen bis heute eine sehr hohe Analphabetenrate (Tab. 2.2.4).

Tab. 2.2.4: **Bildungsstand der Bevölkerung ab 6 Jahren in der Türkei (1990) nach Geschlecht und Gebiet**

Gebiete mit	An-alphabeten		Lese- u. Schreib-kundige		Grundschul-abschluß		Mittelschul-abschluß		Gymnas.-abschluß (lise)		Univer-sitäts-abschluß	
	m	w	m	w	m	w	m	w	m	w	m	w
hohem Entwick-lungsstand*	6,8	18,7	13,9	14,6	50,2	46,3	11,1	7,9	11,8	9,3	6,0	3,2
mittlerem Entwicklungs-stand*	10,5	27,2	16,8	16,1	51,9	46,8	9,0	4,4	8,4	4,4	3,3	1,2
Dorf-2*	14,4	33,6	18,6	16,5	47,0	41,8	8,8	3,7	8,1	3,5	3,0	0,9
Dorf-1*	22,3	50,4	20,0	16,0	41,2	27,7	7,5	2,7	6,8	2,5	2,2	0,6

*Gebiete mit hohem Entwicklungsstand:
Adana, Ankara, Antalya, Bursa, Eskishehir, Istanbul, Izmir, Kocaeli, Mugla
*Gebiete mit mittlerem Entwicklungsstand:
Afyon, Balikessir, Bolu, Burdur, Canakkale, Denizli, Edirne, Gaziantep, Giresub, Hatay, Isparta Kayseri, Kirklareli, Kirsehir, Konya, Kütahya, Manisa, Nevsehir, Nigde, Ordu, Rize, Sakarya, Samsun, Trabson, Usak, Aksaray, Karaman, Kirikkale
*Dorf 2:
Amasya, Cankiri, Corum, Elazig, Erzurum, Kastamonou, Malatya, Kahramanmaras, Sinop, Sivas, Tokat, Yozgat
*Dorf 1:
Adiyaman, Agri, Artvin, Bingöl, Bitlis, Diyarbakir, Erzincan, Gümüshane, Hakkari, Kars, Mardin, Mus, Siirt, Tunceli, Urfa, Van, Zonguldag, Bayburt, Batman, Sirnak

Quelle: UNICEF (1996) „Türkiye'de Anne ve Cocuklarin Durum Analizi" In: Türk
   Tabipleri Birligi (Ed.) (1997) Türkiye Saglik Istatistikleri. Ankara 1997:127 [Türkische
   Ärztekammer (Hrsg.) Gesundheitsstatistik der Türkei. Ankara 1997: 127]

Inwiefern sich diese Situation unter den in Deutschland lebenden Migranten und Migrantinnen türkischer Herkunft der ersten Generation widerspiegelt, wurde bisher nicht systematisch untersucht, allerdings ist anzunehmen, das vor allem unter den Frauen eine nicht zu unterschätzende Zahl nur über geringe Lese- und Schreibkenntnisse verfügt.

Die bisherige Dauer der Schulpflicht von 5 Jahren Grundschule wurde in der Türkei erst im Jahre 1997 auf 8 Jahre angehoben, gleichzeitig wurden die Mittelschulen abgeschafft.

Wohnsituation

Wie die Zahlen über den Ausländeranteil in verschiedenen deutschen Regionen zeigen, leben die meisten Immigranten in der Bundesrepublik Deutschland in Großstädten und hier in der Regel in den Wohngegenden, wo sich die ersten Arbeitsmigranten niederließen. Während ausländische Arbeitnehmer zu Beginn der Anwerbung fast ausschließlich in Gemeinschaftsunterkünften lebten, wohnen heute rund 90% zur Miete oder in der eigenen Wohnung (BBA 1995).

Da der Aufenthalt im Ausland zunächst als eine zeitlich befristete Situation zum Zweck des Geldverdienens betrachtet wurde, und daher eher preiswerte kleine Wohnungen angemietet wurden, ergab sich vor allem mit dem Nachzug von Angehörigen und der Geburt von Kindern eine besonders belastende Wohnsituation. Große Familien, beengte Wohnverhältnisse (fünf Personen und mehr in einer kleinen 2-Zimmerwohnung), wenig Licht durch enge Bebauung, kaum Spiel- und Freizeitmöglichkeiten für Kinder und Jugendliche waren vor allem in den ersten Jahrzehnten der Zuwanderung für die Wohnsituation der meisten Migranten charakteristisch.

Diese Situation bot ungünstige Regenerationsmöglichkeiten, und förderte aufgrund des engen Zusammenlebens gleichzeitig die Verbreitung von Infektionskrankheiten sowie Erkrankungen der Atmungsorgane und erhöhte die Unfallgefahr für Kleinkinder. Angesichts der Entspannung auf dem Wohnungsmarkt und des fortschreitenden Niederlassungsprozesses hat sich die Wohnsituation für viele Migrantinnen im Laufe der letzten Jahre gebessert. Auf der Grundlage der Wohnungsstichprobe 1993 (Kauth-Koshoorn u. a. 1998) werden die Wohnbedingungen der Ausländer in der Bundesrepublik Deutschland im Sechsten Familienbericht (Bundesministerium für Familien, Senioren, Frauen und Jugend 2000) folgendermaßen beschrieben:

Der Anteil der ausländischen Haushalte mit fünf und mehr Personen hat sich seit 1985 (27,4%) auf 16,5% stark verringert (deutsche Haushalte: 8,2%). Bei Italienern und Griechen hat sich die Struktur derjenigen der Deutschen angeglichen, während die Türken in überdurchschnittlich großen Haushalten leben.

Die Wohnfläche ausländischer Hauptmieterhaushalte mit mehr als 2 Personen ist mit 66 m² nur geringfügig kleiner als bei vergleichbaren deutschen Haushalten (68 m²). Ausländische Haushalte verfügen im Mittel über 21 m² und 1,0 Räume je Person, deutsche über 33 m² und 1,8 Räume je Person. 90% der Ausländer (55% der Deutschen) leben in Mietwohnungen, 6,5% (43%) sind Eigentümer ihrer Wohnung oder ihres Eigenheimes und 3,3% (2%) sind in Wohnheimen oder Gemeinschaftsunterkünften untergebracht. Hinsichtlich der Wohnungsausstattung mit Küche und Bad/Dusche entsprechen die Wohnungen weitgehend dem deutschen Standard. Allerdings sind nur 75% (bei deutschen Haushalten 90%) mit einer Zentralheizung ausgestattet.

Flüchtlinge leben in der Regel während des Zeitraums ihres Asylanerkennungsverfahrens, das sich über Jahre hinziehen kann, in Heimen. Hier ist es keine Ausnahme, daß sich eine gesamte Familie einen Raum teilen muß und sanitäre Einrichtungen und Küchen von mehreren Heimbewohnern gemeinsam benutzt werden.

2.3 Zur Geschichte der Zuwanderung aus der Türkei seit 1960

Einwanderung im großen Maßstab begann in Europa in den 1950er und 1960er Jahren im Zuge der Arbeiterrekrutierungsprogramme. Ziel war die Unterstützung des Wiederaufbaus und der Wirtschaftsentwicklung nach dem II. Weltkrieg mit dringend benötigten Arbeitskräften. Die Anwerbung hielt bis in die Mitte der 1970er Jahre an. Eine kontinuierliche Zuwanderung von Migranten blieb aber auch danach – hauptsächlich als Teil von Familienzusammenführungen – bestehen. Die sog. Gastarbeiter kamen zunächst aus Italien, Spanien, Portugal und Griechenland nach Deutschland. Archivunterlagen zeigen übrigens, daß die Initiative zu den Anwerbeabkommen zumeist von den ‚Entsendeländern' ausging (Motte et al. 1999).

Am 30. 10.1961 wurde zwischen der Bundesrepublik Deutschland und der Türkei eine Vereinbarung über die Anwerbung türkischer Arbeitskräfte getroffen. Künftig sollten sich auch türkische Arbeitnehmer zentral über die Deutsche Verbindungsstelle in Istanbul vermitteln lassen oder individuell einen Arbeitsplatz suchen und eine Arbeits- und Aufenthaltserlaubnis beantragen können. Für die Türkei war die Entsendung von Arbeitskräften zur Bekämpfung der Arbeitslosigkeit im Lande wichtig. Außerdem erhoffte man sich positive Auswirkungen auf die Devisenlage des Landes (Tufan 1998).

Am 30.09.1964 trat ein Neufassung der o. g. ersten deutsch-türkischen Vereinbarung in Kraft. Die Aufenthaltsbeschränkung auf zwei Jahre entfiel ersatzlos. Der Familiennachzug wurde nicht mehr de jure, sondern (nur noch) de facto – durch die großen Ermessensspielräume der deutschen Verwaltung im Einzelfall – verhindert bzw. sollte verhindert werden (Motte et al. 1999). Es wanderten meist junge (Lebensalter zwischen 25 und 39 Jahre) und gesunde Arbeitskräfte aus. Immerhin ein Drittel waren Facharbeiter. Untersuchungen haben gezeigt, daß es sich in den Anfangsjahren meist um die Verlängerung einer Binnenmigration handelte, d. h. die Migranten waren erst in der Türkei von einem ländlichen Gebiet in eine Großstadt gezogen, ehe sie dann nach Deutschland auswanderten. Erst ab 1970 wuchs der Anteil von Migranten, die direkt aus ländlichen anatolischen Gebieten in die Bundesrepublik einwanderten. In Befragungen wurden zumeist ökonomische Gründe als Migrationsmotiv angegeben (Tufan 1998).

Seit dem Oktober 1961 ist die Zahl der aus der Türkei stammenden Migranten in Deutschland kontinuierlich angestiegen. 1960 waren 2.700 türkische Migranten in Deutschland registriert gewesen, Ende 1961 arbeiteten bereits 7.000 Türken in der Bundesrepublik, 1965 132.800 und 1971 lag die Zahl bereits deutlich über einer halben Million (Tab. 2.4.1) (Sen 1998). In den ersten elf Jahren nach dem Deutsch-Türkischen Anwerbeabkommen wanderten 654.465 Türkinnen und Türken aus, davon 83% in die Bundesrepublik (Tufan 1998).

Mit dem durch die Ölkrise bedingten Konjuktureinbruch im Herbst 1973 endete die Anwerbung von Arbeitskräften aus dem Mittelmeerraum. Bis dahin dominierte bei den deutschen Regierungsstellen die Vorstellung eines ausschließlich zeitlich begrenzten Arbeitsaufenthalts für die Migranten und Migrantinnen. Obwohl die Rückwanderungsquote relativ hoch war, wiesen bereits ab Mitte der 1970er Jahre deutliche Zeichen auf einen klassischen Einwanderungsprozeß hin, d. h. auf ein längeres Verbleiben und Seßhaftwerden der türkischen Arbeitsmigranten im Aufnahmeland (Motte et al. 1999).

Tab. 2.3.1: Türkische Wohnbevölkerung in der Bundesrepublik Deutschland

Jahr	Anzahl der Personen
1960	2.700
1965	132.800
1970	469.200
1975	1.077.100
1980	1.462.400
1985	1.400.400
1990	1.694.649
1995	2.014.311
2000*	2.134.400

*Stand zum 31.12.1999
(Angaben nach: Sen u. Goldberg 1994, BBA 1999, Statistisches Bundesamt 2000)

Schließlich hatten Ende 1998 765.000 der in Deutschland lebenden Türken mindestens eine befristete sowie 610.000 eine unbefristete Aufenthaltserlaubnis und nur 500.000 eine Aufenthaltsberechtigung (23,7%). 1997 wurden 39.111 Türken (z. T. unter Hinnahme einer Mehrstaatigkeit) eingebürgert (Abb. 2.3.1).

Abb. 2.3.1: Anzahl der Einbürgerungen von Ausländern, 1994-99 (in Tausend)

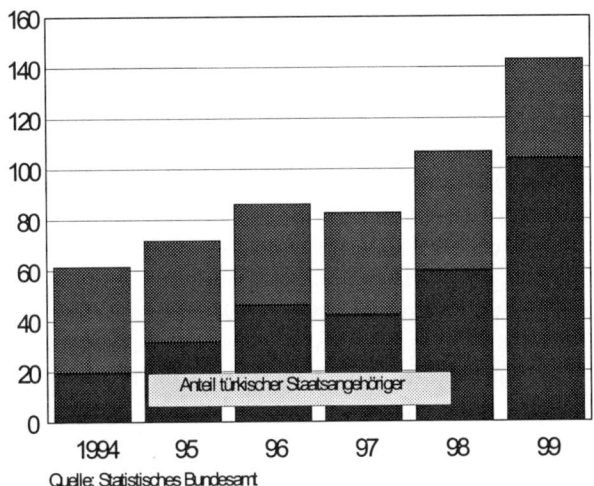

Die Aufenthaltsdauer der türkischstämmigen Bevölkerung in Deutschland steigt seit Anfang der 1980er Jahre permanent an. Ende 1997 lebten ca. 62% der türkischen Migranten 10 Jahre oder länger in der Bundesrepublik, viele wurden hier geboren (BBA 1999). Die Einwanderer der ersten Generation, die ab Mitte der 1970er Jahre Frauen bzw. ihre Familien nach Deutschland geholt haben, wurden zur Elterngeneration.

Man kann die Entwicklung der Arbeitsmigration in die Bundesrepublik Deutschland in drei Phasen einteilen (Özcan 1995, Otman 1998):

Tab. 2.3.2: Phasen des Migrationprozesses

	Zeitraum	politisch korrekter Begriff
Phase I: **Arbeitskräfteanwerbung und Migration**	Anfang der 1960er Jahre bis zum Anwerbestop im November 1973	Gastarbeiter
Phase II: **Familienzusammenführung**	1974 bis Mitte der 1980er Jahre	ausländischer Arbeitnehmer
Phase III: **endgültige Niederlassung**	ab Ende der 1980er Jahre	(Arbeits-)Migrant

Im Laufe des Migrationsprozesses war in verschiedenen Bereichen ein großer Wandel innerhalb der türkischen Bevölkerung festzustellen. Die große Mehrheit der ersten türkischen Migrantengeneration in Deutschland stammt ursprünglich aus ländlichen, nicht industrialisierten Gebieten der Türkei, in welchem islamisch-patriarchale Gesellschaftsnormen und Werte vorherrschen. Sie kamen in den 1960er Jahren nach Deutschland, um den Lebensunterhalt der Familie zu sichern, ihre wirtschaftliche Situation positiv zu verändern und dadurch einen sozialen Aufstieg zu erreichen. In Deutschland mußten sie sich mit völlig neuen Gesellschaftsstrukturen und -normen auseinandersetzen.

Durch den langjährigen Aufenthalt in der Bundesrepublik konnten sie in der Regel ihre finanzielle Lage im Vergleich zur Situation im Herkunftsland erheblich verbessern. Es ergaben sich jedoch durch die lange Abwesenheit häufig neue Probleme: in ihrer Heimat gelten sie nicht mehr als ‚richtige' Einheimische, in Deutschland wiederum sind sie – trotz langjähriger Aufenthaltsdauer – Ausländer geblieben. Die Kinder und Enkel der türkischen ‚Gastarbeiter', die Migranten der sog. zweiten und dritten Generation, sind meist in Deutschland aufgewachsen, wurden aber teilweise nach den in der Türkei der 1960er Jahre üblichen Normen erzogen. Die nach Deutschland ausgewanderten türkischstämmigen Familien halten häufig an den tradierten Vorstellungen fest, sowohl was die familiäre Situation als auch die allgemeine Lebensführung und die Verbundenheit zum Islam betrifft.

In vielen Familien gibt es besondere Vermischungen der Migrationsgenerationen, weil durch Heirat junge türkische Frauen (oder Männer) nachgezogen werden, die in der Türkei aufgewachsen sind. Insbesondere in ländlichen Regionen, aber zum Teil auch in den türkischen Städten, werden auch heute noch Ehen auf Wunsch der Eltern vermittelt. Bei einer aktuellen Umfrage des Piar-Gallup-Instituts in der Türkei gaben 61% der befragten 1.600 über 18jährigen

Türkinnen an, daß ihre Ehe vermittelt worden sei, 20%, daß sie mit ihrem Mann verwandt seien (Hürriyet, Europa-Ausgabe vom 04.03.2000).

1996 waren von den insgesamt etwa 29.000 Eheschließungen türkischer Staatsangehöriger in der Deutschland schätzungsweise 60% mit einer Migration verbunden. Diese sog. Ehegattennachzüge aus der Türkei zu ausländischen Personen in Deutschland umfaßten 17.626 Personen. Offenbar fördern die Größe der türkischen Bevölkerung in Deutschland, ihre räumliche Konzentration, ihre sozio-ökonomische Segregation sowie starke Traditionen die Eheschließung mit einem Partner innerhalb der eigenen ethnischen Gruppe und führen zu dem überwiegend endogamen Heiratsverhalten der türkischen Bevölkerung in Deutschland (Straßburger 1999). Andere Autoren vermuten auch in dem Männerüberschuß in der zweiten Generation die Ursache für die verstärkte Neigung zur innerethnischen Heirat mit einer Partnerin aus der Türkei (Sachverständigenkommisssion 2000).

Im übrigen hatte es auch Mitte der 1970er Jahre nach dem Anwerbestop bereits eine Phase des Frauennachzuges aus der Türkei gegeben. Die meisten Pionierwanderer, die aus der Türkei nach Deutschland migrierten, waren Männer. Sie waren zumeist verheiratet und hatten Kinder, ließen aber ihre Familien in der Türkei zurück, was zu einer vorübergehenden Spaltung der Familie und zu einer Sondersituation für die in der Türkei verbleibende Restfamilie führte. Boos-Nünning (1998) kritisiert allerdings zu Recht, daß die (türkische) Arbeitskräftewanderung ausschließlich als Wanderung von Männern verstanden wird und bemängelt die häufig einseitig männlich-geschlechtsspezifische Sicht der Migrationsforschung. Frauen waren demnach nicht nur als Familienangehörige direkt von den Folgen der Migration betroffen, sondern entschlossen sich auch selbständig zur Wanderung. Zu Beginn der türkischen Migration war der Frauenanteil zwar gering. Während der Hauptphase der Anwerbung in den späten 1960er Jahren reisten jedoch auch über ein Drittel aller Arbeitsmigrantinnen aus den Anwerbeländern ohne Ehemann in die Bundesrepublik ein. Zwischen 1960 und 1973 versechzehnfachte sich die Zahl der ausländischen Arbeitnehmerinnen in der Bundesrepublik von rund 43.000 auf 706.000, ihr Anteil an der Gesamtzahl der ausländischen Arbeitnehmer verdoppelte sich in diesem Zeitraum von 15% auf 30% (Mattes 1999). Den zwischen 1961 und 1976 angeworbenen 678.702 türkischen Männern standen 146.681 Frauen (18%) gegenüber (Sen u. Goldberg 1994).

Fast alle angeworbenen Türkinnen reisten allein in die Bundesrepublik ein und wohnten zunächst in betriebseigenen Sammelunterkünften. Diese sog. Pionierwanderinnen, die Ende der 1960er / Anfang der 1970er Jahre ohne männliche Begleitung nach Deutschland kamen, hatten oft eine schulische und berufliche Ausbildung und waren bereits in der Türkei erwerbstätig gewesen.

Diese Gruppe gerät jedoch neben der Mehrzahl der türkischen Migrantinnen meist in Vergessenheit, die nach 1974 im Rahmen des Familiennachzuges in die Bundesrepublik einreisten und das Bild von der türkischen Migrantin in Deutschland geprägt haben. Sie stammten zumeist aus ländlichen Lebenszusammenhängen, waren familienzentriert, hatten oft weder Schulabschluß noch Berufsausbildung und waren häufig Analphabetinnen. In der Bundesrepublik waren sie aufgrund der gesetzlich vorgesehen Wartefrist zunächst Hausfrauen und danach als ungelernte Arbeiterinnen tätig (Birsl et al. 1999).

Auch das Konzept weiblicher Gastarbeit, das mit der Anwerbung junger, mobiler und zeitlich flexibler Frauen ohne Familienbindungen (den o. g. Pioniermigrantinnen) verfolgt worden war, hatte Ende der 1960er Jahre bereits keinen Bestand mehr, denn die Migrantinnen holten ihre Ehemänner bzw. Familien nach oder heirateten, bekamen Kinder, und damit war ihre Mobilität und Flexibilität entscheidend eingeschränkt (Mattes 1999).

In den 1980er Jahren waren die Breiche, in denen Migrantinnen der ersten Generation hauptsächlich beschäftigt waren (z. B. Elektroindustrie), überproportional von der wirtschaftlichen Strukturkrise betroffen, was zu einer großen Zahl von Entlassungen führte. Wie bereits erwähnt, stellten ausländische Frauen stellten Mitte der 1990er Jahre etwa 35% der sozialversicherungspflichtig beschäftigten Ausländer. Nach einer Studie des Bundesinstituts für Berufsbildung ist die Mehrzahl der Frauen mit Kindern der ersten Migrationsgeneration neben Familie und Hausarbeit berufstätig. Etwa 60% sind als un- oder angelernte Arbeiterinnen beschäftigt, türkische Frauen mit Kindern sogar zu 73% (BBA 1997).

Nach Seyfert (1995) kommt es bereits zu einer allmählichen Anpassung der Struktur der türkischen Erwerbstätigen an den Durchschnitt der ausländischen Beschäftigten, insbesondere auf Grund der deutlich besseren Schul- und Berufsausbildung der jungen Frauen der zweiten Migratinnengeneration. In dem relativ kurzen untersuchten Zeitraum 1989-1993 ging die Dominanz der Arbeiterberufe zugunsten von mittleren und höheren Angestelltenpositionen etwas zurück. Im Vergleich zu deutschen Frauen, von denen mehr als die Hälfte mittlere und höhere Angestelltenberufe ausüben, ist dieser Anteil bei ausländischen Frauen jedoch immer noch sehr niedrig.

2.4 Fakten zur Gesundheitsversorgung in der Türkei

In der Türkei existiert derzeit neben dem formalen modernen medizinischen System - ähnlich wie in anderen Gesellschaften - ein informeller Bereich einer traditionellen Volksmedizin, der zwar kein geschlossenes System darstellt, aber nicht ohne Einfluß auf das Krankheitsverhalten, die Krankheits- und Körperkonzepte und die Wahl der Heiler ist. Das pluralistische medizinische System weist verschiedenartige Institutionen und Heilersysteme auf.

Bedingt durch die historische Entwicklung auf dem Gebiet der heutigen Türkei, die durch die Migration und Niederlassung verschiedener Völker und den Einfluß unterschiedlicher Religionen vor der Islamisierung gekennzeichnet ist, zeigen sich bei der Volksmedizin unterschiedlichste Traditionen, deren übrig gebliebene Fragmente noch heute regional und soziokulturell unterschiedlich und in mehr oder weniger starker Ausprägung praktiziert werden.

Im Prozeß der Islamisierung gewann die Medizin des Propheten, deren Hauptgedanke darin bestand, daß alle Krankheiten primär durch Gott verursacht sind, an Einfluß (vgl. Koen-Emge 1988). Ab dem 15. Jahrhundert und verstärkt beginnend mit dem 19. Jahrhundert setzte die Orientierung der Osmanen an der westlichen Medizin ein (Schirrmacher 1985). Nach der Gründung der türkischen Republik 1923 wurden alle religiösen und traditionellen Formen der Medizin gesetzlich unterbunden. Das betraf die *tekkes* (Stätten, an denen sich religiöse Menschen, vor allem Angehörige des Sufi-Ordens, trafen, um ihre Riten und Zeremonien durchzuführen), nichtexaminierte Dorfhebammen, Kräuterweiber, Knochenheiler und andere traditionelle Heilkundige (Koen-Emge 1988). Trotz dieser offiziellen Verbote ließ sich das informelle Heilersystem in der Türkei nicht gänzlich auslöschen.

Nach Kroeger (1986) stellen die soziale Lage, das Alter und Geschlecht der Nutzer sowie die Art der Erkrankung und die Erreichbarkeit des formellen Medizinsystems unabhängige Variablen dar, welche die Inanspruchnahme verschiedener Heilmöglichkeiten und den Glauben an Heilungschancen beeinflussen.

Die Gesundheitsversorgung des formellen Sektors ist in der Türkei institutionell auf drei Ebenen organisiert:

- öffentliches Gesundheitswesen
- Einrichtungen des Sozialversicherungswesens

• private Gesundheitsversorgungseinrichtungen

In den 1960er Jahren wurde begonnen, ein öffentliches Gesundheitswesen in Form einer basisorientierten Gemeindemedizin (Schirrmacher 1985) aufzubauen. Dabei wurden verschiedene Einrichtungen etabliert: Gesundheitshäuser [*saglık evi*], in denen eine Hebamme tätig ist, Gesundheitszentren [*saglık ocagı*], in denen ein Arzt (in der Regel frisch examinierte Ärzte, die nach Abschluß des Studiums im Zuge des Pflichtdienstes an die Gesundheitszentren geschickt werden), ein Gesundheitsbeamter und eine Krankenschwester und/oder eine Hebamme tätig sind, und staatliche Ambulanzen [*hükümet tabiblikleri* und *devlet hastaneleri*], die auf Distrikt- und Provinzebene organisiert und hierarchisch untereinander verbunden sind.

Im Gegensatz zu dem gesetzlichen Anspruch einer staatlichen Gesundheitsversorgung ist die tatsächliche gesundheitliche Situation und die Versorgungslage der Bevölkerung vor allem in ländlichen Regionen der Türkei immer noch problematisch und durch eine krasse Unterversorgung mit medizinischen Einrichtungen und Personal gekennzeichnet. Neben infrastrukturellen Defiziten in den weniger entwickelten Regionen des Landes tragen einseitige Ernährung und. schlechte hygienische Verhältnisse dazu bei, daß die gesundheitliche Situation großer Bevölkerungsteile als problematisch bezeichnet werden kann. Die Folgen davon sind z.B. eine hohe Säuglingssterblichkeit und die Verbreitung infektiöser Krankheiten.

Parallel zu dem auf der gesetzlichen Sozialversicherung basierenden System mit seinen Institutionen hat sich ein modernes gesundheitliches Versorgungssystem für Privatpatienten mit entsprechenden Privatkliniken, niedergelassenen Ärzten, Labors, Röntgeneinrichtungen etc. entwickelt, das allerdings für einen Großteil der Bevölkerung aufgrund der hohen Kosten nicht erreichbar ist. Im Vergleich zur Bundesrepublik Deutschland, die 1996 8,2% Bruttosozialproduktes für die Gesundheitsversorgung verwendete, lag der Anteil, den die Türkei für den Gesundheitssektor ausgab bei nur 2,6% (Türk Tabipleri Birligi 2000).

2.4.1 Lebenserwartung

Anhand der mittleren Lebenserwartung (wie viele Lebensjahre ein Neugeborener beim derzeitigen Sterberisiko der Bevölkerung erwarten kann) lassen sich Rückschlüsse auf die gesundheitliche Lage der Bevölkerung eines Landes ziehen.

Die Daten zur Türkei weisen ähnlich wie in Deutschland eine kontinuierliche Zunahme der Lebenserwartung sowie geschlechtsspezifische Unterschiede auf, jedoch liegt die Lebenserwartung deutlich niedriger als in der Bundesrepublik Deutschland. Während sie in Deutschland 1995 für Männer bei 73,26 Jahren und für Frauen bei 79,75 Jahren lag, betrug sie im Jahre 1996 in der Türkei für die männliche Bevölkerung 66 Jahre und für die weibliche 71 Jahre (Gesundheitsbericht für Deutschland 1998, Türk Tabipleri Birligi 2000) (Tab.2.4.1).

Tab. 2.4.1: Mittlere Lebenserwartung in der Türkei (1955-1998)

Zeitraum	Männer	Frauen	Gesamt
1955-1960	44,68	48,63	44,61
1960-1965	47,93	52,02	49,93
1965-1970	51,07	55,27	53,12
1970-1975	52,99	57,30	55,09
1975-1980	54,78	59,37	57,01
1980-1985	56,88	61,32	59,04
1985-1990	62,67	67,26	64,91
1996	66,00	71,00	68,00

Quelle: Türk Tabipleri Birligi (Ed.) (2000) Türkiye Saglık Istatistikleri. Ankara 2000

Die Todesursachenstatistik der Türkei von 1993 zeigt, daß in der Türkei ähnlich wie in hochindustrialisierten Ländern die Herz-Kreislauf- und Krebserkrankungen an erster Stelle der Todesursachen stehen. Für die Türkei ist jedoch der hohe Anteil von Todesfolgen nach Unfällen und die hohe Säuglingssterblichkeitsrate auffällig (Türk Tabipleri Birligi 2000).

2.4.2   Versorgungssituation während Schwangerschaft und Geburt

Da sich die vorliegende Untersuchung zur Versorgungssituation von türkischsprachigen Immigrantinnen im Krankenhaus auf Frauen bezieht, soll auch die
Versorgungslage von Frauen in der Türkei im Zusammenhang mit Schwangerschaft und Geburt betrachtet werden, denn möglicherweise sind Erfahrungen mit
der Versorgungslage in den Herkunftsgebieten der Immigrantinnen sowohl für
ihre Erwartungen als auch für ihre Inanspruchnahme von hiesigen Versorgungseinrichtungen bedeutsam.

Die unterschiedliche Versorgungslage bzw. Erreichbarkeit von medizinischer Versorgung zwischen Stadt und Land sowie West und Ost wird in den offiziellen statistischen Daten zur Schwangerenvorsorge deutlich. Während
Schwangere in städtischen Wohngebieten der Türkei zu ca. 70% von Ärzten
bzw. professionell ausgebildeten Pflegkräften vorgeburtlich betreut wurden, waren es in ländlichen Gebieten nur etwa 46%. In den östlichen Provinzen der Türkei nahmen 65,8% der schwangeren Frauen gegenüber 13,3% in den westlichen
Regionen keinerlei Schwangerschaftsvorsorge in Anspruch (Tab. 2.4.2).

Tab. 2.4.2: Verteilung der vorgeburtlichen Versorgung in der Türkei 1993

Siedlungsgebiet	vorgeburtlich betreuende Person* in%			
	Arzt/ Ärztin	Hebamme/ Pflegekraft	Sonstige/ ohne Angabe	Keine Vorsorge
Stadt	57,7	15,3	0,5	26,5
Land	30,6	15,8	1,0	52,6
Regionen:				
Westen	71,3	14,6	0,4	13,3
Süden	48,8	25,6	0,4	25,5
Mitte	40,2	18,5	1,0	40,3
Norden	48,3	14,9	0,0	36,8
Osten	25,3	7,8	1,1	65,8
Insgesamt	46,8	15,5	0,7	37,0

* Wenn mehr als eine Person an der Versorgung beteiligt war, so wird hier die höchstqualifizierte berücksichtigt.

Quelle: Türk Tabipleri Birligi (Ed.) (1997) Türkiye Saglık Istatistikleri. Ankara 1997

Neuere Zahlen zur Geburtshilfe aus dem Jahr 1998 weisen darauf hin, daß das Stadt-Land- sowie das Ost-West-Gefälle in Hinblick auf den Zugang zu professioneller Unterstützung bei der Geburt weiterhin besteht, so daß Frauen in städtischen Siedlungsgebieten fast doppelt so häufig von Ärzten während der Geburt betreut werden wie Gebärende in ländlichen Gebieten. Traditionelle Hebammen betreuen Geburten vor allem in den östlichen Regionen des Landes (25,7%), während sie im Westen nur 3,4% der Geburten begleiteten (Tab. 2.4.3).

Tab. 2.4.3: Während der Geburt behilfliche Personen (prozentuale Verteilung)

Siedlungs-gebiet	Arzt/ Ärztin	prof. Hebamme/ Pflegekraft	traditionelle Hebamme	Familien-angehörige/ sonstige	alleine
Stadt	46,9	38,1	7,2	4,0	0,5
Land	24,3	44,4	15,7	13,6	1,3
Regionen:					
Westen	63,9	28,4	3,4	3,2	0,3
Süden	34,7	51,5	9,6	3,1	0,7
Mitte	38,6	51.4	4,4	4,8	0,8
Norden	39,7	50,0	7,1	2,2	0,3
Osten	16,7	35,6	25,7	19,6	1,5
Insgesamt	**40,1**	**40,5**	**10,4**	**7,6**	**0,8**

Anmerkung: Wenn mehr als eine Person an der Geburtshilfe beteiligt war, so wird hier die höchstqualifizierte berücksichtigt.

Quelle: Türk Tabipleri Birligi (Ed.) (2000) Türkiye Sagllk Istatistikleri. Ankara 2000

Betrachtet man die Entwicklung der Säuglingssterblichkeitsrate in der Türkei, so zeigt sich im Zeitraum zwischen 1978 und 1993 eine kontinuierliche Verringerung von 1987 mit 140 auf 1.000 Lebendgeborene auf 1993 mit 52,6‰. Während die Säuglingssterblichkeitsrate 1993 und 1988 in den ländlichen Regionen noch doppelt so hoch war wie in den Städten, zeichnet sich in den vergangenen 10 Jahren auch in ländlichen Siedlungsgebieten eine stetige Verbesserung der Überlebenschancen der Kinder ab (Tab.2.4.4).

Tab. 2.4.4: Entwicklung der Säuglings- und Kindersterblichkeitsrate in der Türkei (1978-1998)

(*auf 1000 Lebendge- borene)	1978			1983			1988			1993		
	Stadt	Land	gesamt	Stadt	Land	gesamt	Stadt	Land	gesamt	Stadt	Land	gesamt
Säuglings- sterblich- keitsrate*	124	152	140	58	124	95	50,1	105,2	77,7	44,0	65,4	52,6
Neonata- le Sterbe- rate*	58	62	69	31	50	42	28,0	43,2	44,6	29,9	28,1	29,2
Postneo- natale Sterbe- rate*	61	84	74	28	74	54	22,1	62,5	42,2	14,1	37,4	23,4
Sterberate bei Kin- dern <5 Jahre*	-	-	-	-	-	114	63,6	130,2	97,4	50,5	76,4	60,9

Quelle: Türk Tabipleri Birligi (Ed.) (1997) Türkiye Saglik Istatistikleri. Ankara 1997:56

Die Zahlen aus dem Jahr 1998 verdeutlichen eine weitere Verbesserung der Überlebenschancen für Säuglinge und Kinder in der Türkei, lassen aber erkennen, daß die Säuglingssterblichkeitsrate in ländlichen Gebieten noch drastisch über der in städtischen Gebieten und der im Osten des Landes liegt (Tab. 2.4.5).

Mit dem Siedlungsgebiet sind in der Türkei jeweils bessere oder schlechtere Zugangsmöglichkeiten zu medizinischer Versorgung und zur Bildung verbunden. Wesentliche Einflußfaktoren für die Entwicklung der Säuglingssterblichkeitsrate sind darüber hinaus der Bildungsgrad der Frau sowie die Inanspruchnahme bzw. die Zugangsmöglichkeiten zu ärztlicher Versorgung während der Schwangerschaft und Geburt. So liegt die Säuglingssterblichkeitsrate bei Frauen mit geringer Bildung fast doppelt so hoch wie bei Frauen, die mindestens über einen Grundschulabschluß verfügen. Die Säuglingssterblichkeitsrate betrug bei Frauen, die während der Schwangerschaft und Geburt medizinisch versorgt wurden, mit 28,6‰ etwa ein Drittel der Gruppe, die keine Versorgung in Anspruch genommen hatte bzw. nehmen konnte (Tab. 2.4.5.).

Tab. 2.5.5: Säuglings- und Kindersterblichkeitsrate (1998)

(jeweils auf 1000 Lebendgeborene)	Neonatale Sterblichkeits- rate (a.)	Postneontale Sterlichkeitsrate (b.)	Säuglings- sterblichkeitsr ate(c.)	>5 Jahre Sterblichkeit srate
Siedlungsgebiet:				
Stadt	23,5	11,7	35,2	42,4
Land	29,6	25,4	55,0	68,0
Region:				
Westen				
Süden	25,3	7,5	32,8	38,3
Mitte	16,8	15,9	32,7	43,0
Norden	26,8	14,5	41,3	49,6
Osten	19,7	22,4	42,0	50,5
	32,6	28,9	61,5	75,9
Bildungsstand der Mutter:				
kein Schulabschluß	34,9	25,5	60,5	73,4
mind. Grundschulabschluß	22,4	13,6	36,1	43,9
<u>ohne</u> medizin. Versorgung während Schwang. u. Geburt	37,3	57,9	95,2	-
<u>ohne</u> medizin. Versorgung während Geburt	26,2	23,9	50,2	-
<u>mit</u> medizin. Versorgung während Schwang. u. Geburt	23,2	5,4	28,6	-
Gesamt	**25,8**	**16,9**	**42,7**	**52,1**

a) Neonatale Sterblichkeitsrate: im ersten Monat nach der Geburt
b) Postneonatale Sterblichkeitsrate:
    zwischen der neonatalen und der Säuglingssterblichkeitsrate
c) Säuglingssterblichkeit: im ersten Jahr nach der Geburt

Quelle: Türk Tabipleri Birligi (Ed.) (2000) Türkiye Saglik Istatistikleri. Ankara 2000: 29

    Trotz der kontinuierlichen Verringerung der Sterblichkeitsrisiken für Säug-linge und Kinder in der Türkei, liegt mit sie 42,7 auf 1000 Lebendgeborene im ersten Lebensjahr (1998) im Vergleich zu den europäischen Staaten überdurch-schnittlich hoch. So lag sie 1995 z.B. in der Bundesrepublik Deutschland bei 5,3‰ in Frankreich bei 4,9‰, in Griechenland bei 7,7‰ und in Bulgarien bei 14,8‰ (Statistisches Bundesamt 1997, Jahresgesundheitsbericht Berlin 1996).

2.4.3 Müttersterblichkeit

Die Müttersterblichkeit (alle Todesfälle von Frauen im Zusammenhang mit Komplikationen in der Schwangerschaft, bei der Entbindung und im Wochenbett) ist ebenso wie die Säuglingssterblichkeit ein wichtiger Indikator zum Vergleich von Gesundheitssystemen.

Während die Müttersterblichkeit in der Bundesrepublik Deutschland in den 1960er Jahren im internationalen Vergleich sehr hohe Werte aufwies, ist sie innerhalb des Zeitraums von 1960 auf 1990 um 95% zurückgegangen. Die Müttersterblichkeit je 100.000 Lebendgeborene sank in diesem Zeitraum von 106,3 im Westen Deutschlands auf 5,4 in Gesamtdeutschland. Seit Ende der 1980er Jahre gehört Deutschland zu den Staaten mit der niedrigsten Müttersterblichkeit Der Gesundheitsbericht (1998) weist auf ein leicht höheres Risiko bei Müttern >34 Jahren, Müttern <20 Jahren sowie bei nichtdeutschen Frauen in Deutschland hin. Statistiken zur Situation in der Türkei - die allerdings in unterschiedlichen Zusammenhängen erhoben wurden – zeigen zwar ebenfalls eine Abnahme Müttersterblichkeitsrate in den vergangenen 25 Jahren auf, jedoch liegt das Risiko für eine Frau im Zusammenhang mit einer Geburt zu versterben wesentlich höher (Tab. 2.4.6).

Tab. 2.4.6: Müttersterblichkeit in der Türkei (1974 –1998)

Jahr	1974	1981	1991	1980-1998 Mittelwert
Müttersterblichkeit **(auf 100.000 Lebendgeborene)**	208	132*	79**	130

* Berechnungen des Statistikinstituts der Türkei (Devlet Istatistik Enstitüsu)
** Nach Krankenhausstatistiken

Quelle: Türk Tabipleri Birligi (Ed.) (2000) Türkiye Saglik Istatistikleri. Ankara 2000

2.5 Subjektive Bewertung der Gesundheitsversorgung in der Türkei

Nicht alle in der Studie befragten Immigrantinnen hatten Erfahrungen mit der Inanspruchnahme von Ärzten, Krankenhäusern und Gesundheitszentren in der Türkei, da das Land für einen großen Teil der türkischsprachigen Patientinnen in Berlin nur das Herkunftsland ihrer Eltern darstellt. Dennoch zeigte sich in der Untersuchung, daß von den 50 Interviewpartnerinnen immerhin 60% auch nach langjährigem Aufenthalt in Deutschland vor allem während ihres Urlaubs im Herkunftsland Kontakte zu dort tätigen Ärzten und Ärztinnen oder Gesundheitseinrichtungen gehabt hatten, so daß sich die Aussagen, die sie zu ihren Erfahrungen machten, nicht nur an Erinnerungen aus früheren Zeiten orientiert waren.

Einige Patientinnen berichteten, daß sie in den letzen Jahren vor der stationären Therapie in der Frauenklinik wegen ihrer gynäkologischen Gesundheitsprobleme in jedem Urlaub mehrere Ärzte in der Türkei aufgesucht hatten und begründeten dies mit einer gewissen Unzufriedenheit mit den bisher in Deutschland aufgesuchten Ärzten und Ärztinnen sowie Sprachproblemen
Etwa die Hälfte der Interviewpartnerinnen (54%) bewertete das Versorgungssystem und die Versorgungslage in der Türkei im Vergleich zur Situation in Deutschland eher negativ. 31% berichteten sowohl über Vorteile als auch über Nachteile und ein Anteil von 15% hob nur positive Kriterien hervor. Im Folgenden sollen die Argumente der Patientinnen näher dargestellt werden, weil dadurch einerseits die Problematik der gleichzeitigen möglicherweise unterschiedlichen Beratung und Behandlung durch verschiedene Ärzte, die über die Grenzen Berlins hinausreicht, aufgezeigt werden kann. Andererseits spiegeln sich in den Begründungen der Patientinnen auch deren Erwartungen und Ansprüche an die hiesige Gesundheitsversorgung wider.
Zunächst fällt auf, das die interviewten türkischsprachigen Patientinnen unterschiedliche Bewertungen für das private und das öffentliche Versorgungssystem in der Türkei bereit hielten, was durch Aussagen wie ‚mit Geld läuft alles sehr gut', ‚wer Geld hat wird dort gut behandelt', ‚private Kliniken sind sehr gut', ‚ein Privatarzt hat mir ein sehr wirksames Medikament gegeben' deutlich wurde.

Negative Aspekte aus der Sicht der türkischsprachigen Patientinnen

Kritik wurde vor allem an der schlechten Infrastruktur und dem Ausstattungsstandards der vom Staat oder von den Sozialversicherungen getragenen medizinischen Einrichtungen geübt, dabei wurde bemängelt, daß die bauliche Struktur und Einrichtung sehr schlecht sei, sehr eingeschränkte Möglichkeiten für eine gute Medizin vorherrschten, keine technischen Geräte für die Untersuchungen vorhanden seien und die Pflegestandards sowie die Hygiene erhebliche Mängel aufweisen. Insgesamt wurde die Versorgung und Behandlung entsprechend als miserabel oder schlecht charakterisiert.

Auch hinsichtlich der Interaktion zwischen Patienten und dem gesundheitlichen Fachpersonal äußerten sich die Patientinnen kritisch und beklagten, daß das Personal sehr arrogant sei oder die Ärzte und Schwestern die Patienten von oben herab behandelten. Lange Wartezeiten oder das Problem evtl. überhaupt nicht behandelt werden zu können, weil die nicht jeden dran nehmen wurden kritisiert. Im Vergleich zu den Ärzten und Schwestern in Deutschland, die sich viel eingehender mit den Patienten beschäftigen, seien die Ärzte und Schwestern in der Türkei sehr desinteressiert. Als problematisch wird auch die Praxis der Patientenaufklärung beschrieben, da es gar keine Aufklärung gebe sondern einfach operiert würde.

Einige türkischsprachige Frauen drückten ihre Präferenz für das deutsche Gesundheitssystem aus, indem sie betonten, sich in der Türkei operieren nie zu lassen oder trotz starker Blutungen während eines Urlaubs im Herkunftsland erst in Deutschland zum Arzt gegangen zu sein. Weitere Patientinnen, die selbst in der Türkei medizinisch behandelt wurden, klagten, daß die Ärzte dort ihre Operation verpfuscht hätten sowie, daß man in der Türkei alles selbst bezahlen müsse und dann trotzdem keine Hilfe bekäme.

Auf ein kulturspezifisches Problem weist eine Patientin aus einer ländlichen Region der Türkei hin, die aufgrund von Scham, Angst und Verhaltensnormen trotz massiver gynäkologischer Beschwerden keinen Frauenarzt aufsuchen konnte: *„Wenn man nicht verheiratet, also noch Jungfrau ist, kann man bei uns nicht zum Frauenarzt gehen, das gehört sich nicht"*.

Andere Frauen, die sie zu Rate gezogen hatte, boten ihr als Erklärung für ihre Krankheitssymptome (stark angeschwollener Bauch und andauernde heftige Unterleibsschmerzen) einen unerfüllten Kinderwunsch an. Erst nach ihrer Übersiedlung nach Deutschland wurde ein sehr großes Myom diagnostiziert, daß schließlich zu einer Hysterektomie führte. Einige andere Patientinnen hoben dagegen hervor, daß es in der Türkei mehr weibliche Ärzte gebe und Ärzte aufgrund des größeren Respekts der gegenüber Jungfrauen bei der gynäkologischen Untersuchung sehr viel vorsichtiger seien (Abb. 2.4.7)

Positive Aspekte aus der Sicht der türkischsprachigen Patientinnen

Von den Patientinnen, die sich positiv zur Versorgungssituation in der Türkei äußerten, wurden vor allem die besseren Verständigungsmöglichkeiten mit Ärzten genannt. Ein wesentlicher Vorteil sei dabei, dort nicht von anderen abhängig zu sein und selbst ausdrücken zu können, was man sagen und fragen will.

Auch die Qualifikation und Kompetenz der Ärzte wurde in Aussagen wie ‚die Türkei hat auch gute Ärzte' oder ‚auch drüben gibt es gute Ärzte mit guten Kenntnissen' positiv hervorgehoben. Eine Patientin stellte einen Vergleich mit der Zeit an, als sie in der Türkei aufgewachsen ist, und kommt zu dem Schluß, daß die Ärzte dort jetzt viel mehr wissen als früher. An den Ärzten in der Türkei wird von einigen Patientinnen ebenfalls geschätzt, daß diese

„...auch ohne viel technisches Gerät richtige Diagnosen stellen" und *„...sehr viel mehr vom Menschen verstehen und dabei mit Kopf und Hand heilen."*

Tab. 2.4.7 Bewertung der medizinischen Versorgung in der Türkei

in den Patientinneninterviews (n=50)
genannte positive Aspekte

- mit Geld läuft alles sehr gut
- wer Geld hat wird dort gut behandelt
- private Kliniken sind sehr gut
- ein Privatarzt hat mir ein sehr wirksames Medikament gegeben

- auch drüben gibt es gute Ärzte mit guten Kenntnissen
- die Türkei hat auch gute Ärzte
- die Ärzte wissen jetzt viel mehr als früher

- die Ärzte dort verstehen viel, sie heilen mit Kopf und Hand
- die Ärzte dort können auch ohne viel technisches Gerät richtige Diagnosen stellen

- dort kann ich viel besser mit den Ärzten sprechen
- Verständigung klappt viel besser
- mit der Sprache ist es viel einfacher

- dort gibt es mehr weibliche Ärzte
- dort wird sehr vorsichtig untersucht wenn man noch Jungfrau ist

in den Patientinneninterviews (n=50)
genannte negative Aspekte

- sehr eingeschränkte Möglichkeiten für eine gute Medizin
- keine technischen Geräte
- bauliche Struktur u. Einrichtung schlecht
- es fehlen die richtigen Geräte für die Untersuchungen
- schlechte Versorgung
- mangelnde Hygiene
- schlechter Pflegestandard
- schlechte Behandlung
- das Personal ist sehr arrogant, die nehmen nicht alle dran
- Ärzte und Schwestern sind sehr desinteressiert
- sie behandeln die Patienten von oben herab
- hier beschäftigen sie sich eingehender mit den Patienten
- lange Wartezeiten
- dort haben die Ärzte meine Operation verpfuscht
- keine Aufklärung da wird einfach operiert
- obwohl ich starke Blutungen hatte, bin ich erst hier zum Arzt gegangen
- ich würde mich da nie operieren lassen
- es ist sehr teuer, weil man es selbst bezahlen muß und trotzdem keine Hilfe
- wenn man nicht verheiratet ist, kann man bei uns nicht zum Frauenarzt gehen, das gehört sich nicht

2.6   Migration – theoretische Aspekte

Um die in den nachfolgenden Teilen des Buches dargestellten Überlegungen einordnen zu können, sind klare Definitionen von Begriffen wie Migration, Migrationsphasen, -ursachen usw. nötig. Die begriffliche Festlegung erfolgt auf der Basis verschiedener migrationstheoretischer und soziologischer Veröffentlichungen.

2.6.1 Definition Migration

Der Begriff der Migration stammt von dem lateinischen Wort *migrare* bzw. *migratio* (wandern, wegziehen, Wanderung) ab. Er hat sich in den letzten Jahren, beeinflußt durch das weltweit verwendete englische Wort *migration*, zumindest in der sozialwissenschaftlich geprägten Fach-, z. T. aber auch in der (‚politisch korrekten‘) deutschen Alltagssprache eingebürgert.

Migration umfaßt eine räumliche Bewegung zur Veränderung des Lebensmittelpunktes im Sinne eines dauerhaften Wohnortwechsels von Individuen oder Gruppen über eine bedeutsame Entfernung. Wanderung über die Grenzen eines Nationalstaates hinweg ist dabei kennzeichnend für die internationale Migration in Abgrenzung zur Binnenmigration (Migrationsarten). Migration beinhaltet nicht nur Zu-, sondern auch Abwanderung (Lederer et al. 1999, Han 2000).

2.6.2 Dimensionen der Migration

Han (2000) unterscheidet vier Dimensionen, die einen Einfluß auf den Migrationsprozeß haben:

- motivationale Dimension (Beweggründe für die Zuwanderung)
- räumliche Dimension (geographische Distanz – mit der zunehmenden Entfernung steigende Fremdheit der Kultur, Sprache, Gewohnheiten usw.)
- zeitliche Dimension (dauerhafte bzw. mehr oder weniger vorübergehende Zuwanderung)
- soziokulturelle Dimension (gesamtes neues Lebensumfeld)

2.6.3 Migrationsphasen

Han (2000) differenziert zum einen grob in zwei Migrationsphasen, nämlich die ‚äußere physische Migration‘ und die danach beginnende wesentlich zeitintensivere und schwierigere ‚innere psychosoziale Migration‘. Andererseits kann man die Migration auch in eine Vorbereitungsphase und in die Phase der eigentlichen Zuwanderung unterteilen. Die Phasen des individuellen Entscheidungsprozesses in Vorbereitung einer Migration sind von Han (2000) in idealtypischer Weise so zusammengefaßt worden:

1. Phase: Subjektive Wahrnehmung belastender gesellschaftlicher Umstände durch die potentiellen Migranten.

2. Phase: Prozeßhafte Motivbildung zur Migration, in der nach und nach die gedankliche Auseinandersetzung, die Migration für sich als realistische und sinnvolle Problemlösung zur Verbesserung der unbefriedigenden Lebenssituation zu betrachten, erfolgt.

3. Phase: Einholen und Auswerten von Informationen, die die potentiellen Migranten für die Auswahlentscheidung ihres Zielortes benötigen.

4. Phase: Innere und mentale Bereitschaft, alle Risiken, die mit der Migration verbunden sind, auf sich zu nehmen und den Schritt in die Fremde zu wagen.

2.6.4 Migrationsformen

Insbesondere im Zusammenhang mit der Arbeitsmigration kann man die Formen Pioniermigration, Familienzusammenführung (Nachzug von Ehegatten und minderjährigen Kindern der Pioniermigranten) und Kettenmigration unterscheiden. Eine neuere Form ist die Heiratsmigration.

Leyer (1991) beschreibt drei spezifische weibliche Formen der Migration, nämlich die nachfolgende Migration, die begleitende Migration und die autonome Migration, wobei die beiden ersten Formen bei den türkischen Migrantinnen überwiegen. D. h., die Frauen müssen selten die eigene Entscheidungen zur Migration vor sich selbst und anderen rechtfertigen, während die Männer mit fortschreitendem Alter ihre Entscheidung, in die Fremde zu gehen, und die damit verbundenen Ziele mit dem tatsächlichen Migrationserfolg vergleichen und eine Bilanz ihres Lebens ziehen müssen (Leyer 1991).

Haug und Pichler (1999) gehen auf den Einfluß von sozialen Netzwerken besonders von Verwandtschaftsbeziehungen auf den Migrationsprozeß ein. Die wichtigsten Effekte solcher sozialen Netzwerke lassen sich mit drei Hypothesen umschreiben:

- die Ermutigungshypothese (bezieht sich auf soziale Netzwerke am Herkunftsort, in dem einzelne Familienmitglieder zunächst zur Arbeitsaufnahme ins Ausland geschickt werden, um die Daheimgebliebenen finanziell zu unterstützen)

- die Informationshypothese (Entscheidungen zur Migration werden durch gute Erfahrungen von Familienmitgliedern im Ausland gefördert)

- die Erleichterungshypothese (Auswahl des Zielortes nach beste-
henden Familien- und Freundschaftsbindungen, da Verwandte und
Bekannte die Migration und die Aufenthaltssituation auf vielfältige
Weise erleichtern können) (Haug u. Pichler 1999)

Soziale Netzwerke am Zielort der Migration können sowohl die Kosten als
auch die Risiken reduzieren sowie in ökonomischer und auch sozialer Hinsicht
den Migrationsgewinn erhöhen. Migrationsnetzwerke können zur Entstehung
der o. g. Migrationsketten führen, die dadurch charakterisiert sind, daß die
Migranten untereinander vor der Migration enge persönliche Beziehungen hatten und diese das entscheidende Element für die Migration darstellen. Meist geht
ein Kettenmigrationsprozeß von einem Pionierwanderer aus, der dann Ehepartner, Kinder, andere Verwandte usw. nachkommen läßt (Haug u. Pichler 1999).

Eine weitere Migrationsform ist die Heiratsmigration. Insbesondere in sehr
vielen jungen türkischen Familien gehört ein Partner (zumeist der Mann) der
zweiten Migrationsgeneration an und ist in Deutschland geboren und/oder aufgewachsen. Durch die Heirat mit einer Frau aus dem Herkunftsland Türkei entsteht eine neue erste Generation von Migrantinnen.

2.6.5 Ursachen der Migration

Auf einige mögliche Ursachen wurde bereits im Abschnitt ‚Migrationsphasen'
eingegangen. Von den meisten Autoren favorisiert werden politisch-
ökonomische Gründe für eine Auswanderungsentscheidung. Ökonomische Mi-
grationstheorien gehen meist davon aus, daß das Hauptmotiv zur Migration in
dem Wunsch besteht, die eigenen wirtschaftlichen Lebensbedingungen, die im
Herkunftsland (subjektiv und/oder objektiv) schlecht sind, zu verbessern. Migration, so Cropley und Lüthke (1994), ist aber offenbar immer selektiv, denn auch
in den schlimmsten Zeiten bleiben die meisten Menschen in ihrer Heimat und
wandern nicht aus.

Neben politischen und wirtschaftlichen Gründen muß es also noch andere
Faktoren geben, die zu einer Auswanderungsentscheidung führen. Cropley und
Lüthke (1994) erklären die Selektivität der Migration vor allem unter Berücksichtigung der Psyche der Einzelpersonen. Sie zitieren verschiedene Versuche,
eine Migrantentypologie im Sinne eines ‚mobilitätsorientierten Menschen' her-
auszuarbeiten. Stellt man ein externes Kausalmodell für die Wanderung (Wan-
derungsursachen liegen außerhalb der Person) und ein internes Migrationsursa-
chenmodell (Wanderungsmotive liegen (auch) innerhalb der Person) gegenüber,
dann ist beim externen Modell die Migration Mittel zum Zweck, während sie
beim internen Kausalmodell auch Selbstzweck sein kann.
     Die Autoren stellen ein Modell der ‚auswanderungswilligen Persönlichkeit'
in Anlehnung an Balint (1972) vor und definieren den seßhaften und den aus-
wanderungswilligen Typ, wobei beides Extreme einer Skala darstellen. Eine
Querschnittsuntersuchung an 700 Deutschen zur Überprüfung dieser Hypothese
erbrachte, daß die Entscheidung zur Auswanderung (hier z. B. nach Australien)
eher vom Typ als von ökonomischen, demographischen oder ähnlichen Faktoren
abhängt.
     Auch psychoanalytisch orientierte Interpretationen des Migrationsvorganges
gibt es. Sie interpretieren die Wanderung als Störung des Verhältnisses zwischen Individuum und natürlicher Umgebung, wobei der Weggang als symboli-
sche Auflösung der Spannungen und Konflikte des eigenen Ich gedeutet, d. h.
also Migration als ‚Flucht' gesehen wird (Frigessi Castelnuovo und Risso 1986).

2.6.6 Migrationsgeneration

In Anlehnung an das Generationen-Sequenzmodell nach Duncan (zit. in Han 2000) bzw. die Drei-Generationen-These nach Price (zit. in Frogner 1994) können drei Migrantengenerationen charakterisiert werden:

- Die Mehrheit der ersten Generation der Zuwanderer paßt sich nur im wirtschaftlichen und sozialen Bereich des Aufnahmelandes an und versucht, durch ethnische Gruppenbildungen im Sinne einer Binnenintegration (d. h. Kontakte nur innerhalb der eigenen ethnischen Gruppe) ihre Herkunftskultur zu bewahren, um dadurch ihre psychische Sicherheit und Geborgenheit zu erhalten. Mitverursacht wird diese nur partielle Eingliederung auch durch die zum Zeitpunkt der Migration bereits abgeschlossene Sozialisation. Herkunftsorientierte Bezüge bestimmen das Handeln in der Aufnahmegesellschaft (Hill 1990).

- Die zweite Generation lebt in zwei Kulturen mit gemischten Wertestandards, woraus sich Kulturkonflikte zwischen Heimatkultur (der Eltern) und Aufnahmeland-Kultur ergeben. Zumeist versucht die Elterngeneration in der Familie, die Herkunftskultur zu bewahren, während die Migranten der zweiten Generation sich in Schule und Beruf die Kultur des Aufnahmelandes aneignen bzw. außerhalb der Familie mit dieser konfrontiert sind.

- Die 3. Generation gibt die Herkunftskultur ihrer Eltern auf und assimiliert sich gänzlich in die Kultur des Aufnahmelandes.

Zu Vermischungen der ersten und zweiten Generation kommt es in den Ehen bzw. Familien durch die im Abschnitt 2.6.4 bereits erwähnt Heiratsmigration. Die sog. nachgezogenen Ehefrauen stellen eine neue ersten Generation dar. Die Verheiratung dieser meist um die 20 Jahre alten türkischen Frauen erfolgt häufig durch Vermittlung der Eltern. Bei der Einreise haben sie praktisch keine Kenntnisse der hiesigen Sprache und Kultur und sind völlig auf ihren Ehemann (zweite Generation) oder die Schwiegereltern ('alte' erste Generation) angewiesen. Aus dieser Abhängigkeit können sich verschiedene Probleme ergeben.

2.6.7 Akkomodation, Akkulturation, Assimilation

Als Akkomodation wird das Erlernen von für das tägliche Leben in der Aufnahmegesellschaft grundlegenden Fertigkeiten, wozu insbesondere das Erlernen der Sprache, aber auch das Zurechtfinden in öffentlichen Verkehrsmitteln, am Arbeitsplatz, in den verschiedenen Institutionen und auch der Umgang mit Behörden usw. gehört, verstanden (Sachverständigenkommission 2000). Dieser Prozeß steht am Anfang der migrationsbedingten individuellen Veränderungen des Zuwanderers. Möglicherweise folgt im weiteren die Akkulturation.

Han (2000) gibt dafür folgende Begriffsbestimmung: Akkulturation ist ein Prozeß der Angleichung, der im kognitiven Bereich als Lernprozeß stattfindet, in dessen Verlauf Personen oder Gruppen von Personen kulturelle Orientierungsmuster, Eigenschaften und Verhaltensweisen in den institutionalisierten Teilbereichen der Aufnahmegesellschaften übernehmen. Akkulturation ist demnach ein Prozeß, als dessen Ergebnis Integration, Segregation, Marginalisierung oder auch Assimilation im Sinne der o. g. Definition entstehen können.

Baader (1984) definiert Assimilation als das Aufgehen der Angehörigen von Gastvölkern in der jeweiligen Bevölkerung unter bewußter Aufgabe ihrer (kulturellen, religiösen oder ethnischen) Eigenart bis hin zur Ununterscheidbarkeit von der übrigen Bevölkerung. Akkulturation ist demnach (auch) Assimilation im kulturellen Bereich.

2.6.8 Integration und Segregation

Nach Hansen (1995) sind Integration und Segregation keine Alternative, sondern zwei Seiten einer Medaille, wobei oft ein bestimmtes Ausmaß von Segregation das Maximum an zugelassener Integration bestimmt.

Unter Segregation versteht man eine Ab- und Ausgrenzung bzw. Abschottung bestimmter Individuen oder gesellschaftlicher Gruppen. Segregation der Migrantenfamilien ist dann gegeben, wenn die jeweilige Herkunftskultur aufrechterhalten oder als Minderheitensubkultur betont und weiterentwickelt wird, ohne daß es zu einer Interaktion mit Mitgliedern der Aufnahmegesellschaft oder zu einem Austausch zwischen Minderheits- und Mehrheitskultur käme (Sachverständigenkommission 2000).

Integration wird definiert als Eingliederung von einzelnen in eine Gruppe, durch Anpassung an Wertvorstellungen und Verhaltensnormen, Zusammenführen verschiedener Gesellschaften zu einer größeren Einheit (Hansen 1995).

Integration wird – fälschlicherweise – in der öffentlichen Diskussion inhaltlich häufig mit der Assimilation gleichgesetzt (Sachverständigenkommission 2000).

2.6.9 Kultur und Kulturschock

Kultur ist nach Pfeiffer (1994) ein Komplex überlieferter Erfahrungen, Vorstellungen und Werte sowie von gesellschaftlichen Ordnungen und Verhaltensregeln, mit dem die Menschen ihre Welt interpretieren und wonach sie ihr Handeln ausrichten.

Kultur ist auch die Art, wie die sozialen Beziehungen in einer Gruppe strukturiert und geformt sind und wie diese Formen erfahren, verstanden und interpretiert werden (Clarke 1979 zit. in Hansen 1995). Kultur fußt zwar auf den naturgegebenen Eigenschaften des Menschen und auf den natürlichen Bedingungen der ihn umgebenden Welt, gleichzeitig wächst er aber in sie hinein, erwirbt und erlebt sie (Pfeiffer 1994). Medizin ist wie Sprache, Religion oder Sozialstruktur eine kulturelle Leistung, ein System symbolischer Bedeutungen und Vorstellungen, Praktiken und Techniken, eingebettet in eine Matrix aus Werten, Traditionen, Vorstellungen und Formen ökologischer Anpassung (Landy 1977 zit. in Frigessi Castelnuovo u. Risso 1986, Kleinman 1980).

Der Begriff Kulturschock wurde 1958 vom amerikanischen Anthropologen Oberg eingeführt. Er ist durch folgende Merkmale, die eine hochgradige psychische Belastung des Migranten charakterisieren, gekennzeichnet: Angestrengtes Bemühen, die neuen Eindrücke zu verarbeiten; Angst vor der fremden Kultur; das Gefühl, isoliert und verlassen dem Unbekannten hilflos ausgeliefert zu sein; Unsicherheit bezüglich der eigenen Identität und der eigenen Rollenvorstellungen; die Meinung, von den Einheimischen nicht akzeptiert zu werden (Maletzke 1996).

Der Kulturschock ist kein Dauerphänomen, sondern eine erste Phase der Auseinandersetzung der kulturellen Beeinflussung des Migranten durch die Aufnahmegesellschaft (,horizontale Komponente' der Anpassung). Es folgt eine zweite längere Periode des (inter)kulturellen Wandels, die auch als Akkulturation bezeichnet wird und ebenfalls psychisch belastend sein kann. Erwähnt sei in diesem Zusammenhang die *goal striving stress*-Hypothese, die die als Ergebnis der Diskrepanz zwischen Erwartetem und Erreichtem entstehende Spannung und Enttäuschung charakterisiert und quasi die ,vertikale' Komponente der Belastung benennt (Frigessi Castelnuovo u. Risso 1986).

Ethnie

„Mit Ethnie wird eine Wir-Gruppe bezeichnet, die tatsächliche oder fiktive Gemeinsamkeiten behauptet. Innerhalb der Wir-Gruppe wird Homogenität unterstellt und Konformität erwartet. Ethnische Gruppen sind familienübergreifende und familienerfassende Gruppen, die sich selbst eine kollektive Identität zusprechen. Dabei sind die Zuschreibungskriterien, die die Außengrenzen setzen, wandelbar.“ (Hansen 1995)

Ethnozentrismus

Im Zusammenhang mit den oben gemachten Aussagen zur Kultur nimmt Pfeiffer (1994) auch zum ‚Ethnozentrismus' Stellung. Er schreibt:
„... Da also der Einzelne von klein auf sich in der Atmosphäre seiner Kultur befindet, ..., ist sie für ihn das Selbstverständliche und Angemessene, wogegen ihm andere Erlebens- und Handlungsweisen zumindest fragwürdig, wenn nicht gar verwerflich oder krankhaft erscheinen ...“.

2.7   Migrationsforschung: Defizite und Probleme

2.7.1   Forschungsdefizite

Im Zusammenhang mit dem Thema ‚Migration und Gesundheit' werden in Deutschland immer wieder Forschungsdefizite beklagt. So konstatiert Jordan (2000), daß es zwar viele Indikatoren dafür gibt, daß keine Chancengleichheit für Migranten beim Zugang zur gesundheitlichen Versorgung besteht, daß aber doch gravierende Wissenslücken über die Zusammenhänge zwischen Migration und Gesundheit sowie sozialer Schichtzugehörigkeit und Gesundheit existieren.

So lassen beispielsweise die im Rahmen der Gesundheitsberichterstattung des Bundes vom statistischen Bundesamt erhobenen Daten in der Regel keine Aussagen über spezifische Gesundheitsprobleme von Migranten oder ein spezifisches Inanspruchnahmeverhalten gegenüber Leistungen der gesundheitlichen Versorgung zu. Ziel müßte eine bessere Kenntnis der Datenlage und eine höhere Qualität der Daten sein, die kontinuierlich erhoben werden sollten (Jordan 2000).

Prüfer-Krämer und Krämer (2000) führen folgende Defizite in der gesundheitswissenschaftlichen und medizinischen Forschung hinsichtlich der gesundheitlichen Lage von Ausländern in Deutschland an: fehlende systematische populationsbezogene Untersuchungen zum Gesundheitszustand; Mangel an Studien, die biomedizinische mit sozialwissenschaftlichen Ansätzen verbinden; fehlende Daten zu den Auswirkungen der Adaptation an den westlichen Lebensstil auf die Gesundheit von Migranten.

Collatz und Fischer (1998) sehen diese Probleme einer ‚transkulturellen Epidemiologie' ebenfalls. So gäbe es zwar viele Forschungsarbeiten, die aber häufig kleine, klinisch oder ambulant selektionierte Stichproben untersuchen, so daß die Ergebnisse widersprüchlich und wenig repräsentativ sind. Nach ihrer Meinung sind aussagefähige Längsschnittstudien notwendig.

Auch die Qualitätssicherung von speziellen Versorgungsangeboten für Migranten muß vor allem auf wissenschaftlich gesicherten, empirischen, sozialepidemiologischen und evaluatorischen Ergebnissen beruhen, um Morbidität, Mortalität und Auswirkungen der Versorgungsangebote analysieren, erklären und verbessern zu können. Hieran mangelt es, so Collatz (1999), fast gänzlich.

2.7.2 Methodische Probleme

Bei der Durchführung und Auswertung von Studien zur Versorgung von Migranten im deutschen Gesundheitswesen ergeben sich, wie bereits angedeutet wurde, verschiedene inhaltliche und methodische Probleme. Die mit der Herkunft verknüpfte Ausgangssituation der Migranten ist durch die unterschiedliche Einreisemotivation, den Aufenthaltsstatus, die Dauer des Aufenthaltes, mitgebrachte Erfahrungen aus dem Herkunftsland u. a. sehr unterschiedlich. Weig (1998) differenziert in sog. gruppenspezifische Unterschiede, 2. Differenzen innerhalb einer Migrantengruppe (Untergliederung nach soziodemographischen Variablen wie Alter, Geschlecht, Herkunft – Stadt oder Land – , Bildungsgrad usw.) und 3. Auswirkungen von biographischen Variablen, die den Lebensweg und die Lebenserfahrungen widerspiegeln.

Bei vielen dieser Variablen setzen bereits unterschiedlichste Theorien (wie z.B. Life-Event-Forschung, Gender-Ansätze, Entwicklungspsychologie der Lebensspannen usw.) an, die durchaus verschiedene Zusammenhänge von Migration und Gesundheit aufzeigen können. Zu den drei o. g. kommt jedoch noch eine vierte Gliederungsstufe hinzu, nämlich individuelle Aspekte, wobei hier besonders Einstellungen und Verhaltensweisen einer Person im Vordergrund stehen. Das bedeutet, daß Krankheitsgeschichte, Sozialisationserfahrungen, Einstellungen und Bewältigungsformen eines Migranten erfaßt und interpretiert werden müßten (Weig 1998).

Maschewsky-Schneider und Fuchs (2000) haben auf ein weiteres mögliches Problem aufmerksam gemacht. Aus der Gender-Forschung sind geschlechtsspezifische Verzerrungseffekte bekannt (Eichler 1991). Diese Verzerrungseffekte könnten beispielhaft auf die migrationsspezifische Forschung übertragen werden:

- Ethnozentristische Perspektive (eine bestimmte Gruppe steht im Vordergrund, an der die andere Gruppe gemessen wird)

- Übergeneralisierung (Studienergebnisse, die für eine soziale oder ethnische Gruppe gewonnen wurden oder angebracht sind, werden ohne Hinterfragung auf andere soziale und ethnische Gruppen übertragen)

- Migrationsspezifische Insensitivität (mangelndes Bewußtsein in Forschung und Versorgung, daß die verschiedenen Ethnien oder sozialen Gruppen differenzierend betrachtet werden müssen)

- Doppelstandard in der Forschung (Forschung, Messung, Evaluierung oder gesundheitliche Versorgung verschiedener sozialer Gruppen oder Ethnien mit unterschiedlichen Methoden, Konzepten etc.)

Der mögliche Einfluß dieser Effekte sollte bei der Planung, Durchführung und Auswertung von Studien beachtet werden.

Auf weitere Fehlereinflüsse in empirischen Untersuchungen weist Kohlmann (1998) hin. Dies können prinzipiell Fehler durch Nichtbeobachtung, Unter- oder Übererfassung, Antwortausfälle, falsche Stichprobenauswahl, Fehler bei der Beobachtung, bei den Erhebungsinstrumenten und der Studiendurchführung sein. Als Mindestanforderung an Untersuchungsdesigns und -methoden, ausgehend von einer Systematisierung möglicher Fehlereinflüsse in empirischen Studien, formuliert er:

„Es sollte angegeben werden, wie und aus welchem Kollektiv die Untersuchungsstichprobe gezogen wird. Die Art der Stichprobenziehung muß gewährleisten, daß keine groben Fehler durch Unter- oder Übererfassung oder durch systematische Selektionsfehler auftreten. Aufgrund der Definition des Ausgangskollektivs muß es möglich sein, Stichprobenausfälle in ihrer Struktur zu beschreiben und mögliche Konsequenzen einzuschätzen. Die Bestimmung der erforderlichen Fallzahl muß auf der Basis methodischer Überlegungen erfolgen und darf nicht nur Gesichtspunkte der Praktikabilität berücksichtigen. Es sollen die durch Untersucher und Untersuchte bedingten Fehler nach Möglichkeit vermieden werden. Defekte der sozialen Erwünschtheit, Erinnerungseffekte und ähnliche Mechanismen können durch geeignete Maßnahmen (z. B. Standardisierung von Erhebungsverfahren, Ausfall des Studiendesigns, Verblindung, Schulung von Untersuchern) minimiert werden. Es sollen Erhebungsverfahren mit hinreichender Validität, Reliabilität und Änderungssensitivität eingesetzt werden. Sie sollen eine befriedigende Praktikabilität aufweisen und für Anwender und Untersuchte akzeptabel sein. Eine endgültige Entscheidung für ein bestimmtes Instrument sollte von den Ergebnissen einer Pilotstudie abhängig gemacht werden." (Kohlmann 1998)

Im Abschnitt ‚Untersuchungskollektiv und Methodik' wird auf die Beachtung dieser Anforderungen im Zusammenhang mit unserer Studie eingegangen.

Auch kritische Überlegungen zur Art der Untersuchung sind notwendig. Wir haben uns vor allem aus praktischen Gründen für eine Fragebogenerhebung entschieden. Die Vorteile einer schriftlichen Befragung sind: Sie ist anonym durchführbar, weitgehend terminunabhängig, unmittelbar authentische Dokumente liefernd unter Ausschaltung des potentiellen Einflusses von Mittelspersonen (Interviewer) und vergleichsweise billig.

Für die Durchführung einer schriftlichen Befragung im Krankenhaus (sog. perstationäre Befragung) spricht vor allem, daß die Verteilung von Fragebögen an die Patienten leicht zu organisieren ist. Die Zahl der Nichtantworter kann verringert werden. Es bestehen kaum Erinnerungsschwierigkeiten zu den abgefragten Themen und Abläufen. Die Bewertung durch die befragten Patientinnen erfolgt in einer ähnlichen Situation, d. h., der Zeitpunkt der Ausfüllung ist einheitlich wie auch der Ort und sein Umfeld (Satzinger 1998).

Als Nachteile einer Fragebogenuntersuchung gibt Satzinger (1998) an: einen eventuellen Motivationsmangel der Befragten, Zwang zum eher oberflächlichen Abfragen weitgehend vorgegebener Antworten, mögliche Mißverständnisse bzw. Unverständnis der Fragen, Einschluß von Menschen, die entweder überhaupt nicht lesen und schreiben können oder aufgrund gesundheitlicher Beeinträchtigungen im Augenblick dazu nicht in der Lage sind oder die Sprache des Fragebogens nicht gut genug beherrschen. Gerade diese Gruppe mit eingeschränkter Kommunikationsfähigkeit (z. B. wenig oder nicht deutschsprechende Migranten) sollte unbedingt erreicht werden.

Auf spezielle methodische Probleme in der Migrationsforschung weisen Collatz und Fischer (1998). Sie stellen fest, daß in transkulturellen vergleichenden Studien selbst der Vergleich scheinbar klarer und objektiver Variablen wie der Allgemein- oder Berufsbildung, von Diagnosen oder sogar des Alters ein erhebliches Validitätsproblem darstellen kann. Zum anderen sei zu beachten, daß der kulturelle Bezugsrahmen u. U. nicht gesichert ist, sondern daß vielfältige mischkulturelle Einflüsse im Verlauf des Migrationsprozesses vorliegen. Collatz und Fischer (1998) konstatieren zwar, daß qualitative und quantitative Forschungsansätze z. T. verschiedene Ergebnisse erbracht haben, empfehlen aber trotzdem generell, daß in Projekten beide Verfahren angewendet werden, um Grenzen beider Prinzipien auszugleichen.

Im Kapitel ‚Untersuchungskollektiv und Methodik' wird dargestellt, wie die eben aufgeführten verschiedenen methodischen Schwierigkeiten bei der Analyse der Versorgungssituation türkischer Migrantinnen von uns in der Studienplanung und -durchführung beachtet und gelöst wurden.

2.7.3 Grenzen und Möglichkeiten von Patientenbefragungen

Patientenwünsche und -erwartungen sowie die Zufriedenheit der Patientinnen und Patienten im Krankenhaus gewinnen im Rahmen der Qualitätssicherung im Gesundheitswesen zunehmend an Bedeutung. Wissen über die Effizienz der medizinischen Leistungen, die Bedarfsgerechtigkeit der Angebote, die Nachfrage- und Patientenorientierung sowie die Kundenzufriedenheit ist auch unter ökonomischen Gesichtspunkten und im Hinblick auf die Stärkung der Wettbewerbssituation der einzelnen Krankenhäuser erforderlich.

Mit der DIN ISO 9004 Teil 2 (Pinter 1995) wurde eine Qualitätsrichtschnur für das Qualitätsmanagement im Krankenhaus festgelegt, welche auf die von Donabedian (1966) zurückgehende Untergliederung in Struktur-, Prozeß- und Ergebnisqualität des medizinischen Handelns zurückgeht. Neben dem Gesundungsprozeß stellt die Patientenzufriedenheit einen wesentlichen Teil der Ergebnisqualität dar.

In Deutschland wurden Patientenbefragungen erst in den 1990er Jahren vermehrt praktiziert, nachdem das 1993 verabschiedete Gesundheitsreformgesetzes Maßnahmen zur Sicherung einer medizinisch hochwertigen und gleichzeitig wirtschaftlichen Krankenhausversorgung für Krankenhäuser verbindlich machte. Patientenbefragungen haben vor dem Hintergrund der sich wandelnden Patientenrolle in Richtung ‚kritischer Konsument' und im Hinblick auf Mitbestimmungs- und Mitgestaltungsansprüche und Rechte der Patienten einen hohen Stellenwert.

Zur Legitimation von Patientenbefragungen werden neben den o. g. ökonomischen und politischen Argumenten auch ethische und medizinische Argumente angeführt, wobei der humanitäre Auftrag der Ärzten die Wünsche und Bedürfnisse der Patienten zu kennen sowie die Bedeutung der Patientenzufriedenheit eine erfolgreiche Therapie und Compliance im Vordergrund stehen (Blum 1998, Trojan 1998).

Da die Position von Patienten im Krankenhaus von hierarchischen Strukturen, der Abhängigkeit der Patienten während des Behandlungsprozesses und einem entsprechenden Anpassungsdruck beeinflußt sind, ist die Übertragung marktwirtschaftlicher Modelle allerdings nicht ganz passend (Leimkühler u. Müller 1996).

Blum (1998) faßt drei zentrale Defizite in der Zufriedenheitsforschung zusammen:

- das Theoriedefizit: bezüglich der Bedeutung und Relevanz von Patientenbefragungen (fehlende Konsumentensouveränität und Expertendominanz im Gesundheitswesen) und der Dimensionen der Patientenzufriedenheit,

- das Methodendefizit: bezüglich unzureichend validierter Erhebungsinstrumente, Problemen durch Antwortverzerrungen, sozialer Erwünschtheit und dem Einfluß behandlungsunabhängiger Patientenmerkmale,

- das Verwertungsdefizit: bezüglich der mangelnden praktischen Umsetzung und Verwertung von Ergebnissen aus Patientenbefragungen, der mangelnden systematischen Evaluation patientenzentrierter Qualitätssicherungsmaßnahmen und der Veröffentlichungen.

3 Untersuchungskollektiv und Methodik

3.1 Untersuchungsort

Die nachfolgend dargestellten und diskutierten Daten wurden im Rahmen der Public Health-Studie zur ,Analyse der Versorgungssituation gynäkologisch erkrankter türkischer und deutscher Patientinnen im Krankenhaus' erhoben. Diese Untersuchung wurde vom Bundesmininsterium für Bildung, Wissenschaft, Forschung und Technologie (BMBF) gefördert (Förderkennzeichen 01 EG 9523/2). Projektlaufzeit war von Mai 1996 bis Juni 1999, ein Abschlußbericht (Autoren: Dipl. Pol. Theda Borde (MPH), Dr. med. Matthias David, Prof. Dr. med. Heribert Kentenich) wurde bis zum Januar 2000 erstellt und dem Ministerium übergeben.

Das Virchow-Klinikum blieb als ehemals städtisches Rudolf-Virchow-Krankenhaus sowohl in der Zeit, als es Teil des Universitätsklinikums der Freien Universität war, als auch nachdem es 1995 ein Standort des Universitätsklinikums Charité, Medizinische Fakultät der Humboldt-Universität zu Berlin, wurde, eine wichtige Versorgungseinrichtung auch für die Bevölkerung der umliegenden Stadtbezirke Wedding, Reinickendorf und Tiergarten, wie z. B. die Wohnortverteilung der Patientinnen, die die gynäkologische Notfallambulanz des Klinikums aufgesucht haben, zeigt (Abb. 3.1).

Es handelt sich somit um eine medizinische Einrichtung, die eine Kombination von Kliniken mit Spezial- bzw. Maximalversorgung mit einem ,Stadtteilkrankenhaus' darstellt. Entsprechend zusammengesetzt ist auch die Patientenklientel.

Die Studie wurde auf den beiden gynäkologischen Stationen der Klinik für Frauenheilkunde und Geburtshilfe des Universitätsklinikums Charité, Campus Virchow-Klinikum, in Berlin-Wedding durchgeführt. Die zwei gynäkologischen Stationen verfügen über insgesamt 72 Betten. Die Aufnahme eines Großteils der Patientinnen erfolgt auf Grund einer Einweisung durch niedergelassene Ärzte, die anderen Frauen werden über die Erste Hilfe der gynäkologischen Poliklinik bzw. die Notfallambulanz stationär aufgenommen. Das Behandlungsspektrum reicht über die Therapie verschiedener gutartiger und bösartiger Erkrankungen der weiblichen Genitalorgane und der Brust incl. Chemotherapie bis zur Behandlung von Schwangerschaftsstörungen wie Hyperemesis gravidarum oder Abortbestrebungen.

Abb. 3.1: Wohnorte der Patientinnen der gynäkologischen Erste Hilfe des Virchow-Klinikum nach Bezirken (Zeitraum Januar bis April 1996)

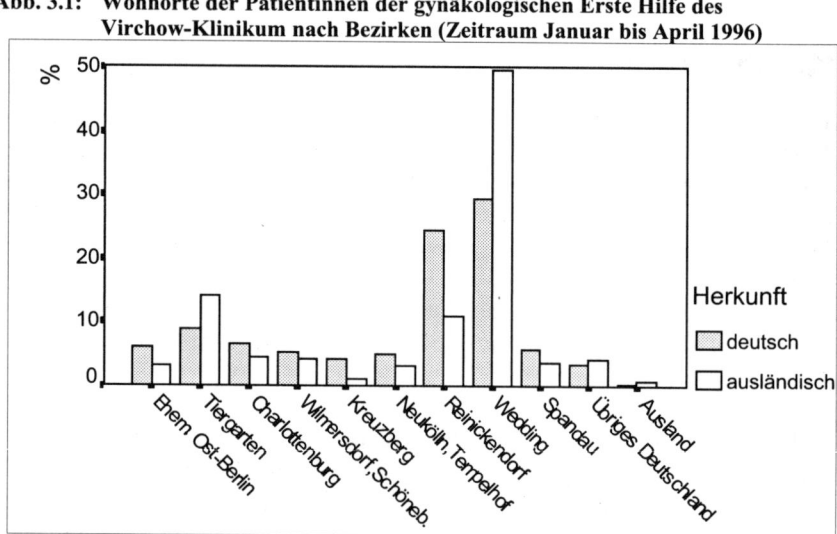

3.2   Migrantinnenanteil

Für die Stadt Berlin (3.387.901 Einwohner) ergab sich für das Jahr 1997, in dem die Erhebungsphase der Studie begonnen wurde, ein Ausländeranteil von 13% (440.247 Einwohner), 17,4% im Westteil und 5,6% im Ostteil der Stadt. Die Zuwanderer sind nicht nur auf das ehemalige Ost- und Westberlin unterschiedlich verteilt, sondern auch innerhalb des Westteils von Berlin (Tab. 3.1).

Tab. 3.1: Anteil der ausländischen und der türkischstämmigen Bevölkerung in vier ausgewählten Bezirken zum 31.12.1997

	Ausländeranteil (in%)	Ausländeranteil absolut	darunter türkischstämmige Zuwanderer	Anteil türkischer Migranten an der ausländischen Bevölkerung (in%)
Kreuzberg	34,4	51.584	28.358	55,0
Wedding	29,9	47.630	24.405	51,2
Tiergarten	27,3	24.750	8.484	34,3
Schöneberg	22,5	33.156	11.350	34,2

Die türkische Bevölkerungsgruppe machte zum 31.12.1997 im Bezirk Wedding, in dem sich das Virchow-Klinikum befindet, mehr als die Hälfte der nichtdeutschen Staatsangehörigen aus. Innerhalb der aufgeführten Migrantenpopulationen in den vier Bezirken beträgt der Frauenanteil jeweils zwischen 46% und 47%. Eine Aufschlüsselung der Altersverteilung deutscher und türkischer Frauen in Berlin zeigt, daß der Anteil der jüngeren Frauen im Alter zwischen 15 und 30 Jahren 23% bei den deutschen Berlinerinnen ausmacht, wogegen er bei den türkischen Berlinerinnen bei 42,1% liegt. Der Anteil älterer Frauen ist in der deutschen Bevölkerung entsprechend größer (Tab. 3.2).

Tab. 3.2: Deutsche und türkische Frauen nach Altersgruppen (15-75 J.) absolut und in Prozent der jeweiligen Altersgruppenpopulation in Berlin (31.12.1997)

Altersgruppe	Deutsche	%	Türkinnen	%
15-30	256.739	23	19.153	42,1
30-50	470.131	42,3	16.831	36,8
50-70	386.992	34,7	9.748*	21,1
Gesamt	1.113.862	100	45.732	100

*für die Altersgruppe 65-70 J. nur Schätzwert möglich

Im Jahre 1997 hatten insgesamt 34,1% der in Klinik für Frauenheilkunde und Geburtshilfe des Virchow-Klinikums behandelten Patientinnen eine ausländische Staatsangehörigkeit, wobei der Anteil in den einzelnen Abteilungen der Frauenklinik unterschiedlich war: in der Notfallambulanz 55%, auf der gynäkologisch-operativen Station mit geburtshilflichem Bettenanteil 27%, in der gynäkologisch-onkologischen Station der Klinik ca. 11% (Abb 3.2).

**Abb. 3.2: Anteil ausländischer Patientinnen nach Staatsangehörigkeiten in der
Klinik für Frauenheilkunde und Geburtshilfe bzw. für Geburtsmedizin 1997**

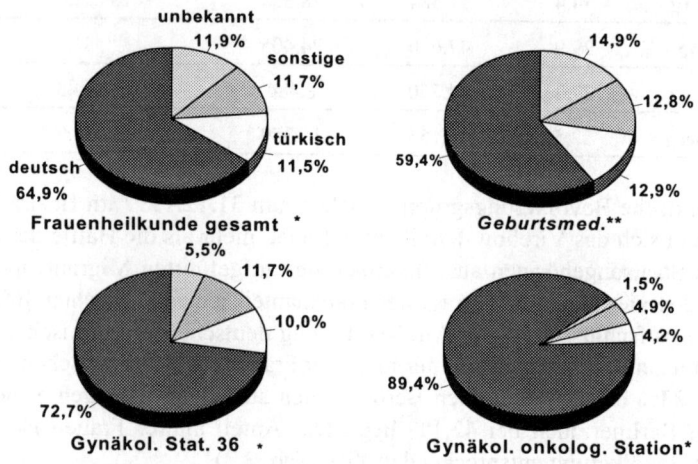

In der Klinik für Geburtsmedizin lag der Anteil ausländischer Patientinnen
mit etwa 45% noch deutlich höher. Es handelt sich bei den von der Kranken-
hausverwaltung bei der Klinikaufnahme statistisch als solche erfaßten ‚Ausländerinnen' häufig auch um Frauen, die in Deutschland geboren und aufgewachsen oder vor mehr als 10 oder 20 Jahren eingewandert sind, aber die deutsche
Staatsbürgerschaft noch nicht erworben haben.

Die im Klinikum geführte Patientinnenstatistik weist einen relativ hohen
Anteil an Patientinnen mit unbekannter nichtdeutscher Staatsangehörigkeit auf.
Nach Information des Aufnahmebüros (Patientengebundene Verwaltung) ist
dies auf eine lückenhafte Ausfüllung der Aufnahmebögen durch die Patientinnen zurückzuführen.

Die größte Migrantengruppe in Berlin ist in Folge der Anwerbung, des Familiennachzug oder in geringem Maße auch als politisch Verfolgte aus der Türkei

zugewandert. In der Klinik stellen sie die größte fremdsprachige Gruppe dar (Abb 3.3). Es ist davon auszugehen, daß die Patientinnen mit der Angabe ‚unbekannte Staatsangehörigkeit' ebenfalls zumeist Migrantinnen sind, darunter wahrscheinlich ein großer Anteil türkischer Staatsbürgerinnen.

Weitere große Migrantinnengruppen stammen aus arabischen Ländern, aus dem ehemaligen Jugoslawien, Polen und den Staaten der ehemaligen Sowjetunion (GUS-Staaten). Insgesamt sind Patientinnen aus 90 verschiedenen Nationen registriert.

Abb. 3.3:   **Fremdsprachengruppen der Patientinnen der Klinik für Frauenheilkunde und Geburtshilfe, Charité, Campus Virchow - Klinikum (1997)**

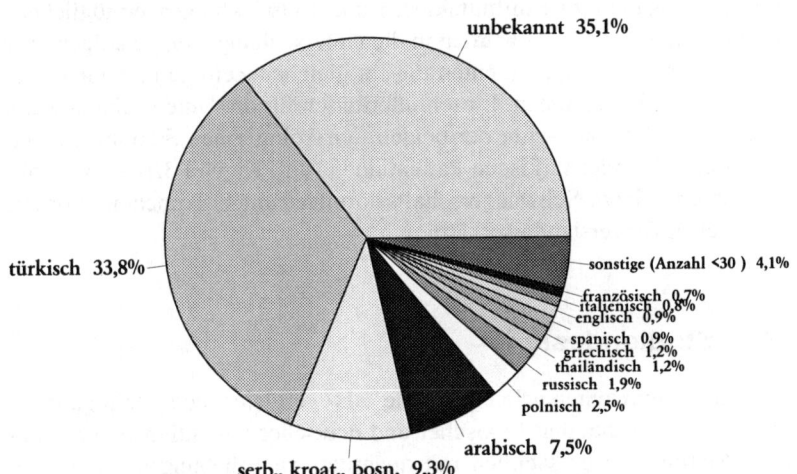

3.3   Untersuchungskollektiv

Die Public Health-Studie zur Analyse der Versorgungssituation gynäkologisch erkrankter einheimischer und zugewanderter Patientinnen im Krankenhaus konzentrierte sich auf die türkischsprachige Migrantinnengruppe. Diese ist in der Bundesrepublik Deutschland insgesamt aber auch in Berlin und damit korrespondierend ebenso in der Klinik für Frauenheilkunde und Geburtshilfe, Campus Virchow-Klinikum, zahlenmäßig unter den Zuwanderinnengruppen am stärksten vertreten. Bedingt durch den seit 30 Jahren ablaufenden Niederlassungsprozeß türkischstämmiger Migranten in Deutschland lassen sich innerhalb dieser Gruppe darüber hinaus Differenzierungen im Hinblick auf unterschiedliche Aufenthaltsdauer, Migrationsstatus, Kenntnisse der deutschen Sprache u. a. vornehmen, die Angaben zu Einflußfaktoren und Entwicklungen ermöglichen. Auch Kurdinnen aus der Türkei wurden in die Untersuchungsgruppe aufgenommen.

Als Vergleichsgruppe dienten die im gleichen Zeitraum stationär behandelten deutschen Patientinnen. Einschlußkriterien für die Untersuchung waren: Stationäre Aufnahme auf einer der beiden gynäkologischen Stationen, Alter 15-75 Jahre, deutsche oder türkische Patientinnen (vgl. Kapitel 3.10), gynäkologische Erkrankungen bzw. Schwangerschaftsstörungen im I. Trimenon, Vorliegen der schriftlichen Einverständniserklärung.

3.4   Studiendesign

Die Querschnittsuntersuchung wurde als vergleichende Befragung auf der Grundlage der Ethnizität türkischer und deutscher Patientinnen der gynäkologischen Stationen hauptsächlich mit quantitativen Erhebungsmethoden durchgeführt.

Außerdem wurden in einer Analyse der Patientinnenakten die von den Ärzten dokumentierten objektiven Daten mit den subjektiven Angaben der Patientinnen über ihre Diagnose und die bei ihnen durchgeführten Behandlungsmaßnahmen verglichen. Die Tab. 3.3 zeigt das Studiendesign der Untersuchung und stellt die verschiedenen methodischen Zugänge im Überblick dar.

Tab. 3.3:Zusammenfassende Darstellung der Methodik der Datenerhebung

	Patientinnenbefragung	Aktenanalyse
Methode	quantitativ mit Fragebögen	quantitativ
Stichprobe	Patientinnen der gynäkologischen Stationen Einschlußkriterien: Alter 15-75 stationäre Aufnahme deutsche oder türkische Herkunft Ausschlußkriterien: zur Geburt Schwangerschaftsstörungen jenseits des I.Trimenons keine Bereitschaft zur Teilnahme angestrebte Stichprobengröße: 600 Patientinnen (jeweils 300 türkisch und 300 deutsche)	Patientinnenakten aller in die Studie einbezogenen Patientinnen
Studienort	gynäkologische Stationen der Klinik für Frauenheilkunde und Geburtshilfe des Universitätsklinikums Charité, Campus Virchow-Klinikum	gleiche Stationen
Befragungszeitpunkte	T1: präoperativ (Aufnahmetag) T2: postoperativ (Tag vor Entlassung bzw. Entlassungstag selbst)	im Anschluß an die Patientinnenbefragung
Zeitraum	3 / 97 - 11 / 98	5 / 1998 - 2 / 1999
Instrumente	zweiteiliger Fragebogen, deutsche und türkischsprachige Version	Vergleich der Aktendaten mit Ergebnissen der Patientinnenbefragung

Parallel zum quantitativen Studienteil erfolgte eine qualitative Datenerhebung und -auswertung (leitfadenorientierte Interviews mit je 50 türkischen und deutschen Patientinnen; Interviews mit Ärzten, Pflegekräften und anderem Klinikpersonal).

3.5   Fragebögen

Zur Entwicklung des für die prä-/post-Befragung konzipierten zweiteiligen Patientinnenfragebogen-Sets wurde auf die folgenden standardisierten und validierten Untersuchungsinstrumente zurückgegriffen, mit denen Daten zum soziodemographischen Hintergrund der Patientinnen, ihrem sozialen Umfeld und Integrationsgrad in die hiesige Gesellschaft, zur subjektiven Lebenszufriedenheit, psychischen Befindlichkeit, subjektiven Ursachentheorien zur aktuellen Erkrankung, Wissen über Vorsorge, Anatomie und Funktionen der weiblichen Genitalorgane sowie zu Aspekten der Zufriedenheit der Patientinnen in der Klinik systematisch erfragt werden sollten:

• Soziodat (Brähler, Felder, Florin und Tuschen 1993)

• Migration und Akkulturation (Günay und Haag 1990)

• SCL-90-R (Derogatis 1977, Franke 1992,1994,2000)

• Ambulanzerhebung der WHO-Studie Wien (Wimmer-Puchinger 1995)

• Laientheorie-Fragebogen LTFB (Bischoff und Zenz 1990)

• Subjektives Befinden /Lebenszufriedenheit (SOEP, Frick 1995)

• Wissen von Frauen über ihren Körper (Effmert 2000, Hinze et al. 1999)

Mit Hilfe der folgenden Fragebögen, die im Rahmen des Projekts auf der Grundlage einer qualitativen Pilotstudie entwickelt wurden, konnten für das Forschungsprojekt relevante Daten zur Betreuung beim niedergelassenen Gynäkologen, zum Übergang von der ambulanten in die stationäre gynäkologischer Versorgung, zur Patientinnenaufklärung und zur sprachlichen Verständigung zwischen Patientinnen und Klinikpersonal erhoben werden:

• Kontakte zu niedergelassenen Gynäkologen

• Verständnis der Diagnose und der medizinischen Maßnahmen

• sprachliche Verständigung in der Klinik

Die Fragebögen Soziodat, SCL-90-R und ‚Migration / Akkulturation' lagen in einer kontrollierten Übersetzung von Frau Dr. Emine Yüksel aus Berlin und Frau Prof. Dr. Koptagel-Ilal aus Istanbul in türkischer Sprache vor. Alle anderen verwendeten Fragebögen wurden im Rahmen des Projekts vom Deutschen ins

Türkische übersetzt. Die Bedeutungsäquivalenz der übersetzten Fragebögen wurde durch die Rückübersetzung der türkischen Fragebogenversion in die deutsche Sprache gewährleistet. (An der Übersetzung, Überarbeitung und Rückübersetzung der Fragebögen waren Frau Ümit Yüzen-Grabksi, Herr Yusuf Agace und Frau Dr. Lale Güngör beteiligt.)

Die türkischsprachige Fragebogenversion ist mit der deutschen inhaltlich und strukturell identisch. Allerdings wurde in der Fassung für deutsche Patientinnen in Teil 1 (Beantwortung am Aufnahmetag) auf die Fragebogenteile ‚Migration / Akkulturation' sowie in Teil 2 (Beantwortung am Tag vor der Entlassung) auf den Fragebogenteil ‚Zur sprachlichen Verständigung in der Klinik' verzichtet. Patientinnen des türkischen Kollektivs, die die deutschsprachige Fragebogenversion bevorzugten, erhielten die kompletten, um diese beiden Bögen ergänzten Fragebogen-Sets.

3.6   Pretest der Fragebögen

Anfang des Jahres 1997 wurden die Fragebögen in einer Testphase erprobt, wobei deren Akzeptanz bei den Patientinnen deutscher und türkischer Herkunft und die prinzipielle Durchführbarkeit der Studie geprüft werden sollten.

Schon in der Pretest-Phase mit jeweils 20 Patientinnen jedes Kollektivs wurde deutlich, daß die Fragebögen gut angenommen werden. Selbst die Länge des Fragebogenpakets (insgesamt 30 Seiten) erwies sich als praktikabel, denn durch ihren stationären Aufenthalt waren die Patientinnen nicht nur stark an den Fragestellungen der Studie interessiert, sondern verfügten auch über die nötige Zeit zur Bearbeitung des Fragebogens. Auch vom Schwierigkeitsgrad der Fragen her war der Fragebogen sowohl den deutschen als auch türkischen Patientinnen angemessen.

Allerdings zeigte sich schon in dieser Pilotphase der Studie, daß lese- und schreibunkundige Patientinnen im türkischen Kollektiv Schwierigkeiten bei der Bearbeitung hatten, die nur durch Vorlesen bzw. Abfragen des gesamten Fragebogens durch eine zweite Person überwunden werden konnten.

Auf der Grundlage der Erfahrungen im Pretest wurden lediglich zwei Veränderungen zur Optimierung des Erhebungsinstruments vorgenommen:

- Das Layout der deutschen und der türkischen Fragebogenversion wurde identisch gestaltet, um die Eingabe in die SPSS-Daten-masken zu erleichtern und Eingabefehler zu vermeiden. Dies führte auch zur einer Verbesserung der Orientierungs- und Vergleichs-möglichkeit für zweisprachige Patientinnen, die sich nicht gleich für eine der beiden Sprachversionen entscheiden konnten.

- Im Fragebogenteil zum Gesundheitswissen wurde bei allen Fragen die Antwortmöglichkeit ‚weiß ich nicht' hinzugefügt, um eine sichere Unterscheidung zwischen fehlenden Antworten (*missings*) und ‚Nicht-Wissen' treffen zu können. Außerdem wurden für die Benennung der Genitalorgane in einer gezeichneten Skizze in der türkischsprachigen Version sowohl die türkischen als auch die Fachtermini und die deutschen Bezeichnungen angegeben, da sich herausstellte, daß einigen türkischen Frauen die deutschen Begriffe geläufiger waren als die türkischen.

3.7 Qualitative Pilotstudie

Mit Hilfe der qualitativen Pilotstudie sollten zunächst Kenntnisse über spezifi-sche Problembereiche und Themen im Zusammenhang mit der Versorgungssitu-ation bei den Migrantinnen sowie über eventuelle Besonderheiten bei der Erhe-bung der Daten erlangt werden. Ein weiteres Ziel war es, auf der Basis der Pilot-studie möglicherweise notwendige Modifikationen einiger der vorgesehenen Untersuchungsinstrumente im Hinblick auf migrantinnenspezifische Aspekte vorzunehmen.

Die Pilotstudie basierte auf fokussierten Interviews mit 10 türkischen und 10 deutschen Patientinnen der gynäkologischen Stationen, die nach dem Prinzip der größtmöglichen Varianz hinsichtlich der Erkrankungsart, des Lebensalters, des Bildungsstandes, des Sozial- und Migrationsstatus und der deutschen Sprach-kenntnisse ausgewählt wurden. Für die qualitative Vorstudie wurde ein Inter-viewleitfaden mit offenen Fragen entwickelt, der folgende Themenschwerpunkte enthielt:

- soziodemographische und migrationsbezogene biographische An-gaben der Patientinnen

- allgemeines Befinden in der Klinik

- Beschreibung und subjektive Wahrnehmung der Gesundheitsstö-rung, der Symptome und Beschwerden

- Wissen über Diagnose und Therapie

- Verständnis der ärztlichen Information und Aufklärung

- Grund für die Kontaktaufnahme mit dem einweisenden Frauenarzt

- Präferenzen und Zufriedenheit mit dem niedergelassenen Gynäkologen

- subjektive Ursachentheorie zur aktuellen Gesundheitsstörung

- Wahrnehmung der Interaktion und Kommunikation mit dem Klinikpersonal

Die offenen Fragen ermöglichten den Patientinnen freie Äußerungen, die nicht durch vorgegebene Antwortkategorien eingeschränkt wurden. Dies war deshalb besonders wichtig, weil es darum ging, ggf. neue Kategorien, die die Perspektiven türkischer Migrantinnen repräsentieren, in Erfahrung zu bringen und für die quantitative Untersuchung zu verwenden.

Die Interviewphase der Pilotstudie erstreckte sich über den Zeitraum 1. Juli bis 30. September 1996. Die Kontaktaufnahme mit den Patientinnen sowie die Erhebung soziodemographischer, biographischer und migrationsbezogener Angaben erfolgte jeweils am Aufnahmetag auf den gynäkologischen Stationen der Klinik.

Die 60- bis 90minütigen Gespräche wurden in der Regel am Tag vor der Entlassung aus der Klinik im Krankenzimmer oder im Besucherraum ‚unter vier Augen' – je nach Sprachkompetenz der Patientinnen in deutscher oder in türkischer Sprache – geführt und mit einem Tonband protokolliert. Alle 20 Interviews wurden transkribiert und anschließend inhaltsanalytisch nach der von Mayring (1983) beschriebenen Methode ausgewertet. Aus den Interviews ergaben sich die nachfolgend dargestellten Erkenntnisse für die quantitative Datenerhebung

3.7.1 Modifizierung des Studiendesigns

Das ursprüngliche Studiendesign, das nur den Aufnahmetag für die Befragung der Patientinnen vorsah, wurde dahingehend modifiziert, daß jede Patientin zu zwei Erhebungszeitpunkten (T1: Aufnahmetag und T2: Tag vor der Klinikentlassung) befragt wurde. Dies war notwendig, da die Patientinnenerwartungen und -wünsche sinnvollerweise vor der medizinischen Maßnahme und die Patientinnenzufriedenheit erst kurz vor der Entlassung der Patientinnen aus der Klinik

erfragt werden konnten. Auch das Patientinnenwissen über die Diagnose und die
Therapie wurden im Sinne eines prä/post-Vergleichs erfaßt.

3.7.2 Modifizierung der Fragebögen

Mit Ausnahme der standardisierten und validierten Erhebungsinstrumente ‚SCL-
90-R' und ‚Laientheoriefragebogen' wurden alle anderen Untersuchungsinstrumente auf der Grundlage der Erkenntnisse der Pilotstudie einerseits um migran-
tinnenrelevante Aspekte erweitert und andererseits im Hinblick auf studienrele-
vante Sachverhalte gekürzt. Die Kürzungen wurden vorgenommen, um den Umfang des Fragebogens in einem für die Patientinnen bearbeitbaren Rahmen zu
halten. Im einzelnen wurden folgende Modifikationen vorgenommen:

- Der ‚Soziodat'-Fragebogen wurde um türkische Bildungsabschlüsse erweitert und gleichzeitig wurden die Fragenkomplexe zum
  allgemeinen Gesundheitsverhalten (Rauchen, Sport) entfernt.

- Der Fragebogen ‚Migration / Akkulturation' wurde um Fragen
  nach ethnischer Zugehörigkeit, in der Familie gesprochene Sprache, Selbsteinschätzung der Türkischkenntnisse, Staatsangehörigkeit, Präferenz deutsch- oder türkischsprachiger Medien sowie um
  eine offene Frage bezüglich der eigenen ethnischen
  Identifikation erweitert.

- Auf der Grundlage des Fragebogens der ‚Ambulanzerhebung der
  WHO-Studie Wien' wurde ein auf Fragen zu Erwartungen und
  Zufriedenheit im Krankenhaus reduzierter und leicht modifizierter
  Fragebogen entwickelt, der um migrantinnenspezifische Aspekte
  wie Einsatz ausgebildeter Dolmetscher, Berücksichtigung kultureller Besonderheiten und einige offene Fragen zu positiven und
  negativen Betreuungsaspekten aus der Sicht der Patientinnen
  erweitert wurde.

- Der Fragebogen ‚Wissen von Frauen über ihren Körper' wurde auf
  Fragen zu Verhütung, gynäkologische Vorsorgeuntersuchungen,
  Menstruation u. a. Funktionen der weiblichen Geschlechtsorgane
  reduziert und um den Themenbereich Wechseljahre (Hinze et al.
  1999) erweitert. Nach dem Pretest wurden darüber hinaus bei allen
  Fragen, die nach dem ‚multiple choice'-Verfahren ausgerichtet
  waren, neben den richtigen und den falschen Antworten auch
  ‚weiß ich nicht' als Antwortmöglichkeit hinzugefügt.

3.7.3 Entwicklung neuer Fragebögen

Da für die Erfassung relevanter Daten zur Versorgung durch niedergelassene Gynäkologen, zum Übergang zwischen ambulanter und stationärer gynäkologischer Versorgung und zu Besonderheiten bei der sprachlichen Verständigung für Migrantinnen in der Klinik keine geeigneten Fragebögen vorlagen, wurden diese auf der Grundlage der Pilotstudie entwickelt. Das Patientinnenwissen über die Diagnose der aktuellen Gesundheitsstörung und die geplante bzw. durchgeführte medizinische Therapie wurde zu beiden Erhebungszeitpunkten (prä/post) anhand der von den Patientinnen frei formulierten Texte erfaßt.

3.8 Statistische Datenauswertung

Im Verlauf der Datenerhebung wurden alle ausgefüllten Fragebögen in Datenmasken des Statistikprogramms SPSS eingegeben und ausgewertet. Auf der Grundlage soziodemographischer und migrationsbezogener Daten wurden 14 Unterkollektive bezüglich Ethnizität, Altersgruppen, Bildungsgrad, Ort der Schulbildung, Erwerbsstatus, Verbundenheit mit Religion, deutsche Sprachkenntnisse, Lese- und Schreibfähigkeit, Erkrankungsgruppe, Lebenszufriedenheit, Wissen über Körperfunktionen, Akkulturationsgrad und dem Migrationsstatus gebildet.

Bei der Auswertung des modifizierten Fragebogens zur ‚Migration / Akkulturation' wurden 11 Variablen zur Bestimmung des Akkulturationsgrades bzw. des Grades der Integration und der Partizipationsmöglichkeiten in der ‚Mehrheitsgesellschaft' herangezogen, die dann zu einer maximalen Punktzahl von 33 und einer minimalen Punktzahl von 11 führen konnten. Der Median von 20 Punkten wurde als Grenzwert für ‚mehr' (über 20 Punkte) oder ‚weniger akkulturiert' (bis 20 Punkte) angenommen (vgl. hierzu Kapitel 4.5.1 und 4.5.2).

Die frei formulierten Textstellen zum Verständnis bzw. zum Wissen über Diagnose und Therapie wurden in einem Doppelblind-Verfahren im Rahmen eines Ratings gruppiert. Die Aussagen der Patientinnen wurden auf ihre Übereinstimmung mit den in der Patientenakte von den Ärzten dokumentierten objektiven Daten verglichen.

Die Faktorenanalyse des SCL-90-R folgte dem von Derogatis (1977) entwickelten Auswertungsschema, die Skalenauswertung des Laientheorie-Fragebogens LTFB wurde anhand des von Bischoff und Zenz (1990) erarbeiteten Programms berechnet.

Unterschiede in den Merkmalsausprägungen wurden anhand des Variabili-tätskoeffizienten nach Pearson (Chi^2-Test) für lineare Assoziationen mit Hilfe des statistischen Programms auf Signifikanz geprüft. Bei Variablen mit Rang-charakter wurde der Mantel-Haenzel-Test verwendet, um den Zusammenhang linear-mit-linear zu überprüfen. Auf die verwendeten Testverfahren wird noch-mals in jedem Kapitel separat eingegangen. Bei einer Irrtumswahrscheinlichkeit von p< 0,05 werden die Testergebnisse als statistisch signifikant unterschiedlich betrachtet.

3.9 Einverständniserklärung und Datenschutz, Ethikvotum

Bei der Aufklärung über den Zweck und die Ziele der Public Health-Studie wurde verdeutlicht, daß die in der Untersuchung erhobenen persönlichen Daten unter Beachtung der gesetzlichen Bestimmungen des Datenschutzes mittels EDV verarbeitet und nicht an Dritte weitergegeben werden. Alle in die Studie einbezogenen Patientinnen wurden auch darüber informiert, daß sie nicht zu ei-ner Beteiligung an der Studie verpflichtet sind und daß weder eine Beteiligung noch eine Nichtbeteiligung einen Einfluß auf ihre Behandlung in der Klinik ha-ben würde.

Von allen an der Studie beteiligten Patientinnen liegt eine schriftliche Ein-verständniserklärung sowie eine Erklärung zum Datenschutz vor. Die Fragebö-gen und alle erhobenen Daten wurden anonymisiert. Der Studienplan wurde vor Beginn der Untersuchung der Ethikkommission der Charité/Campus Virchow-Klinikum vorgelegt und von dieser genehmigt.

3.10 Definition des türkischen Patientinnenkollektivs

Das Kollektiv der türkischstämmigen Patientinnen ist in gewisser Weise hetero-gen zusammengesetzt. ‚Türkisch' mußte näher definiert werden, denn die Staatsangehörigkeit als alleiniges Charakteristikum erwies sich aufgrund von Einbürgerungen als unbrauchbar, ebenso hätte das Kriterium ‚Herkunftsland Türkei' bzw. ‚Geburtsort Türkei' in Deutschland geborene türkische Staatsan-gehörige ausgeschlossen.

Da die Rekrutierung der Patientinnen zunächst über die Aufnahmekarte (in der Name, Geburtsdatum und Einweisungsdiagnosen vermerkt waren) erfolgte, wurde ein türkischer Vor- und Familienname Anlaß für die Kontaktaufnahme. Auf der Grundlage dieses persönlichen Kontaktes erfolgte die Zuordnung zum

o. g. Kollektiv erst dann, wenn die Türkei als Herkunftsland oder als Herkunftsland der Eltern genannt wurde. Aus der Türkei stammende Kurdinnen u. a. ethnische Minderheiten wurden ebenfalls dem türkischen Patientinnenkollektiv zugeordnet.

3.11 Analphabetismus, Sprachkompetenz und – präferenz

Wie bereits dargelegt, wurden die Erhebungsinstrumente und der Befragungsmodus an die spezifischen Voraussetzungen der Patientinnen der türkischen Zielgruppe angepaßt, um Auswahlverzerrungen zu vermeiden und nach Möglichkeit alle stationären Patientinnen der beiden zu vergleichenden Kollektive, die die Einschlußkriterien erfüllten, in die Untersuchung einbeziehen zu können.

Schon während des Pretests zeichneten sich aufgrund der relativ hohen Rate an Semi- oder Analphabetinnen im türkischen Patientinnenkollektiv lese- und schreibtechnische Schwierigkeiten bei der schriftlichen Fragebogenbeantwortung ab. Um wirklich alle Patientinnen der türkischen Zielgruppe in ihrer Heterogenität in der Studie repräsentativ erfassen zu können, reichte also die alleinige Übersetzung der Fragebögen in die türkische Sprache nicht aus. Ein gewisser Teil der Fragebögen konnte nur mit einem entsprechenden zusätzlichen Erhebungsaufwand – durch das Vorlesen der Fragebögen mit Hilfe der Interviewerin oder anderer Dritter – ausgefüllt werden.

3.12 Erhebungszeitraum und Stichprobengröße

Es wurde ein Ein-Jahres-Zeitraum in Anschluß an die Pretest-Phase für die Gesamterfassung aller aufgenommenen Patientinnen festgelegt. Die angestrebte Stichprobengröße betrug aus statistischen und aus Gründen der Repräsentativität n=300 Patientinnen je Gruppe. Während diese Zahl für die deutsche Vergleichsgruppe nach einem Jahr (4 / 97 - 4 / 98) erreicht war (n=320), mußte der Erhebungszeitraum für das türkischsprachige Kollektiv um ein halbes Jahr (bis 11 / 98) verlängert werden. Bedingt durch ihren geringeren prozentualen Anteil an den Patientinnen im Bereich der operativen Gynäkologie und die Konzentration auf die türkische Migrantinnengruppe in unserer Untersuchung konnte dann 1 ½ Jahre nach Beginn der Datenerhebung mit 262 befragten türkischen Patientinnen die angestrebte Gruppengröße von 300 Patientinnen nahezu erreicht werden.

4   Untersuchungsergebnisse und Diskussion

4.1   Rücklauf der Fragebögen

Bei der Patientinnenbefragung wurde insgesamt ein Rücklauf von 94,1% der am Aufnahmetag (T1) ausgegebenen Fragebögen und damit eine Stichprobengröße von insgesamt 562 Patientinnen erreicht. Im türkischen Patientinnenkollektiv lag die Quote mit 95,8% noch etwas höher. Auch für den zweiten Fragebogenteil (Erhebungszeitpunkt T2 am Tag bzw. Vortag der Klinikentlassung) war der Rücklauf mit ca. 95% in beiden Kollektiven hoch (Abb. 4.1.1).

Abb. 4.1.1: Rücklauf der Fragebögen am Aufnahmetag (T1) und am Tag vor der Klinikentlassung (T2)

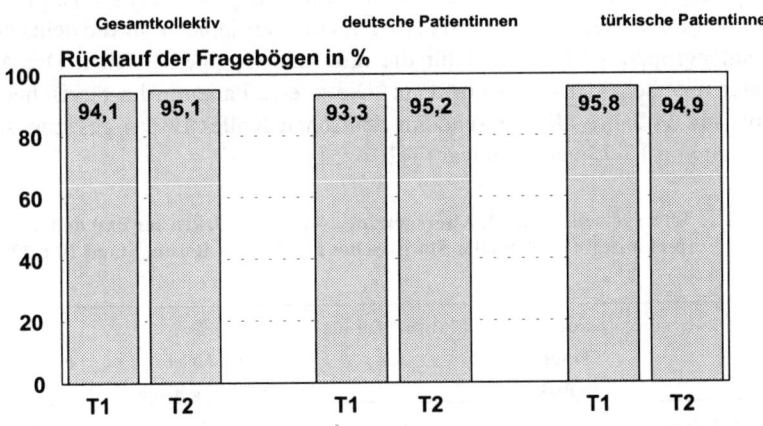

Bei der kleinen Gruppe der *,non-responder'* handelt es sich vorwiegend um schwerkranke onkologische Patientinnen, die die Mühe der Fragebogenbearbeitung nicht mehr auf sich nehmen wollten oder konnten. Nur wenige andere

Patientinnen lehnten es grundsätzlich ab, sich an Befragungen zu beteiligen bzw. standen dieser Untersuchung kritisch gegenüber.

Der geringfügige ‚Stichprobenverlust' zwischen Erhebungszeitpunkt T1 und T2 erklärt sich vor allem durch vorzeitige Entlassungen von Patientinnen am Wochenende, so daß die Abgabe und/oder Ausfüllung der Fragebögen versäumt wurde.

4.2   Stichprobenbeschreibung

4.2.1 Altersstruktur

Beim Vergleich soziodemographischer Daten zeigten sich zwischen beiden Vergleichsgruppen signifikante Unterschiede, die Aufschlüsse über eine unterschiedliche soziale Lage, Familien- und Wohnsituation sowie über unterschiedliche Bildungsvoraussetzungen bei den in der Klinik behandelten türkischen Migrantinnen und einheimischen Frauen geben.

Insbesondere in der Altersstruktur der Patientinnen in der Klinik spiegelt sich die gesellschaftliche Realität mit einem höheren Anteil an jüngeren und einem geringeren Anteil an älteren Frauen bei den Migrantinnen im Vergleich zur deutschen Bevölkerung wider. Als Altersmedian ergibt sich für die deutsche Patientinnengruppe 41 Jahre und für die türkische Gruppe 30 Jahre. Die Altersstruktur unterscheidet sich signifikant. Die älteste Patientin im türkischen Kollektiv war 64 Jahre alt, während im deutschen Kollektiv das gesamte Altersspektrum von 15-75 vertreten war (Tab. 4.2.1).

Tab. 4.2.1: Altersverteilung nach Altersgruppen – Frauen türkischer und deutscher Herkunft (in%) (Quelle: Statistisches Landesamt Berlin, Stand 30.6.2000)

	deutsche Frauen in Berlin	deutsch. Patientinnen	türkisch- stämmige Frauen in Berlin	türk. Patientinnen
15-30 Jahre	22,7	14,7	37,0	48,5
30-50 Jahre	42	57,5	37,0	40,5
60-70 Jahre	35,3	27	26,0	11

Korrespondierend mit der Altersverteilung der Patientinnen ergeben sich ebenfalls Unterschiede im Spektrum der stationär behandelten Erkrankungen (Abb. 4.2.2).

Abb. 4.2.2: Art und Schweregrad der gynäkologischen Gesundheitsstörung

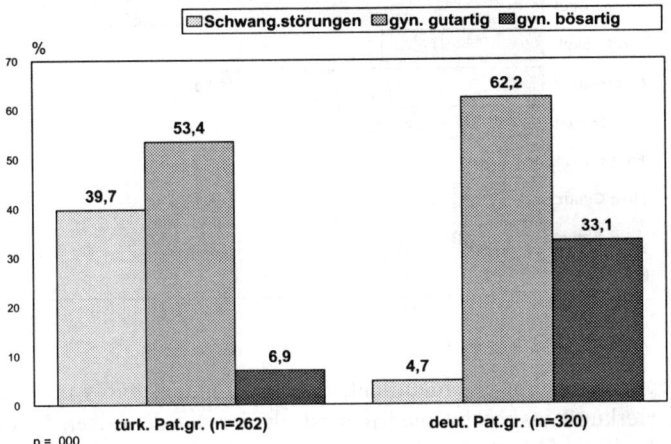

4.2.2 Bildungsniveau

Bedingt durch die in unterschiedlichen Lebensphasen erfolgte Migration können Patientinnen türkischer Herkunft sowohl deutsche als auch türkische Bildungsabschlüsse haben. Die folgende Abbildung, in der die höchsten erreichten Schulabschlüsse in beiden Patientinnenkollektiven gegenübergestellt sind, zeigt, daß ein Großteil der in der Türkei aufgewachsenen Patientinnen mit 26,9% die fünfjährige Grundschule ‚*ilk okul*‘ absolviert hat und fast 10% nie eine Schule besucht hat. Die Mittelschule ‚*orta okul*‘ wurde von 9,1% und die weiterführende Schule in der Türkei ‚*lise*‘ von 5,1% der befragten Türkinnen absolviert. In Deutschland geborene bzw. aufgewachsene Migrantinnen verfügen in der Regel über deutsche Schulabschlüsse verschiedenen Grades, deren jeweiliger Anteil sich deutlich von dem in der deutschen Vergleichsgruppe unterscheidet (Abb. 4.2.3 und 4.2.4).

Abb. 4.2.3: Höchste erreichte Schulabschlüsse der türkischen Patientinnen (n=262)

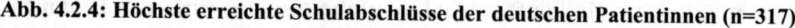

in Prozent

nie zur Schule	28
kein Abschluß	27
ilk okul	74
orta okul	25
Hauptschule	50
Realschule	32
Fachschule	8
lise Gymn.	14
Abitur	10
Hochschule	7

0   20   40   60   80

Die Gegenüberstellung verdeutlicht, daß der Bildungsgrad von Patientinnen türkischer Herkunft insgesamt niedriger ist als der der deutschen Patientinnen. Aufgrund der unterschiedlichen Schulsysteme in der Türkei und in Deutschland und des nicht geringen Anteils von Frauen im türkischen Kollektiv, die aufgrund fehlender infrastruktureller Bedingungen in der Türkei nie eine Schule besuchen konnten, ist ein direkter Vergleich beider Gruppen auf der Grundlage des Bildungsstandes schwierig.

Abb. 4.2.4: Höchste erreichte Schulabschlüsse der deutschen Patientinnen (n=317)

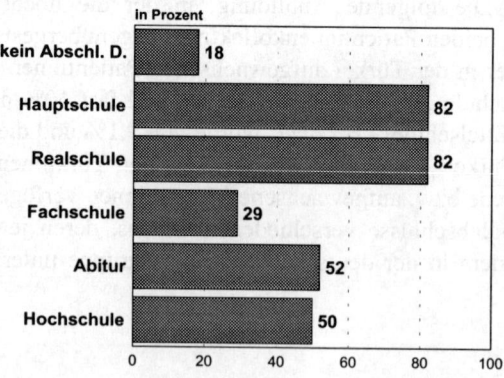

in Prozent

kein Abschl. D.	18
Hauptschule	82
Realschule	82
Fachschule	29
Abitur	52
Hochschule	50

0   20   40   60   80   100

Da aber der Bildungstand eine wesentliche Variable für die Analyse der Patientinnendaten der Untersuchung ist, wurden die Bildungsabschlüsse in vier Gruppen zusammengefaßt: a) nie zur Schule gegangen; b) ohne Schulabschluß/Abschluß der fünfjährigen Grundschule *,ilk okul'*; c) Haupt-/Realschulabschluß und Abschluß der türkischen Mittelschule *,orta okul'* und d) Fachabitur, Abitur, Fach- und Hochschulabschluß. Beim Vergleich beider Patientinnenkollektive auf der Grundlage des so definierten und zusammengefaßten Bildungsstandes zeigt sich folgendes Bild (Abb. 4.2.5):

Abb. 4.2.5: Bildungsgrad der Patientinnenkollektive im (n=573)

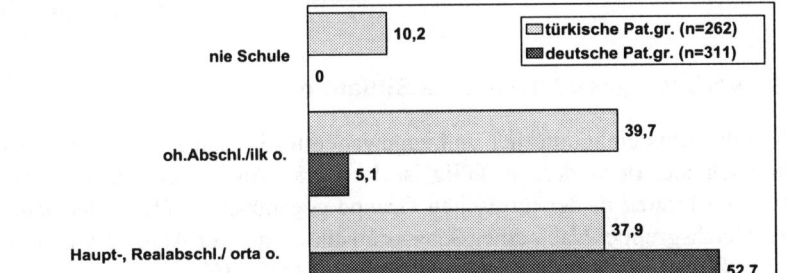

Die Tabelle 4.2.2, die dem Sozio-ökonomischen Panel 1995 entnommen wurde, stellt die prozentualen Verteilung der Schulabschlüsse und den Anteils nichterwerbstätiger Frauen und Männer für Deutsche und Zuwanderer aus den sog. Anwerbeländern gegenüber.

Tab. 4.2.2: Schulabschlüsse und Nichterwerbstätigen-Rate von Deutschen und Zuwanderern

Schulabschluß	Deutsche "West"		Zuwanderer aus Anwerbeländern	
	Frauen	Männer	Frauen	Männer
kein Abschluß	4,7	4,1	27,4	16,8
mittlerer Abschluß	75,9	69,5	66,7	73,9
FH-Reife, Abitur	19,5	26,4	5,9	9,3
z. Zt. nicht erwerbstätig	36,1	19	56,3	21,3

(Quelle: SOEP 1995- Frick u. Wagner 1996)

4.2.3 Erwerbstätigkeit / berufliche Situation

Beim Erwerbsstatus einheimischer und zugewanderter Frauen zeigen sich deutliche Unterschiede. Besonders auffällig ist der starke Anteil von 70,8% nichterwerbstätigen Frauen in der türkischen Gruppe gegenüber 44,7% in der deutschen Vergleichsgruppe. Nach einer Senatsstatistik betrug der Anteil erwerbstätiger Frauen zwischen 15 und 65 Jahren in Berlin-West 53,8%.

Auch die Verteilung nach Erwerbsgruppen, die natürlich in der Regel auf entsprechenden Bildungsabschlüssen basiert, ist zwischen den beiden Kollektiven signifikant verschieden.

Da der Anteil der nichterwerbstätigen Frauen im Gesamtkollektiv der Untersuchung relativ hoch ist, erfolgte in der Studie eine detailliertere Aufschlüsselung, die auch zwischen Hausfrauen, Arbeitslosen und Rentnerinnen differenziert. Der Vergleich zeigt einen besonders hohen Hausfrauenanteil bei den türkischen Patientinnen, der den in der deutschen Vergleichsgruppe um das Vierfache übersteigt (Abb. 4.2.6).

Abb. 4.2.6: Erwerbsstatus im deutschen und im türkischen Patientinnenkollektiv im Vergleich (n=548)

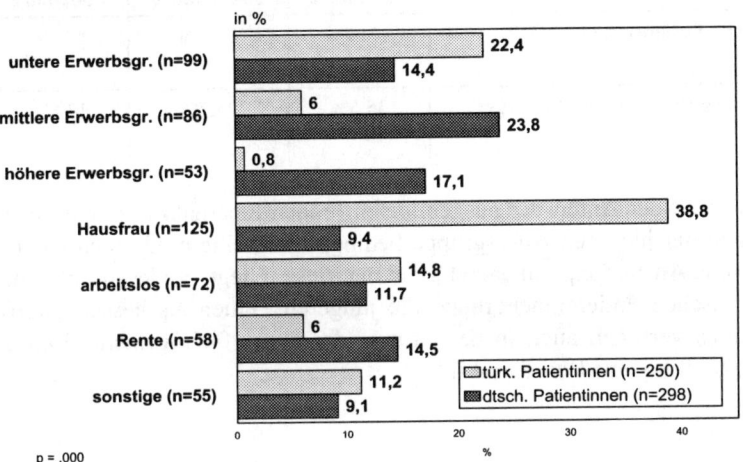

p = ,000

Die Einkommenssituation wurde in der Untersuchung nicht direkt ermittelt. Kriterien zu Schulbildung und Erwerbsstatus (hier insbesondere der große Anteil an nichterwerbstätigen Frauen) läßt aber den Rückschluß zu, daß türkische Frauen in wesentlich geringerem Maße überhaupt über ein eigenes und wenn dann über ein niedriges Einkommen verfügen.

Mit 15% (Migrantinnen) und 11% (deutsche Patientinnen) lag die Arbeitslosen im Studienkollektiv relativ niedrig, denn die amtliche Statistik weist für 1997 eine Gesamtarbeitslosenquote von 15,8% aus, in der nichtdeutschen Bevölkerung betrug sie 31,9%. Es ist davon auszugehen, daß die soziale Lage der nichtdeutschen Frauen neben der eigenen Erwerbslosigkeit in stärkerem Maße auch von der Arbeitslosigkeit der Ehemänner bestimmt ist.

Nur zirka ein Drittel der türkischen Patientinnen gaben an, einen Beruf erlernt zu haben. Zwar verfügen jüngere türkische Patientinnen über eine bessere Schul- und Berufsausbildung, doch zeigt sich auch bei der Betrachtung verschiedener Altersgruppen, daß die befragten Migrantinnen über eine weit geringere berufliche Qualifikation verfügen als einheimische Frauen (Tab. 4.2.3).

Tab. 4.2.3: Anteil der Patientinnen mit abgeschlossener Berufsausbildung in den Vergleichskollektiven nach Altersgruppen

	<30 Jahre	30-50 Jahre	>50 Jahre
Deutsche Patientinnen (n=312)	63.6%	82,4%	87,2%
Türkische Patientinnen (n=258)	35,5%	25,7%	13,8%

Während der Anteil der ausgebildeten Frauen innerhalb des deutschen Kollektivs in der jüngeren Altersgruppe bedingt durch eine u. U. noch nicht abgeschlossene Ausbildung mit ca. 64% am niedrigsten liegt, erwiesen sich innerhalb der türkischen Patientinnengruppe die jüngeren Frauen als besser qualifiziert. Allerdings verfügen auch in der Gruppe der über 30jährigen nur 35,5% über eine abgeschlossene Berufsausbildung.

4.2.4 Wohnsituation

Der überwiegende Teil der befragten Patientinnen lebte zum Zeitpunkt der Untersuchung in den westlichen Bezirken der Stadt Berlin, nur 5% der Migrantinnen gegenüber 15,6% der deutschen Patientinnen lebten in den östlichen Stadtbezirken oder in anderen Bundesländern, vor allem in Brandenburg.

Auch im Hinblick auf ihre Wohnsituation unterscheiden sich die Lebensbedingungen der beiden Vergleichskollektive deutlich. Auf Grund der Patientinnenangaben wurden Mittelwerte für die Anzahl der Kinder, die im Haushalt lebenden Personen und die zur Verfügung stehenden Zimmer pro Person für beide Patientinnengruppen berechnet. Es zeigte sich, daß den zumeist von der Personenzahl her größeren Familien der türkischen Patientinnen weniger Wohnraum zur Verfügung steht. Die Anzahl der im Haushalt lebenden Personen beträgt bei den türkischen Patientinnen 3,4, in der deutschen Gruppe 2,7 (Abb. 4.2.7).

Abb. 4.2.7: Anzahl der Kinder / Personen im Haushalt /Zimmer pro Person
Vergleich beider Patientinnenkollektive

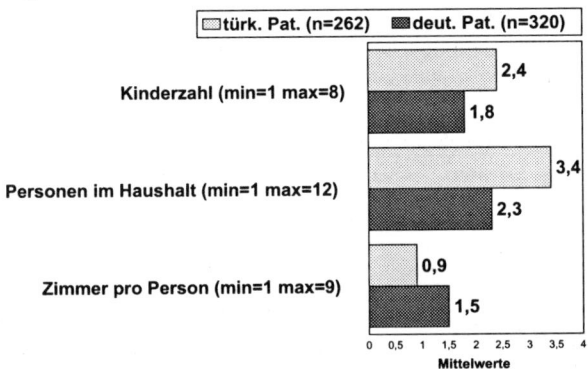

Die Repräsentativbefragung '95 (Mehrländer et al. 1996 – siehe Tab. 4.2.4) und Zahlen aus Nordrhein-Westfalen bestätigen dies. Dort betrug bei einer Erhebung 1991 die durchschnittliche Wohnfläche pro Haushaltsmitglied bei Deutschen 45,4 qm, bei Türken 23,3 qm (Eryilmaz u. Jamin 1998).

Tab. 4.2.4: Haushaltsgröße nach Nationalität, Angaben in%

	1 Person	2	3	4	5 und mehr
Türkische *Frauen*	8,0	16,4	20,1	32,0	23,3
Deutsche (alle)	18,6	33,6	21,5	18,1	8,2

4.2.5 Familienstand

Die Repräsentativuntersuchung '95 bzw. der Wohlfahrtssurvey 1998 ergab hinsichtlich des Familienstandes bei türkischen und deutschen Frauen folgendes Bild (Tab. 4.2.5 und 4.2.6):

Tab. 4.2.5: Familienstand türkischstämmiger Frauen in Deutschland(n= 449), in%

ledig	verheiratet	zusammenlebend mit festem Partner	geschieden	verwitwet
32,0	61,3	2,7	1,6	2,4

Tab. 4.2.6: Lebens- und Familienformen in Westdeutschland laut Wohlfahrtssurvey 1998 (n=2.007) in%

ledig	verheiratet	zusammenlebend mit festem Partner	geschieden	verwitwet	allein- erziehend	sonstige
7	62	6	4	7	5	6

Die Ehe- und Partnerschaftssituation unterscheidet sich auch in unseren beiden Kollektiven (Abb. 4.2.8).

Abb. 4.2.8: Familienstand der Patientinnen

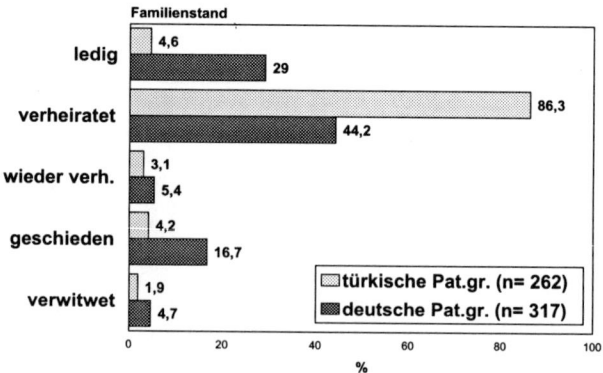

Für die türkischen Frauen ist die Ehe die übliche Partnerschaftsform. Bei den deutschen Patientinnen gab immerhin ein Viertel an, unverheiratet mit einem

Partner zusammenzuleben. In beiden Gruppen waren jeweils ca. 5% der Patientinnen zwar verheiratet, lebten aber nicht mit ihrem Ehemann zusammen.

Sowohl im deutschen als auch im türkischen Patientinnenkollektiv stellt bei Vorhandensein von Kindern die sogenannte Kernfamilie die übliche Familienform dar. Dennoch lassen sich weitere Unterschiede in den Familienformen bzw. in der Art des familiären Zusammenlebens aufzeigen, die sich einerseits durch einen größeren Anteil an alleinerziehenden Müttern im deutschen Kollektiv - bedingt durch die höhere Anzahl an ledigen und geschiedenen Frauen- und andererseits in der Tatsache, daß in Migrantenfamilien häufiger mehr als zwei Generationen in einem Haushalt zusammenleben, ausdrückt (7,8 vs. 1,6% in der deutschen Patientinnengruppe).

4.2.6 Mutterschaft / Kinderzahl

Der Anteil der Patientinnen, die keine Kinder hatten, betrug im deutschen Kollektiv 40,9%, im türkischen dagegen nur 26,8%. Wobei es sich hier unter Berücksichtigung der Altersverteilung in den Vergleichsgruppen bei den Patientinnen türkischer Herkunft in größerem Maße um (noch) kinderlose Frauen handelt. Die Familiengründungsphase beginnt im türkischen Kollektiv in einem früheren Lebensalter (Abb. 4.2.9).

Abb. 4.2.9:Alter bei der Geburt des ersten Kindes

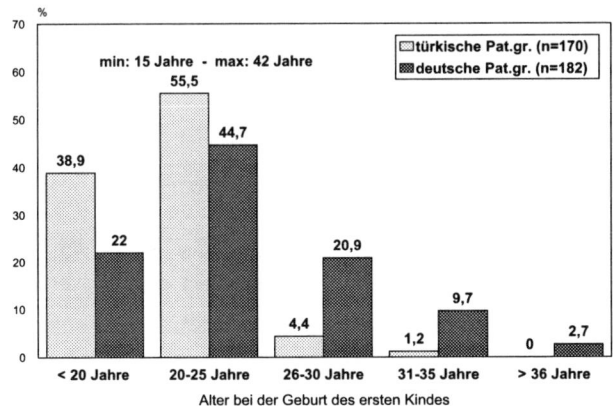

Bei der Geburt ihres ersten Kindes waren 94,4% der türkischen Patientinnen gegenüber 66% der deutschen jünger als 26 Jahre.

Darüber hinaus ist festzustellen, daß sich die Anzahl der Kinder in beiden Vergleichsgruppen signifikant unterscheidet. In Mittelwerten ausgedrückt ergibt dies 2,4 ‚Kinder pro Frau' im türkischen gegenüber 1,8 im deutschen Kollektiv.

4.2.7   Religionszugehörigkeit / Bedeutung der Religion

Religionszugehörigkeit und Religiosität beeinflussen Einstellungen, Wertbegriffe und Verhaltensweisen. Bei einer Erkrankung kann Religiosität auch für die Krankheitsbewältigung von Bedeutung sein. Beim Vergleich der Versorgungssituation türkischer und deutscher Patientinnen ist davon auszugehen, daß sich die Vergleichsgruppen an zwei unterschiedlichen religiösen Weltanschauungen und Wertsystemen orientieren.

Die große Mehrheit der türkischen Patientinnengruppe gehört mit 94,9% der islamischen Glaubensrichtung an, während sich 55% der Deutschen dem Christentum zugehörig fühlen (Abb. 4.2.10). Die Zahlen für das türkische Kollektiv korrespondieren mit den Angaben aus der Literatur, wo angegeben wird, daß 82-98% der in Deutschland lebenden türkischen Minderheit der islamischen Religionsgemeinschaft angehören (Özcan 1995, Mehrländer et al. 1996).

Abb. 4.2.10: Religionszugehörigkeit der Patientinnen

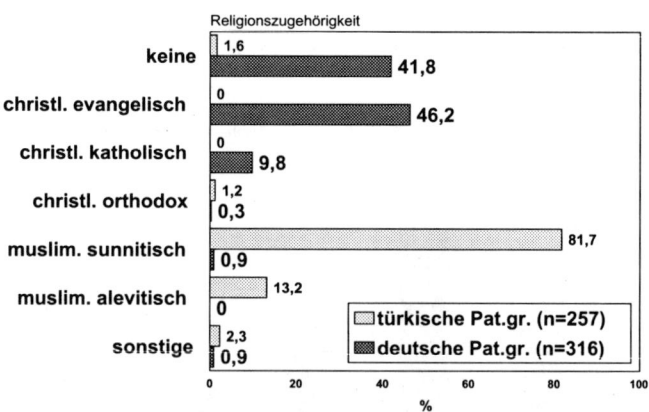

Über die formelle Zugehörigkeit zu einer Kirche oder Glaubensgemeinschaft hinaus könnte die persönliche Bindung der Patientinnen an die Religion für ethische Fragen im Zusammenhang mit einem Klinikaufenthalts bzw. einer Erkrankung von Bedeutung sein. Die Analyse der Daten ergab, daß neben dem großen

Anteil deutscher Patientinnen, die keiner Kirche angehören, ein noch größerer Teil der Patientinnen sich wenig mit der Religion verbunden fühlt.

Nur 15,8% der deutschen Patientinnen gab eine starke/sehr starke religiöse Bindung an. Im türkischen Kollektiv ergibt sich ein völlig anderes Bild (Abb. 4.2.11).

Abb. 4.2.11 Verbundenheit mit Religion

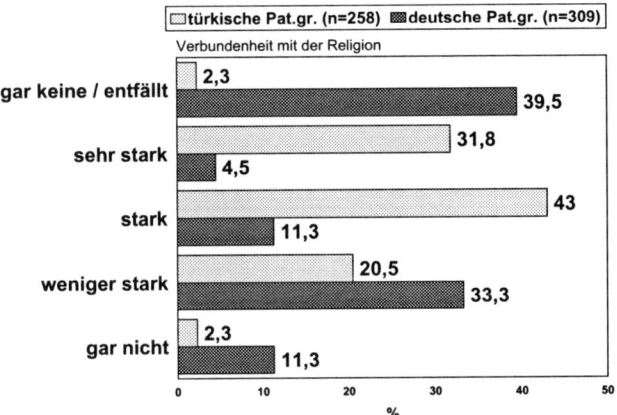

4.2.8 Krankenversicherung

Die nachfolgende Abbildung 4.2.7 gibt einen Überblick über den Anteil von privat-, Ersatzkassen- und AOK-versicherten Patientinnen in den Untersuchungsgruppen.

Tab. 4.2.7: Krankenversicherung der Patientinnen (vgl. Pette 2001)

in %	Patientinnen türkischer Herkunft (n=262)	deutsche Patientinnen (n=315)
AOK	63,4	20,0
BKK, EK, IKK	33,5	70,5
Private Krankenversicherung	0,8	7,6
Sozialamt	2,3	1,9

Der Anteil der Patientinnen, bei denen das Sozialamt die Kosten für die Behandlung in der Universitätsfrauenklinik übernahm, war im deutschen und im türkischen Kollektiv etwa gleich groß und mit 2,1% im Durchschnitt vergleichsweise gering.

Gemessen an dem Anteil der Sozialhilfeempfänger in der Berliner Bevölkerung mit insgesamt 6,6% (Berlin-Ost 4,2%, Berlin-West 8,0%) und insbesondere im Verhältnis zur Situation im Stadtbezirk Wedding, wo 11% der Bevölkerung auf Hilfe zum Lebensunterhalt angewiesen sind, scheint die Gruppe der Sozialhilfeempfängerinnen unter den Patientinnen in der Universitätsfrauenklinik deutlich unterrepräsentiert (Senatsverwaltung für Gesundheit und Soziales, Jahresgesundheitsbericht 1996). Es ist jedoch wahrscheinlich, daß sich in der Gruppe der als AOK-versichert eingestuften Patientinnen noch ein zusätzlicher Anteil verbirgt.

4.3 Diagnosegruppen

4.3.1 Schweregrad der Erkrankung

Die beiden nachfolgenden Tabellen geben die Aufnahme- und Entlassungdiagnosen der Patientinnen der beiden Untersuchungskollektive wieder (Tab. 4.3.1 und 4.3.2):

Tabelle 4.3.1: Enweisungsdiagnosen

Diagnose (modifiziert nach ICD-10)	Ethnizität (%)	
	deutsch (n = 317)	türkisch (n = 262)
Mamma-Karzinom	6,6%	1,1%
Ovar-, Zervix-Karzinom	7,6%	1,1%
Zervixdysplasie	15,1%	3,8%
gutartige Brusterkrankung	6,0%	3,8%
Myom	11,4%	8,4%
Ovarialzyste	8,8%	5,0%
nichtentzündliche Adnex-Erkrankung	14,0%	5,7%
entzündliche Adnex-Erkrankung	2,5%	5,3%
Unterbauchschmerzen	4,7%	9,9%
Blutungsbeschwerden	5,0%	5,4%
postmenopausale Blutung	1,3%	1,1%
Deszensusbeschwerden	2,8%	4,5%
Familienplanung (Sterilität/Sterilisierung)	6,0%	5,3%
Abort	1,6%	11,5%
Extrauteringravidität	1,9%	4,6%
Risikoschwangerschaft (davon Abortus imminens)	1,3% (0)	8,4% (2,8%)
zur Geburt	0	7,3%
Hyperemesis gravidarum	0	5,3%
Sonstiges	3,4%	2,1%
	100%	100%

Tabelle 4.3.2: Entlassungsdiagnosen

Diagnose	Ethnizität (%)	
(modifiziert nach ICD-10)	deutsch (n = 317)	türkisch (n = 262)
Mamma-Karzinom	7,9%	2,3%
Ovar-, Zervix-Karzinom	11,3%	1,9%
Zervixdysplasie	12,8%	3,4%
gutartige Brusterkrankung	4,4%	2,7%
Myom	10,1%	7,3%
Ovarialzyste	9,5%	5,3%
nichtentzündliche Adnex-Erkrankung	11,5%	3,0%
entzündliche Adnex-Erkrankung	1,5%	5,3%
Unterbauchschmerzen	6,0%	11,5%
Blutungsbeschwerden	5,9%	6,1%
postmenopausale Blutung	0,9%	1,1%
Deszensusbeschwerden	3,2%	3,9%
Familienplanung (Sterilität/Sterilisierung)	8,2%	6,5%
Abort	2,8%	14,3%
Extrauteringravidität	0,9%	4,6%
Risikoschwangerschaft (davon Abortus imminens)	0,9% (0)	7,3% (2,0%)
zur Geburt	0	6,9%
Hyperemesis gravidarum	0	5,0%
Sonstiges	2,2%	1,6%
	100%	100%

Um diese Vielfalt verschiedener Diagnosen für die weitere Datenauswertung handhabbar zu machen, erfolgte die Bildung von Unterkollektive zum Schweregrad der stationär behandelten Erkrankung in Form einer Zusammenfassung der Entlassungsdiagnose in den Gruppen ‚Schwangerschaftsstörungen', ‚gutartige' und ‚bösartige gynäkologische Erkrankungen', was in der folgenden Tabelle anhand von Beispielen erläutert wird (Tab. 4.3.3).

Tab. 4.3.3: Diagnosenzuordnung nach Schweregrad der Erkrankung (Beispiele)

Schwangerschaftsstörungen	gutartige gynäkologische Erkrankungen	bösartige gynäkologische Erkrankungen
Hyperemesis gravidarum	Uterus myomatosus	Mammakarzinom
Abortus imminens	Ovarialzyste	Ovarialkarzinom
Abortus incompletus	gutartiger Ovarialtumor	Endometriumkarzinom
Missed abortion	Adnexitis	Zervixkarzinom
Schwangerschaftsdiabetes	gutartiger Mammatumor	Tubenkarzinom
Schwangerschaftshochdruck	Postmenopausenblutung	Vulvakarzinom
vorzeitige Wehentätigkeit	klimakt. Blutungsstörungen	
unspezifische Schwangerschaftsbeschwerden	Sterilität	
	unklare Unterbauchschmezen	

Wie in der Stichprobenbeschreibung bereits erwähnt, lassen sich Unterschiede in der Verteilung des Schweregrades zwischen dem türkischen und dem deutschen Vergleichskollektiv beobachten, die eng mit der unterschiedlichen Altersverteilung in beiden Vergleichsgruppen zusammenhängen (Abb. 4.3.1). Während der Anteil der an einem Karzinom erkrankten Patientinnen in der deutschen Patientinnengruppe bei 33,1% lag, waren es in der türkischen Gruppe nur 6,9%. Bei den Schwangerschaftsstörungen verhielt sich das Zahlenverhältnis umgekehrt, hier waren es 39,7% im türkischen, aber nur 4,7% der Patientinnen im deutschen Kollektiv.

Abb. 4.3.1 Schweregrad der Gesundheitsstörung nach Altersgruppen der Patientinnen

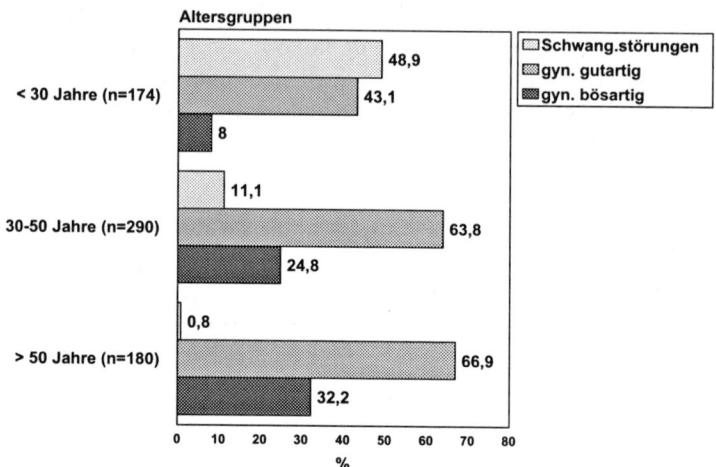

Die Gegenüberstellung der durchschnittlichen realen Häufigkeit der drei Krankheitsgruppen auf den beiden Stationen mit der Verteilung in der Studie ergibt folgendes Bild (Tab. 4.3.4):

Tab. 4.3.4:Anteil von Patientinnen der drei Haupterkrankungsgruppen in der Studie gegenüber der tatsächlichen Gesamtzusammensetzung auf den beiden gynäkologischen Stationen (in %)

	deutsche Patientinnen		türkische Patientinnen	
	Studie	Ist	Studie	Ist
Schwangerschaftsstörungen	4,7	16,5*	39,7	54,7**
gutartige gyn. Erkrankungen	62,2	49,7	53,4	40,0
bösartige gyn. Erkrankungen	33,1	33,8	6,9	5,3

Im wesentlichen ist das Studienkollektiv hinsichtlich seiner Zusammensetzung nach Diagnosen repräsentativ für die Gesamtklientel der Klinik. Deutliche Unterschiede bestehen nur bei der Diagnosegruppe 'Schwangerschaftsstörungen', die sich so erklären lassen:

* im deutschen Studienkollektiv sind weniger geburtshilfliche Fälle vorhanden, weil Schwangere mit Tokolyse wegen vorzeitiger Wehentätigkeit, Polamidonsubstitution, Komplikationen jenseits der 20. Schwangerschaftswoche und Wöchnerinnen nicht einbezogen wurden;

** in der Untersuchungsgruppe der Migrantinnen sind weniger geburtshilfliche Fälle hauptsächlich wegen der relativ höheren Zahl von Frauen mit einem Abort, die nicht alle in die Studie einbezogen wurden, um einen repräsentativen Anteil älterer türkischstämmiger Patientinnen ausreichend abbilden zu können.

4.3.2 Art der Erkrankung

In der Studie wurden die Diagnosen der Patientinnen auch bezüglich der Art der Gesundheitsstörung nach somatisch bzw. eher funktionell in zwei Gruppen aufgeteilt. Die folgende Tabelle gibt anhand von Beispielen einen Überblick über die vorgenommene Zuordnung der Diagnosen (Tab. 4.3.5).

Tab. 4.3.5:Diagnosenzuordnung (Beispiele)

somatisch	eher funktionell (psychosomatisch)
Karzinome	chronisch rezidivierende Unterbauchschmerzen
gutartige Tumoren	unspezifische Schwangerschaftsbeschwerden
Adnexitis	Hyperemesis gravidarum
Postmenopausenblutung	Abortus imminens
Ovarialzyste	vorzeitige Wehentätigkeit

Beim Vergleich der bei der türkischen und deutschen Patientinnengruppe diagnostizierten Erkrankungen waren deutliche Unterschiede festzustellen. So wurden 17,2% der befragten türkischen Patientinnen gegenüber 10% der deutschen Patientinnengruppe aufgrund einer eher funktionell / psychosomatisch bedingten Diagnose stationär behandelt (Abb. 4.3.2).

Abb. 4.3.2: Art der gynäkologischen Gesundheitsstörung / Ethnizität

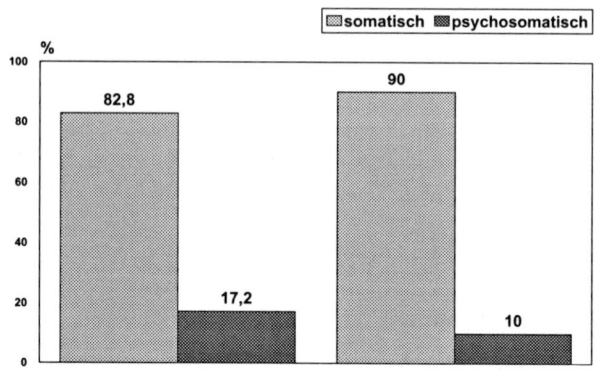

Die Betrachtung der Erkrankungsart unter Berücksichtigung des Lebensalters der Patientinnen ergab ebenfalls signifikante Unterschiede zwischen jüngeren und älteren Frauen (Abb. 4.3.3). Dies läßt sich vor allem durch den insgesamt höheren Anteil von eher als funktionell bedingt diagnostizierten Erkrankungen bei den jüngeren Patientinnen, die aufgrund von Schwangerschaftsstörungen auf den gynäkologischen Stationen behandelt wurden.

Abb. 4.3.3: Art der gynäkologischen Gesundheitsstörung / Altersgruppen

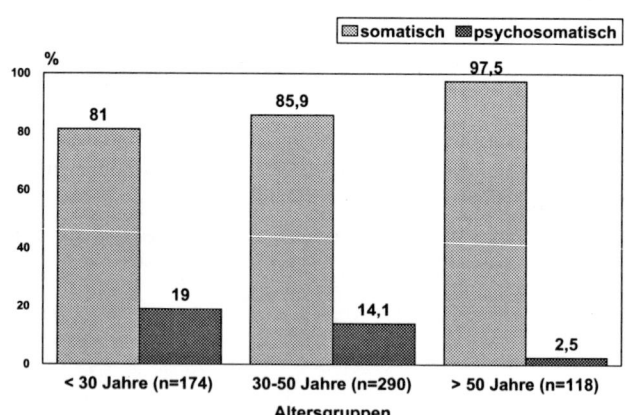

Der Vergleich weiterer Unterkollektive (Bildungsgrad der Patientinnen, Ort ihrer Schulbildung, Gesundheitswissens, ihre allgemeine Lebenszufriedenheit) zeigte keine signifikanten Unterschiede in der Ausprägung des Anteils von psychosomatisch mitbedingten Erkrankungen.

Bei den türkischstämmigen Patientinnen zeigt sich weder bei einer Aufschlüsselung nach dem Migrationsstatus noch nach ihrem Lebensalter oder dem Ort ihres Aufwachsens (Deutschland oder Türkei) ein Einfluß auf die Art ihrer gynäkologischen Erkrankung, d. h. keine höhere Frequenz eher funktionell oder psychosomatisch (mit-) bedingter Störungen.

4.4 Subjektives Wohlbefinden

4.4.1 Zufriedenheitsbewertung in den Studienkollektiven

Der Grad des subjektiven Wohlbefindens hängt davon ab, wie Menschen ihre Lebensbedingungen wahrnehmen und bewerten, wie zufrieden sie damit sind, welche Ängste und Sorgen sie haben. Die Bewertung ist unterschiedlich und hängt ab von der Wahrnehmung der Bereiche Familie, Arbeit usw. im Zusammenhang mit der jeweiligen objektiven Situation, d. h., mit einem hohen Einkommen ist man in der Regel zufriedener als mit einem niedrigen. Untersuchungen haben gezeigt, daß es besonders starke Unterschiede hinsichtlich des subjektiven Wohlbefindens zwischen Erwerbstätigen und Arbeitslosen gibt – fast 25% der Arbeitslosen sind eher unzufrieden, aber nur 6% der Erwerbstätigen. Frauen sind zumeist ein wenig unzufriedener als Männer mit ihrer Lebenssituation (Bulmahn u. Habich 1997). Auch diejenigen, die sich in der gesellschaftlichen Statushierarchie relativ weit unten einstufen, sind eher unzufrieden (Bulmahn 2000).

In der Regel sind ältere Menschen, was Lebensstandard, Wohnung und Einkommen betrifft, zufriedener als junge. Nur hinsichtlich ihrer Gesundheit sind die älteren unzufriedener. Mit ihrem allgemeinen Lebensstandard und der Gesundheit sind Personen mit höherer Bildung zufriedener, während sie alle anderen Aspekte des subjektiven Wohlbefindens schlechter bewerten (Spellerberg 1997). Zufriedenheitswerte können nach Spellerberg (1997) als Maßstab für Ungleichheiten in der Gesellschaft herangezogen werden. Der Vergleich des subjektiven (Wohl-) Befindens verschiedener Bevölkerungsgruppen gibt Aufschluß darüber, welche Gruppen in der Gesellschaft zu den eher privilegierten oder den eher unterprivilegierten im Hinblick auf das subjektive Wohlbefinden zählen. Neben Hinweisen auf die ‚vertikale‘ Rangordnung (Einkommen, Bildung) sind auch Rückschlüsse auf ‚horizontale‘ Differenzen möglich.

Wie im Sozio-ökonomischen Panel, einer repräsentativen Längsschnitterhebung zur empirischen Beobachtung des sozialen Wandels in Deutschland, in der seit 1984 eine Ausgangsstichprobe von rund 12.000 Personen in der früheren Bundesrepublik und West-Berlin jährlich befragt wird, verwendeten wir ein Untersuchungsinstrument, das die subjektive Zufriedenheit der Patientinnen mit ihrer Lebenslage anhand der Aspekte Wohnsituation, Einkommen, berufliche

Situation, familiäre Situation, Gesundheit sowie allgemeine Lebenszufriedenheit erfragt (Frick u. Wagner 1995). Die Patientinnen bewerteten ihr subjektives Befinden anhand einer hier üblichen 11er-Skala, die von 0 = ‚ganz und gar unzufrieden' bis 10 = ‚ganz und gar zufrieden' reichte.

Die türkischen Patientinnen bewerteten ihre Wohnsituation, ihre Einkommenslage und Arbeitssituation ebenso wie ihre allgemeine Lebenssituation zwar tendenziell schlechter als die Patientinnen der deutschen Vergleichsgruppe. Statistisch signifikante Unterschiede (p < 0,05) ergaben sich aber nur bezüglich der subjektiven Zufriedenheit mit der Einkommens- und der beruflichen Situation. Etwas zufriedener bewerteten türkische Patientinnen ihr gesundheitliches Befinden, deutlich zufriedener ihre Familiensituation (Abb. 4.4.1).

Abb. 4.4.1 Zufriedenheit mit verschiedenen Lebensbereichen / Leben im Allgemeinen

Mittelwerte einer Skala von 0   *"ganz und gar unzufrieden"*   bis 10 *"ganz und gar zufrieden"*

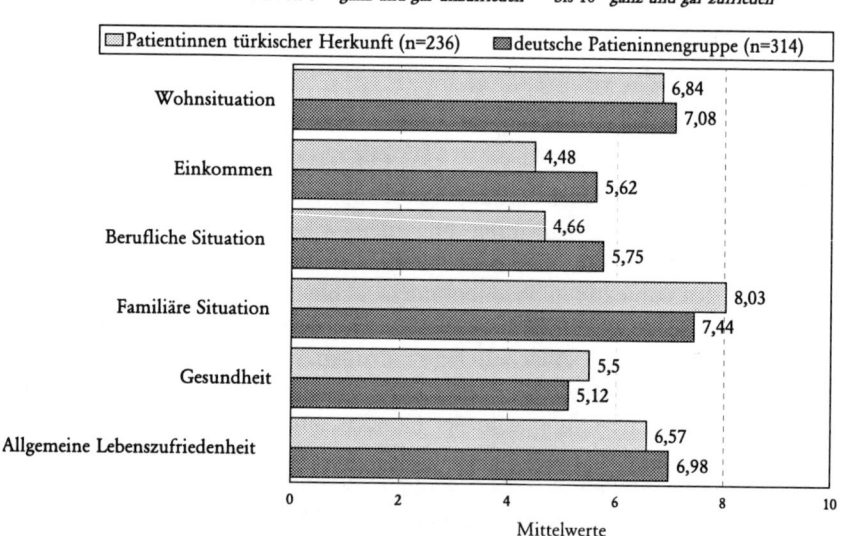

Bei einem vorsichtigen Vergleich der von den Patientinnen angegebenen subjektiven Situationsbewertung mit ihrer tatsächlichen sozialen, familiären und gesundheitlichen Lage kann man im Prinzip feststellen, daß die unterschiedliche subjektive Zufriedenheitsbewertung mit Unterschieden in der objektiven Lebenslage der Vergleichskollektive korrespondiert. Während die sozioökonomische Lage der befragten Migrantinnen (Bildungsstand, berufliche Integration, Wohnsituation) in der Regel schlechter ist, dürften im Bereich Familie (vermeintlich stabilere Familienverhältnisse) und Gesundheit (mehr jüngere Patientinnen, weniger bösartige Erkrankungen) eher günstigere Bedingungen vorhanden sein.

4.4.2 Zufriedenheitswerte der Patientinnen im Vergleich zum SOEP

Da der von uns verwendete Fragebogen nach dem Pretest hinsichtlich der Variablen leicht modifiziert (Weglassen der Frage nach ‚Lebensstandards' und nach dem ‚Leben in 5 Jahren' sowie hinzufügen der Variable ‚Familie') wurde, sind in der folgenden Tabelle nur die mit dem Sozio-ökonomischen Panels (SOEP) 1995 (insgesamt 500 befragte Haushalte mit ca. 1.600 befragten Personen) vergleichbaren Ergebnisse auf der Grundlage von Mittelwerten der 11er Skala dargestellt.

Tab. 4.4.1: Bewertung von Aspekten der Lebenszufriedenheit (nach Frick u. Wagner, 1996, Datenbasis: SOEP 1995)

Zufriedenheit mit	Deutsche - West -	Deutsche Patientinnen (Studie)	Zugewanderte aus ‚klassischen' Anwerbeländern	türkische Patientinnen (Studie)	alle Ausländer - West -
Wohnsituation	7,6	7,1	6,0	6,8	7,1
Gesundheit	6,4	5,1	5,0	5,5	6,5
Lebensstandard	7,2		7,4		6,6
Einkommen	6,5	5,6	5,9	4,5	5,9
Allgemeine Lebenszufriedenheit	7,0	7,0	7,1	6,6	6,8
Lebenssituation in 5 Jahren	6,9		7,3		7,2

(Mittelwert einer 11stufigen Skala: 0 = völlig unzufrieden bis 10 = völlig zufrieden)

Bei dieser Gegenüberstellung muß natürlich berücksichtigt werden, daß das SOEP-Kollektiv nach epidemiologischen Kriterien zusammengestellt wurde, während das Klinikkollektiv nicht in allen Belangen repräsentativ ist. Die Beeinträchtigung der Gesundheit, die zur Klinikaufnahme geführt hat, dürfte die in beiden Kollektiven schlechtere Bewertung der Zufrieden mit der eigenen Gesundheit ausreichend erklären.

Folgende weitere Unterschiede sind auffällig: Die befragten türkischen Patientinnen bewerten ihre Wohnsituation relativ gut. Die Zufriedenheit mit dem Einkommen ist in beiden Patientinnenkollektiven geringer als unter den Befragten des SOEP. Nicht ohne Einfluß dürfte sein, daß in unsere Klinik-Studie nur Frauen einbezogen wurden.

4.4.3 Einflußfaktoren auf die Lebenszufriedenheit

Um der Frage nach möglichen Einflüssen auf die Lebenszufriedenheit nachzugehen, wurden die Patientinnendaten unter Berücksichtigung verschiedener Unterkollektive (Ethnizität, Lebensalter, Art der Gesundheitsstörung – somatisch / eher funktionell, Schweregrad der Erkrankung) ausgewertet (Tab. 4.4.2).

Tab. 4.4.2: Einflußfaktoren auf die Zufriedenheitsbewertung

Zufriedenheit mit dem aktuellen Leben im Allgemeinen	Mittelwert
deutsches Patientinnenkollektiv (n=314)	7,0
türkisches Patientinnenkollektiv (n=236)	6,6
alle Patientinnen <30 Jahre alt (n=156)	7,1
alle Patientinnen 30-50 Jahre alt (n=272)	6,8
alle Patientinnen >50 Jahre alt (n=112)	6,1
Pat. mit Schwangerschaftsstörungen (n=108)	7,2
Pat. mit gutartigen gyn. Erkrankungen (n=318)	6,7
Pat. mit bösartigen gyn. Erkrankungen (n=114)	6,4
Pat. mit somatischer Erkrankung (n=466)	6,8
Pat. mit eher funktionell bedingter Erkrankung (n=74)	6,5

Auf Unterschiede der Mittelwerte im Hinblick auf die Ethnizität der Patientinnen wurde bereits hingewiesen. Bezüglich des Lebensalters zeigt sich eine größere Zufriedenheit der jüngeren gegenüber den älteren Patientinnen des Gesamtkollektivs. Ein in etwa dem Schwergrad der Erkrankung entsprechendes Absinken des Zufriedenheitsmittelwertes läßt sich nachweisen (Schwangerschaftsstörungen > gutartige > bösartige Erkrankungen).

Eine Analyse auf der Grundlage der Diagnosen-Zuordnung zu somatischen bzw. eher funktionell / psychosomatisch bedingten Erkrankungen zeigte einen geringfügig niedrigeren Wert der Zufriedenheit bei Patientinnen mit gynäkologischen Störungen ohne Organbefund.

Während sich die subjektive Lebenszufriedenheit beider Patientinnengruppen in einzelnen Bereichen zum Teil deutlich unterscheidet, gleicht sich dies in der Gesamtbewertung ihrer aktuellen Lebenssituation wieder aus. So bewerteten 68,2% der einheimischen Frauen und 62,1% der Migrantinnen ihr aktuelles Leben mehrheitlich als eher positiv. Es konnten zwar leichte Unterschiede zwischen den türkischen und deutschen Patientinnen festgestellt werden, aber keine statistische Signifikanz im Vergleich der beiden ethnischen Gruppen nachgewiesen werden.

Die folgende Grafik zeigt die einzelnen Bewertungen beider Patientinnenkollektive auf der 11stufigen Skala von 0 (‚ganz und gar nicht zufrieden') bis 10 (‚ganz und gar zufrieden') im Detail (Abb. 4.4.2).

Abb. 4.4.2: Zufriedenheit mit dem Leben im Allgemeinen

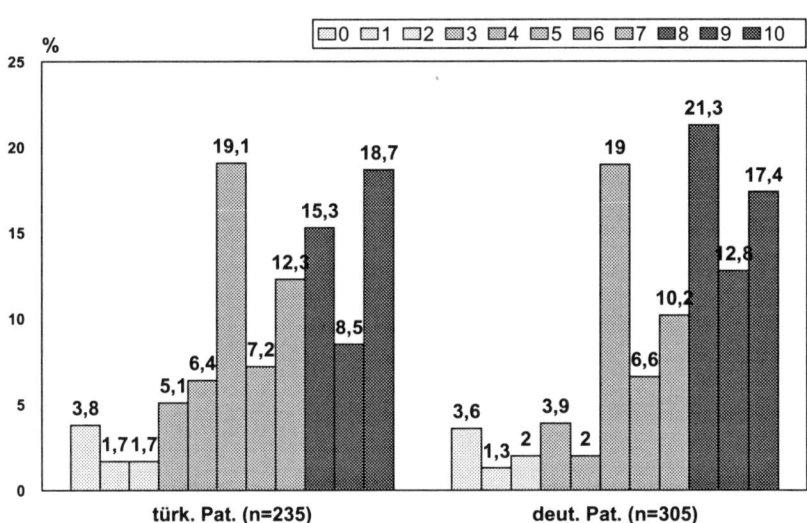

Deutlich unterscheidet sich das subjektive Befinden bei der gesonderten Betrachtung des Lebensalters der Patientinnen. Es zeigt sich, daß, anders als in anderen Studien, wo ältere Befragte etwas zufriedener als jüngere waren (Bulmahn
2000), nur 54,5% der über 50jährigen Patientinnen gegenüber 66,2% der 30- bis
50jährigen und 72,4% der unter 30jährigen Frauen ihre allgemeine Lebenssituation eher positiv bewerten (p<0,05), d. h. die älteren Frauen unzufriedener als
die jüngeren waren. Auf der Grundlage von Mittelwerten der 11stufigen Skala
differierten die Werte zwischen 6,1 in der Gruppe der älteren Patientinnen über
6,8 in der mittleren Altersgruppe und 7,1 im jüngeren Patientinnenkollektiv.

Betrachtet man die allgemeine Zufriedenheit der Frauen vor dem Hintergrund ihrer Erwerbslage und ihres Bildungsstandes, so lassen sich hier signifikante Unterschiede zwischen den Vergleichskollektiven feststellen. Mit ihrer
Lebenssituation ‚eher zufrieden' sind in der unteren und mittleren Erwerbsgruppe ca. 69%, in der höheren Erwerbsgruppe jedoch fast 82%. Unter arbeitslosen
und Hausfrauen liegt der Anteil bei ca. 63%.

Die subjektive Lebenszufriedenheit steigt graduell mit dem Bildungsgrad an.
Nur 40,8% der Frauen, die nie eine Schule besucht haben, äußerten sich eher
zufrieden mit ihrer allgemeinen Lebenssituation gegenüber 77,2% der Frauen in
der Gruppe mit den höchsten Bildungsabschlüssen.

Diese Resultate werden durch Ergebnisse des siebenten Wohlfahrtssurvey
1998, der einen Stichprobenumfang von 3.042 Befragten hatte und von Infratest
in Form computergestützter Interviews durchgeführt wurde, bestätigt (Bulmahn
2000, Böhnke 2000)

4.5 Migrationsspezifische Aspekte im türkischen Patientinnenkollektiv

4.5.1 Die Heterogenität der Türkin in der Migration

Zur vergleichenden Analyse der Versorgungssituation gynäkologisch erkrankter deutscher und türkischer Patientinnen ist eine genauere Betrachtung des türkischen Patientinnenkollektivs erforderlich, da Einflußfaktoren auf die Gesundheit, wie z. B. soziale Ungleichheit, auch innerhalb dieser Migrantinnengruppe heterogen verteilt sind. Zusätzlich zu klassischen soziodemographischen Parametern wie Bildungsgrad und Sozialstatus haben hier auch Aspekte wie der Grad der Integration in die Aufnahmegesellschaft, die Kenntnisse der deutschen Sprache u. a. Einfluß. Da der seit fast 40 Jahren anhaltende Zuwanderungs- und Niederlassungsprozeß in Deutschland individuell recht unterschiedlich verlaufen sein kann, haben Faktoren wie Migrationsgründe, Alter bei der Einreise oder auch die Aufenthaltsdauer in Deutschland verschiedene Migrationstypologien hervorgebracht.

Anhand der Ergebnisse aus dem modifizierten und erweiterten Fragebogen zur Migration und Akkulturation (Günay u. Haag 1990) läßt sich ein genaueres Bild des türkischen Patientinnenkollektivs zeichnen. Darüber hinaus waren die Ergebnisse dieses Fragebogens Basis für die Bildung von entsprechenden Unterkollektiven in der türkischen Patientinnengruppe für die weitere Datenauswertung.

4.5.2 Akkulturationsgrad und Migrationsstatus

Akkulturationsgrad

Für die Auswertung der Daten zur Versorgungssituation in der Klinik wurde auf der Grundlage der migrationsspezifischen Variablen sowohl der Grad der Akkulturation als auch der Migrationsstatus der Frauen definiert. Grundlage für die Abschätzung des Akkulturationsgrades waren die Variablen deutsche Sprachkenntnisse, Kontakte außerhalb der Familie, Kontakte zu Deutschen, nationale Identität, Kontakte zum Herkunftsland, Rückkehrwünsche, bevorzugte Wohngegend, in der Familie (zumeist) gesprochene Sprache, bevorzugte Massenmedien und die Bewertung des Lebens in Deutschland (modif. Fragebogen nach Günay u. Haag 1990). Die Beantwortung der Fragen wurden mittels eines Scores (je Frage 1-3 Punkte) als weniger oder mehr akkulturiert bewertet. Die Abbildung 4.5.1 zeigt die Verteilung der im Untersuchungskollektiv auf einer Skala minimal (11 Punkte = wenig akkulturiert) und maximal (33 Punkte = stark akkulturiert) erreichten Punkte.

Abb. 4.5.1: Verteilung der Punkte für den Akkulturationsgrad in %

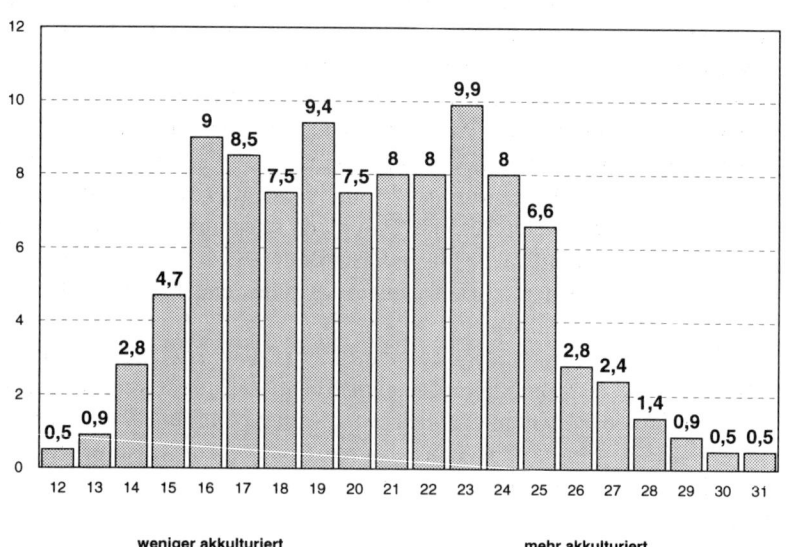

Die Mehrheit der Patientinnen des türkischen Kollektivs lag im mittleren Spektrum zwischen 15 und 25 Punkten, während nur 9% mit weniger als 15 Punkten als sehr wenig akkulturiert und nur 8,5% mit mehr als 25 Punkten als stark akkulturiert bezeichnet werden könnten. Als Grenzwert wurde jedoch der Median (=20 Punkte) festgelegt, um nunmehr vereinfachend zwischen ‚mehr‘ (≥ 20 Punkte) und ‚weniger akkulturierten‘ (< 20 Pkt.) türkischstämmigen Frauen unterscheiden zu können.

Die Tabelle 4.5.1 schlüsselt für einige Fragestellungen die Verteilung von mehr oder weniger akkulturierten Migrantinnen z. T. im Sinne einer Rangliste auf.

Tab. 4.5.1: Gruppenzuordnung nach dem Akkulturationsgrad

Angaben in%	weniger akkulturierte Migrantinnen	mehr akkulturierte Migrantinnen
Erwerbsstatus (p=0,000)		
untere Erwerbsgruppe	43,5	56,5
mittlere Erwerbsgruppe	7,1	92,9
höhere Erwerbsgruppe	0	100
Migrationsstatus (p=0,000) nachgezogene Ehefrauen	89,5	10,5
erste Migrantinnengeneration	68,2	31,8
zweite Migrantinnengeneration	26	74
gutes/sehr gutes Verständnis *mündlicher* **Informationen und Aufklärung** (p=0,000)	47,6	77,7
gutes/sehr gutes Verständnis *schriftlicher* **Informationen und Aufklärung** (p=0,076)	55,8	70,6
gute/sehr gute Verständigungs- fähigkeit auf deutsch in der Klinik (Selbsteinschätzung) (p=0,000)	19,2	82,6
Interesse/starkes Interesse an den Vorgängen im eigenen Körper (p=0,007)	27,6	16
gute/sehr gute Kenntnisse über weibliche Körperfunktionen (Selbsteinschätzung) (p=0,236)	35,6	39,4

Migrationsstatus

Für eine detailliertere Betrachtung der türkischen Patientinnengruppe ist neben dem oben definierten ‚Akkulturationsgrad' der Migrantinnen der ‚Migrationsstatus' eine wichtig Basisvariable. Eine allgemeingültige Festlegung der Migrationsgenerationen existiert jedoch bisher nicht (siehe Kapitel 2.6). Wir berücksichtigten für unsere empirisch begründete Definition das Alter bei der Einreise, den Einreisemodus und das aktuelle Lebensalter, um zur Bildung der vier folgenden Untergruppen zu kommen:

Die Gruppe der ,sonstigen' Migrantinnen ist sehr heterogen zusammengesetzt und zahlenmäßig klein, so daß sie in der Datenauswertung zumeist nicht
berücksichtigt wird. Unter Berücksichtigung des Migrationsstatus der Frauen
ergibt sich die in Tab. 4.5.2 dargestellte Verteilung im türkischen Patientinnenkollektiv.

Tab. 4.5.2: Migrationsstatus der Patientinnen türkischer Herkunft (n=255)

	%
Erste Migrantinnengeneration (> 15 Jahre in BRD, zum Ehemann oder Arbeitsanwerbung)	32,2
Zweite Migrantinnengeneration (< 15 Jahre bei Einreise, mit oder zu Eltern gekommen, Geburt in BRD)	42,7
nachgezogene Ehefrauen (< 15 Jahre BRD, zum Ehemann [Familienzusammenführung])	19,2
sonstige (politische Flüchtlinge, Studentinnen, Besucherinnen)	5,9

Etwa ein Drittel der türkischen Patientinnen unseres Untersuchungskollektivs gehören der sogenannten ersten Migrantinnengeneration an, die entweder
durch Anwerbung oder als Familienangehörige in den 1970er oder 1980er Jahren zu ihrem Ehemann nach Deutschland kamen und seit mehr als 15 Jahren hier
leben. Die zweite Migrantinnengeneration, die in Deutschland geboren oder
aufgewachsen ist, macht 42,8% der türkischen Patientinnengruppe aus. Etwa ein
Fünftel der Patientinnen sind aus der Türkei im Rahmen einer Heirat mit einem
Mann der zweiten Migrantengeneration zugezogene Ehefrauen.

Die älteren Frauen sind erwartungsgemäß in der Regel Migrantinnen der ersten Generation. Die jüngeren Patientinnen sind Frauen, die in Deutschland geboren oder aufgewachsen sind, oder es handelt sich um nachgezogene Ehefrauen
(Abb. 4.5.3).

Abb. 4.5.3: Migrationsstatus der Patientinnen türkischer Herkunft nach Altersgruppen

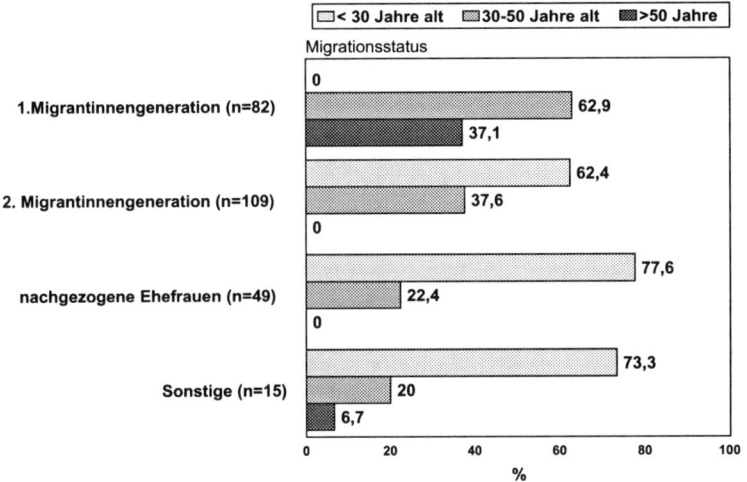

Der Anteil der türkischsprachigen Patientinnen, die nie eine Schule besucht haben, unterscheidet sich je nach Migrationsstatus und liegt bei der ersten Migrantinnengeneration bei etwa 27%. In der Gruppe der jüngeren aus der Türkei zugezogenen Ehefrauen beträgt er 6%. Unter den jüngeren türkischen Patientinnen ist zwischen den Frauen zu unterscheiden, die als Migrantentöchter in der Regel die Schule in Deutschland besucht und abgeschlossen haben (81,7%) und neu zugezogenen Schwiegertöchtern bzw. Ehefrauen, die zu knapp 90% ihre Schulausbildung in der Türkei absolviert haben.

Das Land der Schulbildung bzw. ob überhaupt eine Schulausbildung vorhanden war, beeinflußte den Bearbeitungsmodus und die Präferenz für die türkische oder deutsche Sprachversion der Fragebögen wesentlich. Während über die Hälfte der Patientinnen der ersten Migrantinnengeneration (54,9%) den Fragebogen mündlich mit Unterstützung ausfüllten, waren es im Kollektiv der zugezogenen Ehefrauen 22,4% und in der zweiten Migrantinnengeneration 13,8%. Migrantinnen der ersten Generation und die zugezogenen Ehefrauen bevorzugten die türkische Sprachversion, während in der zweiten Generation der deutschsprachige Fragebogen vorgezogen wurde (Abb. 4.5.4).

Abb. 4.5.4: Lese- und Schreibfähigkeit / Befragungsmodus nach Migrationsstatus

Die Aufenthaltsdauer in Deutschland, der Ort der Schulbildung und das Vorhandensein einer Schulausbildung wirken sich direkt auf die deutschen Sprachkenntnisse der Patientinnen aus.

So geben 77,1% der zugezogenen Ehefrauen, 47,6% der ersten Migrantinnengeneration und 3,7% der zweiten Migrantinnengeneration an, geringe Deutschkenntnisse zu haben. In der Gruppe mit der höchsten Analphabetinnenrate, der ersten Migrantinnengeneration, finden sich trotz langjähriger Aufenthaltsdauer in Deutschland nur 12,2% Frauen, die ihre deutschen Sprachkenntnisse als ‚gut/sehr gut' einschätzten. Unter den nachgezogenen Ehefrauen ist der Anteil der gut/sehr gut deutsch sprechenden Frauen mit 2,1% noch niedriger (Abb. 4.5.5).

Abb. 4.5.5, Deutsche Sprachkenntnisse der Immigrantinnen nach Migrationsstatus

Auffällig ist der hohe Anteil von 79,5% Hausfrauen bei den zugezogenen Ehefrauen, der in der Gruppe sonstige nur 46,7%, in der ersten Migrantinnengeneration 33,8 % und in der zweiten 25% beträgt. Die mittlere und höhere Erwerbsgruppe erreicht in der Gruppe der zweiten Migrantinnengeneration mit 12,5% seinen höchsten Anteil.

Insgesamt liegt der Anteil der Erwerbstätigen in dieser Gruppe mit 36,6% noch vor dem in der ersten Migrantinnengeneration, wo er 31,1% erreicht. Insgesamt ist dies allerdings im Vergleich mit den deutschen Patientinnen, wo die Erwerbstätigen trotz der unterschiedlichen Altersstruktur 55,3% ausmachen, eine geringe Rate. Die Einkommensquellen der nichterwerbstätigen Frauen unterscheiden sich bedingt durch ihren Migrationsstatus. Während zugezogene Ehefrauen überwiegend als Hausfrauen vom Einkommen ihrer Ehemänner leben, haben die Migrantinnen der ersten bzw. zweiten Generation auf der Grundlage eigener Erwerbstätigkeit Ansprüche auf Renten bzw. Arbeitslosengeld erworben (Tab.4.5.3).

Tab. 4.5.3: Erwerbssituation nach Migrationsstatus der Frauen (prozentualer Anteil)

	untere Erwerbs-gruppe	mittlere und höhere	Hausfrau	arbeitslos	Rente	sonstige
erste Migrantinnen-generation (n=80)	28,8	2,3	33,8	8,8	17,5	8,8
zweite Migrantinnen-generation (n=104)	23,1	12,5	25	22,1	1	16,3
nachgezogene Ehefrauen (n=44)	11,5	0	79,5	4,5	0	4,5

Der Anteil der arbeitslosen Frauen der zweiten Migrantinnengeneration ist mit 22,1% fast doppelt so hoch wie im deutschen Gesamtkollektiv (11,7%).

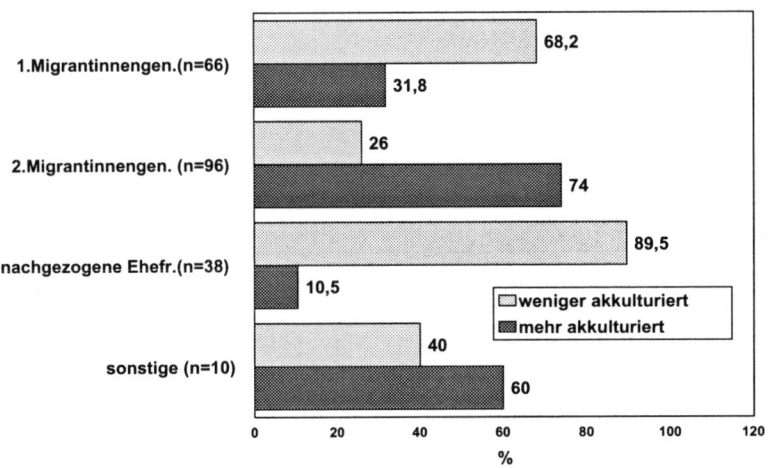

Die Daten zeigen, daß sich soziale Lage und die Bildungssituation von Migrantinnen und einheimischen Frauen deutlich unterscheiden. Aber auch innerhalb des türkischen Kollektivs bestehen Unterschiede, wobei die Daten zeigen, daß für die zweite Migrantinnengeneration das Aufwachsen in Deutschland nicht immer gleichbedeutend mit dem Erreichen eines guten Bildungsniveaus ist.

4.5.3 Einreisealter und Aufenthaltsdauer

Zwei Drittel der befragten türkischstämmigen Patientinnen lebten zum Zeitpunkt der Studie seit mehr als 15 Jahren in Deutschland (Mittelwert 18 Jahre). Die Frauen reisten im Durchschnitt mit 17,9 Jahren nach Berlin bzw. Deutschland ein. Die Tabelle stellt die Verteilung der Aufenthaltsdauer in der türkischen Gesamtpopulation in Berlin der in unserem Studienkollektiv gegenüber. Die unterschiedlichen Prozentsätze lassen sich z. B. dadurch erklären, daß länger in Deutschland lebende Migrantinnen inzwischen auch vom Lebensalter her zu den älteren Jahrgängen mit einer höheren Morbiditätsrate zählen und sich somit eher in einer Klinik finden lassen als jüngere Frauen. Insbesondere die jüngeren nachgezogenen Ehefrauen halten sich ja zumeist erst relativ kurze Zeit in Berlin auf (Tab. 4.5.4).

Tab. 4.5.4: **Aufenthaltsdauer türkischer Staatsangehöriger in Berlin zum 31.12.1997 (lt. Bericht zur Integrations- und Ausländerpolitik 1996/97 des Senats von Berlin und im Studienkollektiv (in Jahren)**

Aufenthalts-dauer (in Jahren)	Türkische Staatsangehörige in Berlin (n=96.601) - absolute Zahlen -	- in% -	Türkischstämmige Patientinnen der Studie (n=248) - in%
<5	20.563	21,3	11,9
5-10	16.799	17,4	15,4
10-20	27.409	28,4	26,9
>20	31.830	32,9	45,8

Fast die Hälfte der befragten Frauen ist in der Lebensphase zwischen 16-25 Jahren, also als junge Erwachsene, immigriert. Nur etwas mehr als ein Zehntel der Frauen waren bei der Einwanderung älter als 26 Jahre (Tab. 4.5.5).

Tab. 4.5.5: Lebensalter bei der Einwanderung nach Deutschland (n=224) (in Deutschland geborene türkischsprachige Patientinnen ausgenommen)

< 7 Jahre	7-15 Jahre alt	18-25 Jahre alt	26-35 Jahre alt	> 36 Jahre
10,8%	27,2%	48,4%	9,9%	3%

4.5.4 Herkunftsregionen

14,2% der befragten türkischstämmigen Patientinnen in der Stichprobe wurden in Berlin bzw. einer anderen deutschen Stadt geboren (Tab. 4.5.6). Unter allen 137.111 in Berlin lebenden türkischen Staatsangehörigen sind 40.500, d. h. 29,5%, hier geboren (lt. Bericht zur Integrations- und Ausländerpolitik 1996/97 des Senats von Berlin).

Für die in der Türkei geborenen Frauen sollen die verschiedenen Herkunftsregionen innerhalb der Türkei näher aufgeschlüsselt werden, da innerhalb der Türkei sehr unterschiedliche Lebensbedingungen existieren, die durch ein starkes Ost-West-Gefälle mit infrastruktureller Unterentwicklung des Ostens auch im Hinblick auf das Bildungs- und Gesundheitswesen charakterisiert sind.

Tab. 4.5.6: Herkunftsregionen der türkischsprachigen Patientinnen (n=261)

Westtürkei	20,7%
Südtürkei	4,5%
Mittelanatolien	23,3%
Nordtürkei	13,4%
Osttürkei	23,8%
in Deutschland geboren	14,3%

Drei der jüngeren Frauen im türkischen Kollektiv waren im europäischen Ausland (Frankreich, Österreich, Niederlande) in einer Migrantenfamilie aufgewachsen und nach der Eheschließung mit einem in Deutschland lebenden Partner nach Berlin gekommen.

4.5.5. Einwanderungsmodus

28,3% der befragten Türkinnen kamen als Kinder mit oder zu ihren Eltern nach Berlin. 10,1% der Patientinnen wurden in den frühen 1970er Jahren selbst als Arbeitskräfte angeworben. Die größte Gruppe der Frauen kam im Rahmen der Familienzusammenführung zu ihrem Ehemann (Tab. 4.5.7).

Tab. 4.5.7: Einwanderungsmodus der Patientinnen (n=247)

mit oder zu den Eltern nach Deutschland gekommen	28,3%
zum Ehemann gekommen	43,3%
eigene Arbeitsaufnahme in Deutschland (Anwerbung)	10,1%
sonstige	4,0%
in Deutschland geboren	14,3

4.5.6 Staatsangehörigkeit der türkischstämmigen Patientinnen

Auch hinsichtlich der Staatsangehörigkeit zeigen sich Differenzen im türkischen Kollektiv, denn 22,9% der Patientinnen dieser Gruppe sind deutsche Staatsbürgerinnen (geworden). Weitere 13,8% gaben an, sich derzeit in einem Einbürgerungsverfahren zu befinden.

4.5.7 Ethnische Selbstidentifizierung

Ein relativ weit gefächertes Antwortbild zeigt sich auf die Frage nach der eigenen ethnischen Identifikation in der Gruppe. Während 68% der türkischen Patientinnengruppe sich eindeutig als Türkinnen definierten und die Antwortmöglichkeit ‚Ich fühle mich türkisch' wählten, bezeichneten sich 17,2% als ‚halb deutsch, halb türkisch'.

Für eine freie, von den Vorgaben abweichende Antwortmöglichkeit entschieden sich 12,4% der Frauen. Die Mehrheit dieser Frauen gehört der kurdischen Bevölkerungsgruppe an (Abb. 4.5.7).

Abb. 4.5.7: Eigene (ethnische) Identifikation im ‚türkischen Patientinnenkollektiv'
(n=262)

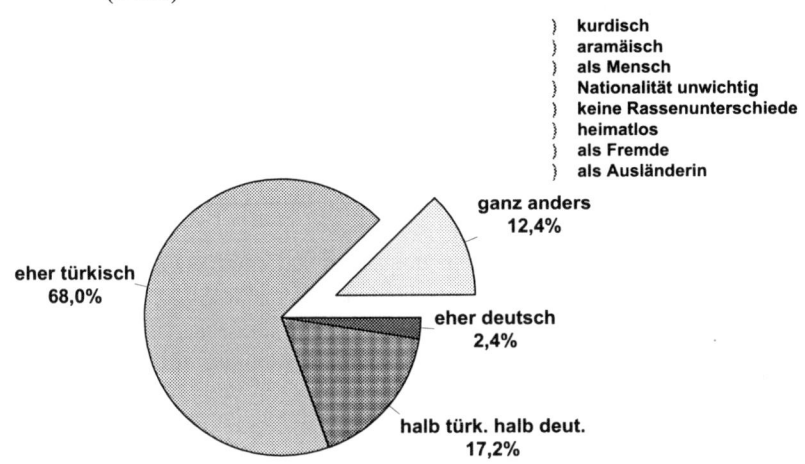

} kurdisch
} aramäisch
} als Mensch
} Nationalität unwichtig
} keine Rassenunterschiede
} heimatlos
} als Fremde
} als Ausländerin

ganz anders
12,4%

eher türkisch
68,0%

eher deutsch
2,4%

halb türk. halb deut.
17,2%

Signifikante Unterschiede bezüglich der eigenen Identifikation ergeben sich bei der genaueren Betrachtung in den unterschiedlichen Altersgruppen. So liegt der Anteil der Patientinnen, die sich eher als Türkin bezeichnen, in der Altersgruppe der unter 30jährigen bei 67%, in der Gruppe der 30- bis 50jährigen bei 65% und in der Gruppe der über 50jährigen bei 82,8% der befragten türkischstämmigen Frauen. Die meisten Frauen, die sich als ‚ganz anders' definierten, waren mit 19% in der Gruppe der 30- bis 50jährigen zu finden.

4.5.8   Lese- und Schreibfähigkeit der Migrantinnen

Auch in bezug auf die deutschen Sprachkenntnisse zeichnet sich das türkische Patientinnenkollektiv durch Heterogenität aus. Anhand der von den Patientinnen gewählten sprachlichen Version des Fragebogens (deutsch oder türkisch) und des mündlichen bzw. schriftlichen Bearbeitungsmodus wurden Rückschlüsse auf Sprachpräferenz und sichere Sprachkompetenz sowie Lese- und Schreibfähigkeit in der einen oder anderen Sprache gezogen.

Während verständlicherweise alle deutschen Patientinnen die deutschsprachige Fragebogenversion wählten, entschieden sich im türkischen Patientinnenkollektiv 38,6% für die deutsche und 61,4% für die türkischsprachige Fassung, was Hinweise auf die unterschiedliche Sprachkompetenz im türkischen Kollektiv gibt.

Die folgende Tabelle zeigt die Verteilung der Lese- und Schreibfähigkeit und die Sprachpräferenz bei der Bearbeitung der Fragebögen im türkischen Patientinnenkollektiv (Tab. 4.5.8).

Tab. 4.5.8: Lese- und Schreibfähigkeit in deutscher und türkischer Sprache

	türkische Patientinnen insgesamt: (n=244) %	<30 Jahre (n=115) %	30-50 J. (n=100) %	>50 J. (n=29 %)
gute Lese- und Schreibkompetenz in Deutsch	30,5	43,3	22,6	3,4
gute Lese- und Schreibkompetenz in Türkisch	40,5	44,9	39,6	24,1
keine bzw. geringe Lese und Schreibkompetenz	29,0	11,8	37,8	72,4

Der Anteil der Patientinnen mit begrenzten Lese- und Schreibkenntnissen betrug im türkischen Patientinnenkollektiv etwa 30%, während im deutschen Vergleichskollektiv nur 4 von 320 Patientinnen eine Hilfe beim Ausfüllen des 30seitigen Fragebogenpakets benötigten. Drei Viertel dieser türkischen und alle betreffenden deutschen Patientinnen wurden bei der schriftlichen Bearbeitung der Fragebögen von Projektmitarbeitern unterstützt, bei den restlichen befragten

Migrantinnen übernahmen Angehörige (erwachsene Töchter/Ehemänner usw.) die lese- und schreibtechnische Unterstützung bei der Befragung. Die Abbildung gibt einen Überblick über den Bearbeitungsmodus und die Verteilung der Sprachpräferenz im türkischen Kollektiv (Abb. 4.5.8).

Abb. 4.5.8 Bearbeitungsmodus und sprachliche Version des Fragebogens in der türkischsprachigen Patientinnengruppe in % (n=262)

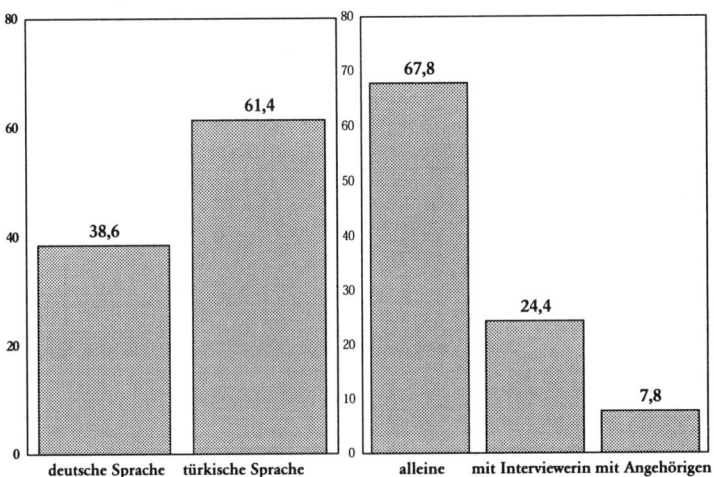

Auffällig war, daß 7,6% dieser Gruppe die mündliche Befragung in deutscher Sprache bevorzugte. Es handelte sich hierbei vorwiegend um Angehörige ethnischer Minderheiten aus der Türkei, die lange in Berlin leben und neben ihrer Muttersprache besser deutsch als türkisch beherrschen, aber auch um einige junge Frauen, die in Deutschland aufgewachsen und zur Schule gegangen, aber hinsichtlich ihrer Alphabetisierung offenbar durch die Lücken des hiesigen Bildungssystems ‚gerutscht' sind (vgl. Abb. 4.5.8).

Der Anteil der Halb- oder Analphabetinnen in der jüngeren Altersgruppe unter 30 Jahren (u. a. nachgezogene Ehefrauen) liegt bei knapp 12%, steigt in der mittleren Altersgruppe an und erreicht unter den über 50jährigen Frauen einen Anteil von 72,4%. Bei diesen Zahlen sind die Frauen, die den Fragebogen mündlich in deutscher oder türkischer Sprache beantwortet haben, zusammengefaßt.

Die Entwicklung der Alphabetisierungsquote in der Türkei in den vergangenen 50 Jahren zeigt bei Frauen einen wesentlich geringeren Anteil an Lese- und Schreibkundigen als bei den Männern, aber auch eine kontinuierliche Steigerung des Alphabetisierungsgrades (Tab. 4.5.9). Vor diesem Hintergrund läßt sich einerseits verstehen, warum unter den Analphabetinnen mehr ältere Frauen sind, andererseits zeigt sich aber auch, daß Analphabetismus auch in den 1990er Jahren in der Türkei nicht ganz selten ist und daß sich so z. B. entsprechende Probleme bei den nachgezogenen Ehefrauen erklären lassen.

Tab. 4.5.9: Entwicklung der Alphabetisierungsquote in der Türkei (1940-1990); (in %)

Jahr	Frauen	Männer	Insgesamt
1940	12,9	36,2	24,5
1950	19,4	45,5	32,5
1960	24,8	53,6	39,5
1970	41,8	70,3	56,2
1980	54,7	80,0	67,5
1990	72,0	88,8	80,5

Quelle: DIE (1994) Istatistik Göstergeler 1923 – 1992 zit. in Türk Tabipleri Birligi 1997

Betrachtet man die Lese- und Schreibfähigkeit der Patientinnen im Zusammenhang mit ihrem Bildungsgrad (Abb. 4.5.9), so zeigt sich, daß alle Frauen, die nie eine Schule besucht haben, Hilfe beim Ausfüllen der Fragebögen benötigten. Der jeweils ca. 6%ige Anteil an Patientinnen, die einen Schulabschluß angaben, den Fragebogen aber nicht alleine ausfüllten, überrascht, kann aber damit erklärt werden, daß in einzelnen Fällen die Bereitschaft an der Studie teilzunehmen durch das Angebot der mündlichen Abfrage – und damit dem Angebot zu einer direkten persönlichen Kommunikation – erhöht werden konnte.

Abb. 4.5.9: Lese- und Schreibfähigkeit in deutscher und türkischer Sprache nach Bildungsgrad (n=256)

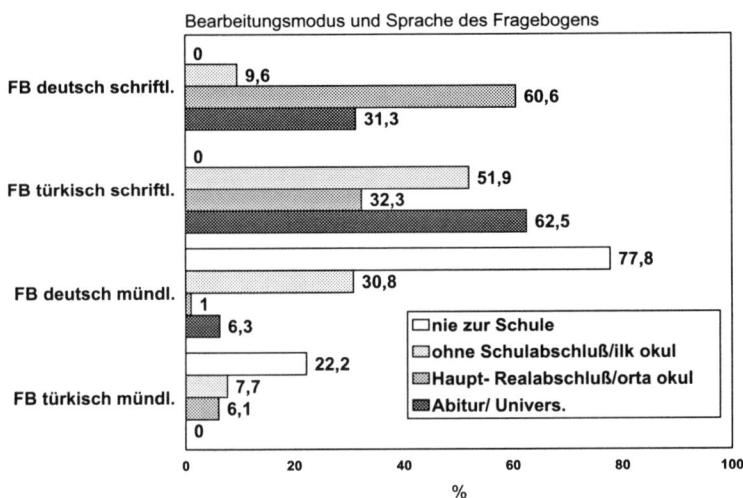

Bearbeitungsmodus und Sprache des Fragebogens

4.5.9 Deutsche Sprachkenntnisse

Deutsche Sprachkenntnisse, die Mediennutzung und das Freizeitverhalten von Zuwanderern lassen Rückschlüsse auf Fortschritte beim Integrationsprozeß zu. Gleichzeitig haben deutsche Sprachkenntnisse eine Schlüsselrolle als Zugangsvoraussetzung zu Bildungschancen, zum Arbeitsmarkt und nicht zuletzt zu den Einrichtungen und Angeboten des Gesundheitswesen. Kenntnisse der deutschen Sprache stellen für die ausländische Bevölkerung also einen der wichtigsten Faktoren zur Integration in die deutsche Gesellschaft dar. Für eine Messung von Sprachkenntnissen gibt es jedoch keinen allgemeingültigen Indikator, der objektiv feststellt, wie gut oder schlecht jemand die deutsche Sprache beherrscht. Sprachkenntnisse werden deshalb mittels Selbsteinschätzung der Migranten ermittelt (Mehrländer 1996).

Gemessen am subjektiven Eindruck hat die Kompetenz in der deutschen Sprache bei in Deutschland lebenden Immigranten in den letzten Jahren zugenommen, und zwar am stärksten bei der türkischen Bevölkerung. Der 1985 noch feststellbare Rückstand der türkischen Frauen gegenüber den türkischen Männern war 1995 weitgehend ausgeglichen (Mehrländer et al. 1996).

Die nachfolgende Tabelle zeigt Angaben der ‚Repräsentativuntersuchung 1995' zur Situation ausländischer Arbeitnehmer und ihrer Familienangehörigen in der Bundesrepublik Deutschland (Tab. 4.5.10).

Tab. 4.5.10: Selbsteinschätzung deutsche Sprachkenntnisse türkischer Frauen 1995 in %

sehr gut	gut	mittel	schlecht	sehr schlecht	kein Deutsch
20,1	25,3	22,9	18,5	11,2	2,0

In dieser Untersuchung wurde festgestellt, daß die guten/sehr guten Sprachkenntnisse mit zunehmendem Lebensalter seltener werden (Befragte bis 24 J.: 62,2% / Befragte ab 45 J.: 21,4%). Auch ein statistisch nachweisbarer Zusammenhang mit der insgesamt gestiegenen Aufenthaltsdauer ist nachweisbar: Bei Ausländern, die 15 Jahre und länger in Deutschland leben oder hier geboren sind, gaben nur 8-9% an, schlechte bis gar keine Deutschkenntnisse zu haben. Ein Ausnahme bildeten nur die türkischen Migranten, bei denen mit 16% der 15 Jahre und länger in Deutschland Lebenden der Anteil derer mit ungenügenden Kenntnissen der deutschen Sprache fast doppelt so hoch wie bei anderen Nationalitäten ist. Mehrländer et al. (1996) konstatieren, daß der Anteil jener, die offensichtlich keinen Zugang zur deutschen Sprache finden, beim türkischen Bevölkerungsanteil überdurchschnittlich groß ist.

Auch in unserem Studienkollektiv türkischstämmiger Frauen sollte der Einfluß verschiedener Faktoren wie Aufenthaltsdauer in Deutschland, Einwanderungsmodus, Lebensalter bei der Zuwanderung, aber auch Aspekte wie der Grad der Integration in das Ausbildungs- und Erwerbssystem des Einwanderungslandes und Kontakte zur Mehrheitsbevölkerung auf die Entwicklung der deutschen Sprachkenntnisse der Frauen untersucht werden.

Grundlage der Selbsteinschätzung der deutschen Sprachkenntnisse durch die Patientinnen war eine fünfstufige Skala. Etwa ein gutes Drittel der türkischstämmigen Patientinnen schätzten ihre deutschen Sprachkenntnisse als ‚gut / sehr gut' ein, ein weiteres Drittel als ‚einigermaßen gut' (Abb. 4.5.10). Die Daten entsprechen damit in etwa denen aus der ‚Repräsentativbefragung 1995'.

Eine detailliertere Analyse auf der Grundlage soziodemographischer Faktoren ermöglichte eine genauere Identifikation der Patientinnengruppen, die (nach eigener Einschätzung) über bessere bzw. geringere deutsche Sprachkenntnisse verfügen. Signifikante Unterschiede zeigten sich z. B. bezüglich des Lebensalters der Patientinnen, wobei die Gruppe der unter 30jährigen mit fast 50% ihre Sprachkenntnisse am häufigsten als gut bzw. sehr gut bewertete (Tab. 4.5.11).

Abb. 4.5.10: Deutsche Sprachkenntnisse der türkischen Patientinnengruppe nach Selbsteinschätzung (n=256)

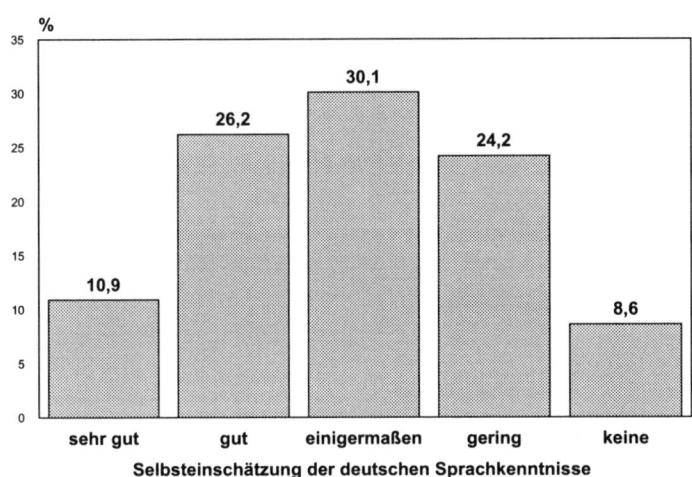

Tab. 4.5.11: Deutsche Sprachkenntnisse / Altersgruppen (n=256)

	< 30 Jahre alt (n= 123)	30-50 Jahre alt (n=104)	> 50 Jahre alt (n=29)
gut/sehr gut	49,6%	30,8%	6,9%
einigermaßen	21,1%	42,3%	24,1%
wenig	29,3%	25,9%	69,0%

Für den Erwerb der deutschen Sprache kommt dem Einwanderungsmodus der Frauen offenbar eine besondere Bedeutung zu. Deutliche Unterschiede bezüglich einer guten bzw. sehr guten Sprachkompetenz zeigen sich in qualitativer Abstufung zwischen Frauen, die in Deutschland geboren wurden (87,5%), als Kind zu ihren Eltern eingereist sind (64,2%) oder selbst zur Erwerbsarbeit angeworben wurden (21,8%) und Frauen, die zu ihrem Ehemann nach Deutschland kamen (5,7%). In der letztgenannten Gruppe ist die Anzahl der Frauen, die nur über geringe deutsche Sprachkenntnisse verfügen, mit 67% am größten. Es handelt sich hier allerdings sowohl um ältere Frauen der ersten Migrantinnengeneration als auch um neu aus der Türkei zugezogenen jüngere Ehefrauen der Migranten der zweiten Generation.

Angesichts der recht unterschiedlichen Beherrschung der deutschen Sprache innerhalb der Gruppe der befragten türkischen Patientinnen wurde im Teil ‚Migration / Akkulturation' des Fragebogens auch nach der in der Familie gesprochenen Sprache gefragt. Fast die Hälfte der türkischen Patientinnen gaben an, zu Hause meistens türkisch zu sprechen (Abb. 4.5.11).

Abb. 4.5.11: Sprache(n) in der Familie

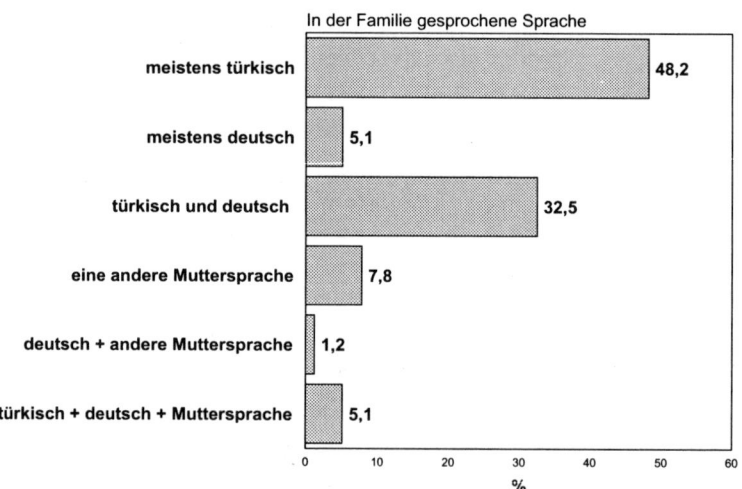

4.5.10 Medienpräferenzen

Der Empfang türkischer Radio- und Fernsehsender über Satellit ist in fast jedem türkischen Migrantenhaushalt in Berlin inzwischen möglich und üblich. Auf die Frage, welche Sender bevorzugt gesehen werden, gab der überwiegende Teil der

Patientinnen (66,4%) an, sowohl deutsch- als auch türkischsprachige Sendungen zu sehen (Tab. 4.5.12).

Tab. 4.5.12: Bevorzugte Fernsehsender bei den befragten Immigrantinnen (n=247)

lieber türkischsprachige	23,1%
lieber deutschsprachige	5,7%
ich sehe beide gleich gern	66,4%

Im Hinblick auf Zeitungen und Zeitschriften zeigt sich ein etwas anderes Bild, wobei zunächst auffällt, daß 24,6% der Frauen keine Zeitungen lesen (können/wollen). Die Zeitungsleserinnen unter den Patientinnen (37,5%) gab an, sowohl deutsche als auch türkische Zeitungen zu nutzen (Abb. 4.5.13).

Tab. 4.5.13: Lesegewohnheiten bzgl. Zeitungen (n=248)

ich lese gar keine Zeitung	24,6%
türkischsprachige	29,4%
deutschsprachige	8,5%
beide	37,5%

Eine Untersuchung des Zentrums für Türkeistudien Essen ergab ebenfalls, daß 38% der Befragten sowohl türkische als auch deutsche Zeitungen lesen und nur wenige (6,4%) sich ausschließlich in deutschen Zeitungen informieren (Eryilmaz u. Jamin 1998).

4.6 Basiswissen und Informiertheit

Problembeschreibung

Bei Arztbesuchen während einer Schwangerschaft oder im Falle einer gynäkologischen Erkrankung werden im Arzt-Patientin-Gespräch von seiten des Arztes oftmals Basiskenntnisse der Patientinnen über den weiblichen Körper, die Genitalorgane und ihre Funktionen vorausgesetzt, ohne daß immer der reale individuelle Wissensumfang der Patientin bekannt ist. Dieses ‚Basiswissen' ist Voraussetzung für das Gelingen des Arzt-Patientin-Gesprächs, für die Therapie-Compliance, die Krankheitsbewältigung, aber auch für die Teilnahme an Vorsorgeuntersuchungen. Bei Informations- und Aufklärungsgesprächen mit Migrantinnen beispielsweise türkischer Herkunft ergeben sich oft Probleme auf Grund mangelnder Deutschkenntnisse, z. T. geringer Schulbildung sowie vor dem Hintergrund der islamischen Religion und traditioneller Normen durch die stark scham- und tabubesetzten gynäkologischen Themen.

Eine rechtswirksame Einwilligung zu einer Operationen oder in bestimmte diagnostische Maßnahmen während eines stationären Aufenthalts durch eine Patientin ist eigentlich erst dann gegeben, wenn die medizinische Aufklärung sich in Umfang und Tiefe am individuellen Kenntnisstand der Patientin orientiert und die Behandlungsmaßnahmen nach einer ausreichenden Erklärung für sie nachvollziehbar werden. Dazu müßte dieser Wissensstand aber bekannt sein. Das präoperative bzw. - therapeutische Informations- und Aufklärungs-gespräch sollte die immer bestehende Kluft zwischen Laien- und professionellem Wissen überwinden. Die Arzt-Patienten-Interaktion wird dabei sehr von der Art und Weise der Kommunikationsstruktur abhängig (Tab. 4.6.1).

Tab. 4.6.1: **Unterschiedliche Konstellation beim Aufklärungsgespräch**
(modif. nach Schlömer-Doll u. Doll 2000)

	Arzt	**Patient**
Situation	Arbeitssituation	Ängste, Unsicherheit, fremde Umgebung
Wissen	Expertenwissen	Laienwissen
Rolle	aktiv	eher passiv
Gefühle	kontrolliert	Gefühlschaos
Spielraum	eng	weit

Ängste von Patienten aufgrund falscher Vorstellungen über ihre Erkrankung, einen bevorstehenden Eingriff oder dessen Folgen können sich negativ auf den Krankheitsverlauf auswirken. Das ärztliche Aufklärungsgespräch hat neben dem wichtigen rechtlichen Aspekt wesentliche psychologische Funktionen, in dem neben der bloßen Information über Diagnose und/oder Eingriff auch damit verbundene Befürchtungen und deren Verarbeitung angesprochen werden können.

Natürlich ist es für den Arzt auch interessant zu erfahren, wie viele seiner Informationen bei Patienten angekommen und haften geblieben sind, ob es also nach ärztlicher Aufklärung eine Wissenszunahme gibt und welche Faktoren diesen Prozeß beeinflussen. Deshalb wird nachfolgend im Anschluß an einige allgemeine Bemerkungen zur Kommunikation auf die Aspekte ‚Information und Sprache‘, ‚Basiswissen‘ und ‚Patientinnenwissen vor und nach ärztlicher Aufklärung‘ eingegangen.

Kommunikation

Alles Verhalten ist Kommunikation. – Kommunikation findet als Vorgang immer dann statt, wenn Menschen in einer Beziehung stehen bzw. sich etwas mitteilen. Diese Mitteilung geschieht vor allem durch Sprache oder aber – bewußt eingesetzt oder unbewußt – als nonverbale Kommunikation (Körpersprache) (Kellnhauser und Schewior-Popp 1999).

Der Zweck jeglicher Kommunikation besteht in drei Funktionen: Überleben, zwischenmenschliche Beziehung herstellen oder aufrechterhalten, Informationen erlangen bzw. austauschen. Der Kommunikationsprozeß eines Menschen wird beeinflußt durch physische Faktoren (Hören, Sehen, Sprechen, Lesen, Schreiben, Gestik), psychische Faktoren (Intelligenz, Selbstvertrauen, Selbstachtung, Stimmungslage, Fähigkeit ein Gespräch zu beginnen), soziokulturelle Faktoren (Muttersprache, Dialekt, Wortschatz, persönliche Entscheidung, Verhaltensmuster), Umgebungsfaktoren (Art, Größe des Raumes, Anordnung der Stühle, Hintergrundgeräusche) u. a.

Als interkulturelle Kommunikation werden Prozesse bezeichnet, die ablaufen, wenn Menschen verschiedener Kulturen sich begegnen. Maletzke (1993) spricht von interkultureller Interaktion bzw. Kommunikation, wenn die Begegnungspartner verschiedenen Kulturen angehören und sich der Tatsache bewußt sind, daß der jeweils andere anders ist, man sich also wechselseitig als ‚fremd‘ erlebt.

Naumann (1993) verweist darauf, daß sich Sprachprobleme z. B. zwischen deutschsprachigem Klinikpersonal und Migrantinnen verschärfen können, wenn die kulturelle Differenz auch im Bereiche der nonverbalen Kommunikation zutrifft, d. h. wenn bestimmte Gesten oder Körperhaltungen anders verwendet werden. Die größten Kommunikationsprobleme ergeben sich jedoch seiner Meinung nach aus dem unterschiedlichen tradierten Hintergrundwissen von Angehörigen verschiedener Kulturen, wobei unter Hintergrundwissen ein Ensemble von Werten, Normen, Überzeugungen und von kulturspezifischen Informationen, das jedes Individuum in früher Kindheit gleichzeitig mit dem Spracherwerb aus seiner unmittelbaren Umgebung aufgenommen hat, verstanden wird.

Dieses Hintergrundwissen wird nie als Ganzes in Frage gestellt oder durch ein anderes ersetzt und erscheint als selbstverständliches Vorwissen jeder weiteren Erfahrung und ihrer Interpretation. Angehörige der gleichen Kultur können deshalb relativ problemlos miteinander kommunizieren, weil sie das gleiche Hintergrundwissen und einen entsprechend vorgegebenen Interpretationsrahmen haben (Naumann 1993).

Von einem Arzt wird neben der fachlichen auch eine kommunikative Kompetenz erwartet. Deren Wertigkeit ist jedoch im ambulanten und stationären Bereich offenbar verschieden. Wasem (1999) fand bei einer Repräsentativbefragung von fast 2.200 Bürgern in der Bundesrepublik, daß es nach Einschätzung der Patienten im Krankenhaus in erster Linie auf qualifizierte Medizin ankommt. Fachkompetenz und technische Ausrüstung werden überwiegend positiv bewertet. Andererseits betont Oksaar (1995) in der Auswertung einer Langzeitstudie, die u. a. 2.000 Patienteninterviews verschiedener Altersgruppen beinhaltete, daß sich aus der Sicht der Patienten am häufigsten Schwierigkeiten aus einem Informationsmangel und mangelhafter Verständigung zwischen niedergelassenem Arzt und Patient ergeben. 90% der Befragten gaben an, der Arzt habe zu wenig Zeit, 80% er höre nicht genügend zu, mache unverständliche Aussagen, 70% nahmen an, daß der Arzt sie als Patienten nicht ernst nehme, 60% der Patienten hatten den Eindruck, daß ihnen nicht alles Wichtige gesagt worden sei. Der Autor merkt aber auch an, daß sich Kommunikationsprobleme auch daraus ergeben können, daß u. U. der Patient nicht über alles reden will, es nicht wagt oder ihm die richtigen Worte oder Ausdrücke fehlen oder daraus, daß der Arzt die (Umgangs-) Sprache des Patienten nicht versteht (Oksaar 1995).

Information und Sprache

Probleme bei der sprachlichen Verständigung (z. B. bei der Erhebung der Anamnese, der Mitteilung der Diagnose und von Behandlungsmaßnahmen, bei der Aufklärung zur Operation) stellen eine der Hauptschwierigkeiten bei der medizinischen Versorgung von Migranten dar. Immer werden von Schwestern und Ärzten mangelnde Deutschkenntnisse von schon seit vielen Jahren in Deutschland lebenden türkischen Migranten und Migrantinnen beklagt. Unverständnis und Ärger in einem dadurch sehr erschwerten Kommunikationsprozeß sind die Folge.

Neben den Tatsachen, daß das medizinische Personal in jedem Fall aktuell dazu gezwungen ist, sich mit der geringen vorhandenen deutschen Sprachkompetenz der Patientin zu arrangieren, und daß prinzipiell über die Notwendigkeit, die Sprache des Einwanderungslandes zu erlernen, Einigkeit besteht, bleibt festzuhalten, daß über mögliche Gründe für diese ‚unbewußte Sprachverweigerung' der Migranten wenig diskutiert wird. Nach Kürsat-Ahlers (2000) ist sie ein Pseudoausweg der Zuwanderer, um sich vor Unsicherheit, Selbstzweifel und dem Gefühl der sprachlichen Unzulänglichkeit zu schützen (sog. affektive Dimension des Sprachenlernens). Die neu zu erlernende Sprache des Aufnahmelandes kann zur Bedrohung werden, wenn die Normen der Aufnahmegesellschaft eine Verachtung der Sprache und Kultur des Herkunftslandes implizieren. Zuwanderer befürchten auch als Eltern nicht selten, daß der Erwerb der Sprache des Einwanderungslandes bei ihren Kindern zu einem Verlust der alten kulturellen Identität des Ursprungslandes führen könnte (Cropley et al. 1994).

Eigentlich hat die ärztliche Information im Krankenhaus folgende Funktionen zu erfüllen (Wagenbichler u. Wimmer-Puchinger 1997):

- Hilfestellung für die Patientin bei der Entscheidung für notwendige medizinische Maßnahmen

- Erhöhung der Compliance, Reduzierung der Komplikationsrate von medizinischen Maßnahmen

- Abbau von Abwehrhaltungen und positive Beeinflussung des Heilungsprozesses

Dieser Informationsprozeß wird nun aber durch verschiedene Faktoren modifiziert, die seinen Erfolg mitbestimmen: Durch die informierende Person, durch die Art, Menge und Aufbereitung der Information, durch das Informationsmedium, durch den Zeitpunkt der Information, durch die situative Einbettung des Informationsgeschehens, durch Persönlichkeitsmerkmale der informierten

Person und durch eine ggf. vorhandene Sprachbarriere zwischen Informieren-
dem und Informiertem. Sprache als Ausdruckmittel ist zugleich integrierender
Bestandteil einer Kultur und untrennbar verbunden mit ihrem ethnisch-sozialen
Hintergrund (Pöchhacker 1997).

Ein Möglichkeit, interkulturelle Kommunikationsbarrieren zu überwinden,
ist die Sprachmittlung mittels Dolmetscher, wobei man das Dolmetschen in All-
tags- und Notfallsituationen, in denen sich Migranten z. B. mit dem Personal
von Sozial- und Gesundheitseinrichtungen verständigen müssen, als *Community
Interpreting* bezeichnet (Pöchhacker 1997). Schepker (2000) unterscheidet vier
Möglichkeiten einer sprach- und kulturkompetenten Vermittlung (Tab. 4.6.2).

Tab. 4.6.2: Möglichkeiten der Sprachmittlung für Migranten (nach Schepker 2000)

1. **Übersetzende Familienangehörige, Nachbarn, Bekannte**
der zufällig anwesende Begleiter vermittelt
Nachteile: Schamprobleme, Loyalitätskonflikte, Einfluß auf Familienhierarchie,

kein verläßlicher Informationstransfer

Vorteile: stets verfügbar, kostenlos, spontan, bieten sich an

2. Professionelle Dolmetscher

zu einem vereinbarten Termin bestellt, gegen Honorar

Nachteile: kein Fachwissen, Befangenheit bei sensiblen Themen, Kosten

Vorteile: neutrale Distanz, für faktische und praktische Aspekt

sowie Begutachtung hilfreich

3. Geschulte Semiprofessionelle

verabredungsgemäß anwesender sprach-/kulturkundiger Pädagoge o.ä.

Nachteile: selten und z. T. teuer

Vorteile: basales Fachwissen und Verständnis, interviewgeschult,

Kooperationsstrukturen

4. Muttersprachliches medizinisches Personal

in der Klinik beschäftigte Mitarbeiter gleicher kultureller Herkunft

Nachteile: selten für die meisten Sprachen vorhanden; u. U. Loyalitätskonflikte

Vorteile: kostenneutral, fachkompetent

Im Rahmen der Pflege wie auch bei ärztlichen Informations- und Aufklärungsgesprächen wird aus Zeitgründen häufig auf Laiendolmetscher im Sinne einer ad
hoc-Lösung zurückgegriffen. Obwohl, wie Brezinka et al. (1989) ausführen, neben den in der Tab. 4.6.2 angeführten Problemen noch die Gefahr der ‚Zensur'
und des ‚Konfabulierens' hinzukommt: Wenn schon nicht die Patientin selbst
Informationen vorenthält, weil die als Dolmetscher eingesetzten Kinder, Ver-
wandten, Bettnachbarn davon nichts erfahren sollen, so sind es meist die Hilfs-
dolmetscher, die aus den Angaben der Patientin eine Geschichte zusammenfü-
gen, wie sie – ihrer Meinung nach – der Arzt hören will. Will die Patientin etwas
ergänzen, wird dies u. U. von seiten des Laiendolmetschers abgeblockt (Brezinka et al. 1989).

In einer Stellungnahme der Amerikanischen Gynäkologen-Gesellschaft
ACOG wird empfohlen, den Wunsch nach Anwesenheit einer die Patientin be-
gleitenden dritten Person bei einer gynäkologischen Untersuchung prinzipiell zu
respektieren, zumal diese als Zeuge in Fällen von Verständigungsproblemen u.
a. zur Verfügung steht. Nachteilig kann aber sein, daß diese Person die Atmosphäre der Vertraulichkeit stört und die Gesprächsbereitschaft der Patientin u. U.
limitiert. Manche Patientinnen betrachten die Anwesenheit von Familienmitgliedern als Einmischung in ihre Privatsphäre (ACOG Committee Opinion
1994).

Aus juristischer Sicht sind nichtdeutschsprachige Ausländer in der Landes-
sprache aufzuklären. Der Einsatz von Familienangehörigen oder nichtärztlichem
Klinikpersonal ist nach gängiger Rechtsprechung dann zulässig ist, wenn man
sich davon überzeugen konnte, daß deren Sprachkenntnisse ausreichen, den auf-
klärungsbedürftigen Sachverhalt hinreichend zu erläutern. Insbesondere bei
komplizierten Eingriffen oder Diagnosestellungen kann aber die Hinzuziehung
eines Dolmetschers geboten sein (Wehn 1999).

Nur in wenigen Kliniken sind jedoch Strukturen etabliert worden, die eine
schnelle und unkomplizierte Hinzuziehung eines kompetenten Sprachmittlers
erlauben. Pöchhacker (1997) macht im übrigen auf Kommunikationsprobleme
mit einer Gruppe von Migrantinnen aufmerksam, bei denen Dolmetschen oftmals nicht nötig erscheint, nämlich jene, die sich nur schwer auf deutsch verständigen können. Klinikpersonal und Patienten befinden sich dann in einer Situation, in der die Kommunikation zwar nicht völlig unmöglich ist, in der sich
aber nicht feststellen läßt, ob eine ausreichende Verstehenstiefe erreicht wird.
Oftmals wird dann in ‚reduziertem Deutsch' kommuniziert. Pöchhacker (1997)
stellte bei seiner Befragung an 12 Wiener Krankenhäusern fest, daß die Anwen-

dung dieses ‚reduzierten Deutsch' im Klinikalltag offenbar weit verbreitet ist, daß sich die Befragten aber auch der Probleme bewußt waren, die bei diesem Kommunikationsmodus auftreten können. Die Aussage ‚man ist nicht sicher, wieviel die Patientin wirklich versteht' wurde von 91% der Befragten als zutreffend bezeichnet. Es müssen sich demnach Zweifel daran ergeben, ob insbesondere Ärzte bei Aufklärungs- und Informationsgesprächen in reduziertem Deutsch ihrer Informationspflicht nachkommen. Die Einschätzung der vorhandenen Sprachkompetenz der Patientin durch das medizinische Personal unterliegt dabei u. U. gefährlichen Verzerrungen (Pöchhacker 1997).

4.6.1 Vorsorge, Zyklusgeschehen und Anatomie des weiblichen Körpers

Methodik

Im Zusammenhang mit den bereits erläuterten Problemen und Besonderheiten bei der Kommunikation mit nichtdeutschen Patientinnen erschien es uns wichtig, den Umfang vorhandener Kenntnisse deutscher und türkischer Frauen z. B. über spezifisch weibliche Körperfunktionen, Verhütung, Vorsorgeuntersuchungen und die Wechseljahre (sog. Basiswissen) in Erfahrung zu bringen und miteinander zu vergleichen. Sowohl für das individuelle ärztliche Aufklärungsgespräch mit einer konkreten Patientin als auch für allgemeine Informationsmaterialien oder Operationsaufklärungsblätter sollte man den Umfang dieser Grundlagenkenntnisse kennen und darauf aufbauen.

Der Wissensstand der Patientinnen über ihren Körper, Verhütung und Vorsorge wurde mit einer gekürzten und modifizierten Version eines Fragebogens von Effmert (2000) erhoben. Der Fragebogen erfaßt nach einer Frage zum Interesse an Vorgängen im eigenen Körper (,gar nicht interessiert' bis ,stark interessiert') zunächst die Informationsquellen und die Selbsteinschätzung des Wissens über der eigenen Körper (,sehr gut' bis ,mangelhaft'). Es folgen vier Fragen zur Verhütung von Geschlechtskrankheiten und Schwangerschaft, fünf Fragen zur Menstruation, drei Fragen zu Anatomie und Funktion der weiblichen Geschlechtsorgane und drei zu Vorsorgeuntersuchungen (Portiozytologie, Mammographie, Blutungsstörungen). Abschließend geht es um Wissen und Einstellungen zu den Wechseljahren. Die meisten Wissensfragen sind nach dem ,multiple choice'-Verfahren mit vier bis sechs vorgegebenen Antwortmöglichkeiten gestaltet und enthalten neben einigen falschen eine richtige Antwort.

Nach einem Pretest mit einer Fassung des Fragebogens wurde als weitere Antwortalternative ,weiß ich nicht' zu jeder Frage mit aufgenommen, um zwischen fehlenden Daten und nicht gewußten Antworten unterscheiden zu können.

Bei der statistischen Auswertung des Wissensfragebogens wurden soziodemographische und migrationsbezogene Daten berücksichtigt. Unterschiede in den Merkmalsausprägungen wurden anhand des Variabilitätskoeffizienten nach Pearson (Chi²-Test) mit Hilfe des Statistikprogramms SPSS auf Signifikanz geprüft. Bei einem Signifikanzniveau von $p < 0{,}05$ wurden die festgestellten Unterschiede als statistisch relevant angenommen.

Ergebnisse und Diskussion

Interesse an Kenntnissen über den eigenen Körper

96,2% der deutschen und 76,9% der türkischen Patientinnengruppe äußerten Interesse bzw. starkes Interesse (Punkt 3 und 4 einer vierstufigen Skala) an Kenntnissen über ihren Körper. Vermutlich begünstigt die Krankenhausaufnahme und die Auseinandersetzung mit einer Erkrankung das Wissens- und Aufklärungsbedürfnis.

In dem nichtrepräsentativen Kollektiv von 130 deutschen Frauen, das Effmert (2000) in einer frauenärztlichen Praxis mit dem gleichen Fragebogen befragte, waren insgesamt 96,9% mindestens interessiert an der o. g. Thematik. Differenziert man die Kollektive unserer Studie nach soziodemographischen Kriterien in Untergruppen, so zeigt sich ein stärkeres Interesse bei Frauen mit einem höheren Bildungsgrad, einer qualifizierteren Tätigkeit, höherem Lebensalter und bei Patientinnen mit einer bösartigen Erkrankung.

Im türkischen Patientinnenkollektiv waren Patientinnen der zweiten Migrantinnengeneration bzw. mit guten deutsche Sprachkenntnisse besonders interessiert. Auffällig ist aber auch das relativ starke Interesse der Frauen, die nie zur Schule gegangen sind. Diese Gruppe liegt mit einem Anteil von 83,4% interessierten/sehr interessierten Frauen über dem Durchschnitt der türkischen Gruppe (76,9%). Relativ gering ist dagegen das Interesse der nachgezogenen Ehefrauen (59,4%), die in der Regel unter 30 Jahre als sind, in der Türkei die Schule besucht haben und zumeist wegen Schwangerschaftsstörungen in der Klinik waren (Tab. 4.6.3).

Tab. 4.6.3: ‚Interessieren Sie sich für die Vorgänge in Ihrem Körper?'
Rangliste der verschiedenen Unterkollektive

	interessiert / stark interessiert (in%)
höhere Erwerbsgruppe (n=52)	96,2
mittlere Erwerbsgruppe (n=85)	95,3
deutsche Patientinnengruppe gesamt (n=314)	92,3
bösartig erkrankte Patientinnen (n=121)	90,4
Rentnerinnen (n=58)	91,4
Fach-, Abitur, lise, Universität (n=160)	91,8
über 50 Jahre alt (n=116)	87,4
zwischen 30-50 Jahre alt (n=285)	88,0
Haupt-/Real- Berufsschulabschluß (n=258)	87,2
gutartig erkrankte Patientinnen (n=326)	86,5
zweite Migrantinnengeneration (n=107)	84,2
nie zur Schule (n=24)	83,4
arbeitslos (n=72)	83.3
untere Erwerbsgruppe (n=94)	80,8
unter 30 Jahre alt (n=172)	80,2
Schwangerschaftsstörung (n=114)	78,1
türkische Patientinnengruppe gesamt (n=247)	76,9
Hausfrau (n=118)	74,6
erste Migrantinnengeneration (n=76)	73,7
ilk okul in Türkei / ohne Abschluß (n=111)	72,9
nachgezogene Ehefrauen (n=42)	59,4

Informationsquellen

Kenntnisse über Körperfunktionen, Verhütung, Vorsorgeuntersuchungen u. ä. lassen sich prinzipiell sowohl über schriftliche oder bildliche Informationsmaterialien aber auch durch Gespräche (mit Laien oder Professionellen) erwerben. In der Regel wird nicht nur ein Medium genutzt. Es läßt sich aber vermuten, daß je nach Bildungsgrad mehr und möglicherweise auch andere ‚qualifiziertere' Quellen zur Verfügung stehen bzw. gesucht und genutzt werden.

Die befragten Patientinnen konnten im ersten Abschnitt des Fragebogenteils aus einer Liste mehrere Informationsquellen auswählen und/oder andere selbst hinzufügen. Deutsche Patientinnen nutzten die Möglichkeit der Mehrfachnennung – vor allem in bezug auf schriftliche Quellen, Schule und elektronische Medien – häufiger als türkische Patientinnen. Es wird also offenbar ein größeres Spektrum für die Information genutzt. Bücher, Zeitschriften, Schulunterricht und TV/Radio stehen zwar in beiden Gruppen entsprechend der Häufigkeit der Nennungen am Anfang der Rangliste, jedoch wurden sie von den türkischen Patientinnen, mit Ausnahme des Fernsehens, weniger häufig genannt. Auffällig ist die Bedeutung des Partners bzw. des Ehemannes als Informationsquelle im türkischen Patientinnenkollektiv (Rang 3) (Abb. 4.6.1).

Abb. 4.6.1: Woher habe Sie Ihr Wissen über den weiblichen Körper?

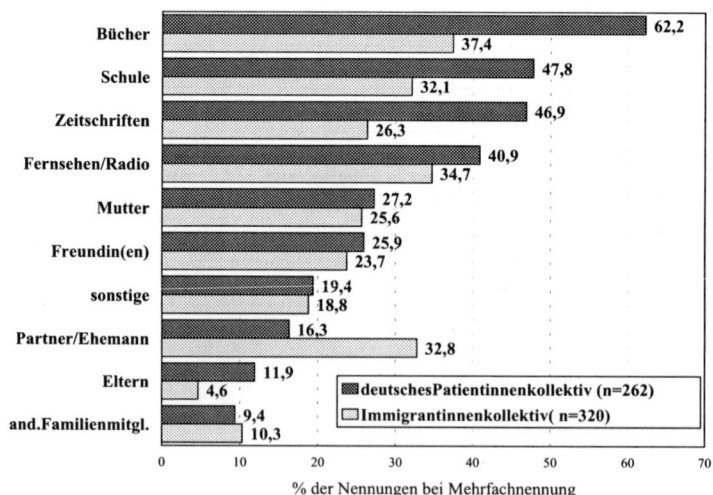

% der Nennungen bei Mehrfachnennung

Die Auswertung der von Effmert (2000) mit dem gleichen Instrumentarium durchgeführten Befragung von 130 Frauen in einer sächsischen Kleinstadt ergab ebenfalls die Rangfolge ‚Bücher – Schule – Zeitungen – Mutter' als Informationsquellen für geschlechtsspezifische Themen. (Nach der Bedeutung von Fernseh- und Radiosendungen war nicht gefragt worden.)

Ca. 20% der Nennungen in beiden Kollektiven waren zusätzliche ‚freie' Eintragungen. Innerhalb dieser Kategorie nannten im türkischen Kollektiv 86,3% und im deutschen 43,5% der Patientinnen Ärzte als Informations- und Wissensvermittler.

Auch Beckmann et al. (2000) berichten im Ergebnis einer aktuellen, jedoch nicht repräsentativen Studie zum Wissen über Karzinomrisikofaktoren und das Erkrankungsrisiko (2.108 Fragebögen aus 23 gynäkologischen Praxen im Raum Düsseldorf und der Ambulanz der Universitätsfrauenklinik Düsseldorf; die Teilnehmerinnen waren 15-85 Jahre alt, 51% hatten Abitur oder Fachhochschulreife) darüber, daß die Frauenärzte bei der Informationsvermittlung über das Mamma- und das Genitalkarzinome eine Hauptrolle haben. Etwa 60% der Frauen gaben an, über das Karzinomrisiko vom Gynäkologen informiert worden zu sein, es folgten TV, Radio und Zeitschriften mit etwa 50% und Gesundheitsbroschüren mit 40%.

Wissen über Verhütung, Vorsorgemaßnahmen, das Zyklusgeschehen und die Anatomie des weiblichen Körpers

Für die Feststellung der tatsächlichen Kenntnisse über Präventionsmaßnahmen und Wissen über spezifisch weibliche Körperfunktionen konzentrierten wir uns auf Fragen zur Anatomie der weiblichen Geschlechtsorgane, zu ihren Funktionen, über Verhütung von Geschlechtskrankheiten und zu Krebsfrüherkennungsuntersuchungen für Frauen.

Die Fragen waren so zusammengestellt, daß sie sich auch hinsichtlich ihres Schwierigkeitsgrades unterschieden. Mit der Auswertung von 10 Fragen zu den o. g. Bereichen nach der Richtigkeit der Beantwortung – maximal 10 Punkte konnten erreicht werden – gelang es, einen Gesamtüberblick über den Wissenstand der in die Studie einbezogenen Patientinnen zu gewinnen (Abb. 4.6.2).

Abb. 4.6.2: Kenntnisse über weibliche Körperfunktionen, Verhütung, Prävention und Gesundheitsvorsorge und Menstruationszyklus (n=582)

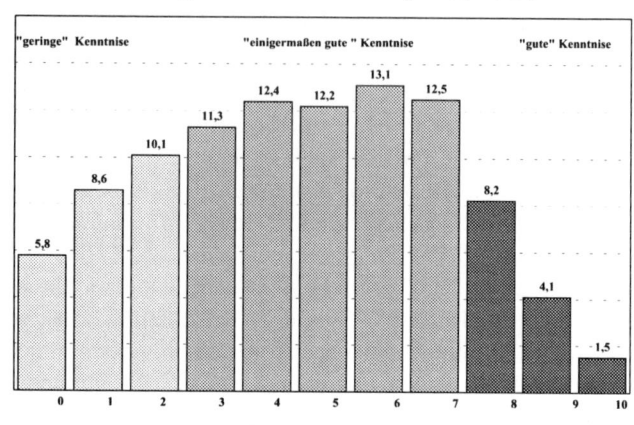

Es zeigte sich eine sehr unterschiedliche Ausprägung des Wissensstandes, mit einer erheblichen Variationsbreite im Gesamtkollektiv und auch in den Untergruppen. Einem Anteil von 12,8% der Patientinnen, die fast alle Fragen richtig beantworteten, stand ein doppelt so großer Anteil (24,5%) der Patientinnen gegenüber, der nur geringe Kenntnisse aufwies. Die Kenntnisse der Mehrheit der Patientinnen bewegte sich im mittleren Spektrum, d. h. 2 bis 7 Fragen wurden richtig beantwortet (Tab. 4.6.4).

Die Beantwortung der Fragen zur Verhütung sexuell übertragbarer Krankheiten bereiteten – möglicherweise aufgrund intensiver Kampagnen zur Aids-Prävention in den letzten Jahren – in beiden Kollektiven offenbar die wenigsten Schwierigkeiten. Mehr Unkenntnis herrschte dagegen hinsichtlich der Früherkennungsuntersuchung des Zervixkarzinoms, der Mammographie und des weiblichen Zyklusgeschehens. Auch im deutschen Patientinnenkollektiv hatten weniger als die Hälfte der Patientinnen genauere Kenntnisse über die unfruchtbaren Tagen im Zyklus oder die ungefähren Abläufe bei der Menstruationsblutung.

Insgesamt wiesen Frauen des deutschen Vergleichskollektivs jedoch deutlich mehr richtige Antworten auf. Patientinnen türkischer Herkunft wählten bei allen Variablen wesentlich häufiger die Antwortmöglichkeit ‚weiß ich nicht'.

Tab. 4.6.4: Wissen über Funktionen der weiblichen Geschlechtsorgane, Verhütung von Geschlechtskrankheiten und gynäkolog. Früherkennungsuntersuchungen

	richtige Antwort (in%)		falsche Antwort (in%)		weiß ich nicht (in%)	
	deutsch (n=320)	türkisch (n=262)	deutsch (n=320)	türkisch (n=262)	deutsch (n=320)	türkisch (n=262)
Zusammenhang zwischen Hormonen und Monatsblutung	39,5	12,8	46,8	42,5	13,7	44,7
Unfruchtbare Tag im Zyklus	44,8	22,7	35,9	41,8	17,4	35,5
Vorgang des Eisprungs	51,6	17,8	35,3	35,3	13,1	54,2
Veränderung der Körpertemperatur nach dem Eisprung	56,2	26,5	21,3	14,5	22,5	59,0
Name der Untersuchungsmethode zur Kontrolle v. Zellveränderungen an Muttermund u. Scheide	51,6	18,4	17,4	18,4	26.5	63,2
Mammographie	69,3	33,5	34,7	20,3	6,0	46,2
Übertragung von Geschlechtskrankheiten	88,7	65,5	10,4	17,3	0,9	17,2
Verhütung von Geschlechtskrankheiten	90,3	43,4	8,2	32,8	1,6	23,8

Auch bei der Zuordnung der Begriffe ‚Eierstock', ‚Eileiter', ‚Gebärmutter', ‚Muttermund' und ‚Scheide' zu einer gezeichneten Skizze der weiblichen Geschlechtsorgane war der Anteil der türkischen Frauen, die keine Antwort wußten, mit ca. 30% deutlich größer als unter den deutschen Patientinnen (ca. 10%). Die richtige Zuordnung der Begriffe zu den skizzierten Organen gelang in beiden Kollektiven im allgemeinen besser als die Beantwortung relativ abstrakter Fragen (Tab. 4.6.5).

Tab. 4.6.5: Zuordnung der Namen weiblicher Geschlechtsorgane zu einer gezeichneten
Skizze – Vergleich richtiger, falscher und nicht gewußter Antworten in
beiden Patientinnenkollektiven

Organbezeichnung (deutsch, Fach-terminus, türkische Bezeichnung)	richtige Zuordnung in%		falsche Zuordnung in%		weiß ich nicht in%	
	deutsch (n=320)	türkisch (n=262)	deutsch (n=320)	türkisch (n=262)	deutsch (n=320)	türkisch (n=262)
Eileiter, Tube, yumurta kanalı	77,5	51,5	13.1	11,1	9,4	37,4
Eierstock, Ovar, yumurtalik	78,8	59,5	8,8	8.0	12,5	32,4
Gebärmutter, Uterus, rahim	84,1	63,0	1,9	3,8	14,1	33,2
Muttermund, Portio, rahim agızı	85,3	60,3	1,9	4,6	12,8	35,1
Scheide, vagina	86,9	63,0	1,3	5,7	11,9	31,3

Einfluß ethnischer und sozio-demographischer Unterschiede auf die Informiertheit

Die Abbildung 4.6.3 stellt den zusammengefaßten Kenntnisstand im deutschen und türkischen Untersuchungskollektiv geordnet nach geringem, mittlerem und guten Wissen gegenüber.

Abb. 4.6.3: Kenntnisse über weibliche Körperfunktionen nach Ethnizität der Patientinnen

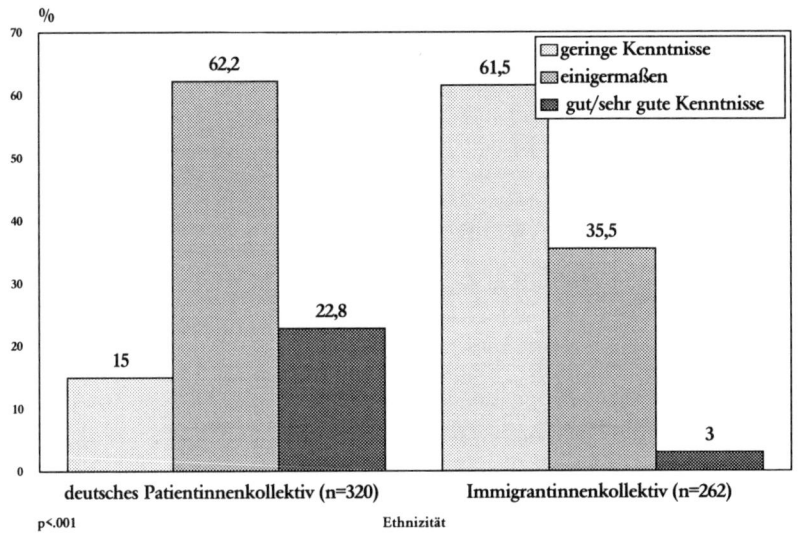

Wir vermuteten, daß vor allem die soziodemographischen Unterschiede zwischen den beiden Vergleichsgruppen die Unterschiede im Kenntnisstand der Patientinnen über Gesundheitsvorsorge und Funktionen des weiblichen Körpers verursachen.

Bei einer Analyse der Daten, die sich nicht auf den Vergleich zwischen ‚deutsch' und ‚türkisch' beschränkt, zeigen sich signifikante Unterschiede in bezug auf den Bildungsgrad, den Erwerbsstatus und den Ort der Schulbildung (Türkei vs. Deutschland). Im türkischen Patientinnenkollektiv sind darüber hinaus auch Faktoren wie deutsche Sprachkenntnisse, Alphabetisierung sowie der

Migrationsstatus von Bedeutung. Keinen statistisch signifikanten Einfluß hatte das Lebensalter (Tab. 4.6.6).

Tab. 4.6.6: Patientinnengruppen mit geringen Kenntnissen über ihren Körper in %
(Rangliste)

Kriterium (p-Werte bei Signifikanztestung)	Unterkollektive	Anteil der Patientinnen mit geringen Kenntnissen
Ethnizität (p=0,000)	deutsches Patientinnenkollektiv (n=320)	15,0
	türkisches Patientinnenkollektiv (n=262)	61,5
Altersgruppen (p>0,05)	30-50 Jahre alt (n=290)	31,7
	>50 Jahre alt (n=118)	38,1
	<30 Jahre alt (n=174)	41,4
Erwerbsgruppen (p=0,000)	höhere Erwerbsgruppe (n=53)	1,9
	mittlere Erwerbsgruppe (n=86)	5,8
	arbeitslos (n=72)	34,7
	Rente (n=58)	39,7
	Hausfrau (n=125)	52,8
	untere Erwerbsgruppe (n=99)	54,5
Bildungsgrad (p=0,000)	Abitur/lise/Universität (n=163)	10,4
	Haupt-/Real-/Berufsschulaschluß (n=263)	28,9
	ilk okul/ohne Schulabschluß (n=120)	75,0
	nie eine Schule besucht (n=27)	85,1
Ort der Schulbildung (p=0,000)	Schule in Deutschland (n=415)	21,4
	Schule in der Türkei (n=131)	71,8
Lese- und Schreib-fähigkeit (p=0,000)	Fragebogen deutsch schriftl. (gesamt n=372)	18,1
	Fragebogen deutsch schriftl. (davon nur türk. Pat.: n=80)	32,5
	Fragebogen türkisch schriftl. (n=106)	72,2
	Fragebogen deutsch mündl. (n=20)	72,6
	Fragebogen türkisch mündl. (n=56)	82,1
Migrationsstatus (p=0,000)	erste Migrantinnengeneration (n=109)	46,8
	zweite Migrantinnengeneration (n=82)	76,8
	nachgezogene Ehefrauen (n=49)	77,6

Die geringsten Kenntnisse über die Vorgänge im eigenen Körper und Kenntnisse zur Gesundheitsvorsorge haben sowohl Frauen, die nicht ausreichend alphabetisiert wurden, als auch solche, die die Schule in der Türkei besucht haben, was sich erwartungsgemäß in den Ergebnissen unserer Befragung auswirkte.

Geringe oder keine deutschen Sprachkenntnisse korrelierten mit einem geringen Wissen.

Über die Hälfte der Patientinnen der zweiten Migrantinnengeneration verfügten über mindestens ‚einigermaßen gute' Kenntnisse. Der Anteil bei der ersten Migrantinnengeneration sowie bei den (vom Alter her eher mit der zweiten Generation vergleichbaren) nachgezogenen Ehefrauen lag nur bei ca. 23%. Auffällig war, daß auch junge Frauen, die in der Türkei einen _lise_-Abschluß (vergleichbar mit dem deutschen Abitur) erworben hatten, nur über geringe Kenntnisse über den weiblichen Körper verfügten. Der gesamte Bereich der Sexualaufklärung wird offenbar bisher im Schulunterricht in der Türkei mehr oder weniger ausgeklammert. Ergebnisse einer aktuellen Umfrage des Piar-Gallup-Instituts unter 1.600 Frauen über 18 Jahre in der Türkei bestätigen dieses Defizit. So wußten z. B. 75% der befragten Frauen nicht, was ein Orgasmus ist. 45% hätten gerne mehr Informationen zum Thema Sexualität gehabt, 59% plädierten für einen Sexualkundeunterricht in den Gymnasien (Hürriyet, Europa-Ausgabe, 4.3.2000).

Um einen sinnvollen Vergleich auf der Grundlage des Faktors Ethnizität durchführen zu können, wurden – wie auch für die vergleichende Auswertung des SCL-90-R-Daten und der Ergebnisse der subjektiven Krankheitstheorie – vergleichbare Untergruppen gebildet, die eine ähnliche sozio-demographische Zusammensetzung aufweisen sollten:

1. Teilstichprobe der 30-50jährigen Patientinnen (im Ergebnis der Selektion: Vergleich von 106 türkischstämmigen mit 184 deutschen Frauen),

2. Angleichung nach Schulbildung (218 türkische vs. 250 deutsche Patientinnen),

3. Angleichung nach Erwerbsgruppen (260 Migrantinnen, 269 Deutsche),

4. Teilstichprobe der Patientinnen mit Haupt- und Realschulabschluß (173 türkischstämmige, 164 deutsche Frauen),

5. Teilstichprobe Patientinnen mit gutartigen Erkrankungen (140 türkische und 199 deutsche Frauen),

6. Teilstichprobe der erwerbstätigen Frauen (73 türkischstämmige, 165 deutsche Patientinnen).

Nur zwischen diesen sechs Teilstichproben wurde ein deutsch-türkischer Vergleich angestellt. Es zeigt sich auch nach dieser ‚Homogenisierung' ein deutlicher Unterschied entsprechend der ethnischen Zugehörigkeit: In der Gruppe der türkischen Migrantinnen gibt es jeweils signifikant weniger Frauen mit guten bzw. mittleren Kenntnissen zu den abgefragten Themen.

Dies wird durch eine Befragung von türkischen Migrantinnen in London zu den Themen Kontrazeption, weibliche Körperfunktionen, vaginale Infektionen, Menopause und Hormonersatztherapie bestätigt (Layzell u. England 1999). Die Interviewer stellten ebenfalls ein Fehlen von Basiskenntnissen fest, aber auch ein großes Interesse an (muttersprachlichen) Informationsmaterialien zu diesen Fragen.

Nachdem wir konstatieren können, daß Migrantinnen, auch die, die in Deutschland zur Schule gegangen sind, ein geringeres Basiswissen über das weibliche Genitale, seine Funktion usw. haben, muß ebenfalls festgehalten werden, daß es auch in der Gruppe der deutschen Frauen eine Reihe von Unklarheiten und mangelnde Basiskenntnisse gab.

Man muß wohl realistischerweise davon ausgehen, daß insgesamt nur ein geringer Teil (in der Studienpopulation ca. 13%) der Patientinnen über gute bzw. sehr gute Basiskenntnisse zu spezifischen weiblichen Körperfunktionen, Anatomie, Vorsorge, Verhütung u. ä. verfügt und daß dieser Anteil im türkischen Patientinnenkollektiv noch niedriger ist (3% im befragten Teilkollektiv).

Das Genitale stellt besonders für islamisch geprägte Frauen mehr noch als für europäische einen schambesetzten Tabubereich dar, über den fast immer nur mit Gleichaltrigen des gleichen Geschlechts oder aber mit ,Experten' gesprochen werden kann. Daß Mütter für türkische Mädchen eine untergeordnete Rolle als Vertrauensperson oder auch als Informationsquelle für Wissen über den weiblichen Körper spielen oder spielten, stellte auch Mih (1999) fest, die dieses Phänomen auf ,Scham und Respekt der Jüngeren gegenüber den Älteren' zurückführt. Über das Auftreten der Menstruation hatte in Mihs Untersuchung nur eine von 60 türkischen Frauen mit ihrer eigenen Mutter gesprochen, 74% der von ihr befragten Frauen hatten überhaupt kein Aufklärungsgespräch und bei 23% waren die Gesprächspartnerinnen andere Frauen.

Wenn türkische Patientinnen ihre Ehemänner als Vertrauensperson und Informationsquelle für ihre Kenntnisse über den weiblichen Körper angeben, so ist dabei zu berücksichtigen, daß auch der ,Respekt und die Scham der Frau gegenüber dem Mann' in diesen Gesprächen sicherlich nicht ohne Wirkung bleibt. Gleichzeitig ist anzunehmen, daß auch Männer in der Türkei in ähnlicher Weise aufgeklärt wurden, also über unzureichende Kenntnisse verfügen. Der Vergleich der Gruppe türkischer Frauen, die als Informationsquelle ihren Ehemann/Partner angegeben haben, mit den anderen türkischstämmigen Migrantinnen ergab in diesem Teilkollektiv keinen besseren oder schlechteren Wissensstand.

Ähnlich wie in der hiesigen Gesellschaft ist die ‚öffentliche' Benennung der Genitalien häufig schambesetzt. Für viele türkische Frauen sind es ‚unaussprechbare' Worte. Es fällt auf, daß den türkischen Migrantinnen die deutschen Begriffe für ihre Geschlechtsorgane oft geläufiger sind als ihre türkischen Entsprechungen. Offenbar wird Wissen über den weiblichen Körper und seine Funktionen den Frauen eher in deutscher Sprache vermittelt. Kontakte und Gespräche mit Frauenärzten und für die zweite Migrantinnengeneration auch mit Lehrern sind dabei eine wichtige Informationsquelle.

Mehr noch als einheimische Frauen sind Migrantinnen durch die Erkrankung und den Klinikaufenthalt aus ihrer gewohnten Alltagswelt herausgenommen. Da Laienwissen und subjektive Konzepte über die Erkrankung in der Klinik im allgemeinen nicht beachtet werden, wird ihnen im Krankenhaus vermutlich in besonderem Maße ihr eigenes Unwissen bewußt. Sie erleben sich verstärkt als fremd und abhängig und verhalten sich häufig entsprechend dem Klischee der ‚gott-, schicksals- und arzt-ergebenen' Patientin.

Diese Art der Compliance nützt jedoch weder den Ärzten noch den Patientinnen, denn gerade die Nachvollziehbarkeit und Durchschaubarkeit von Ereignissen sowie das Erkennen eigener Handlungsmöglichkeiten stellt nach Antonovsky (1997) ein wesentliches Merkmal für Bewältigungsmöglichkeiten einer Krankheit und auch für die Förderung der Gesundheit dar (Bengel et al. 1998).

Im Prinzip könnte natürlich der Klinikaufenthalt zur Verbesserung der Basiskenntnisse über der weiblichen Körper genutzt werden. Die Konfrontation mit einer Erkrankung kann als Umbruchphase im Leben verstanden werden, in der Frauen besonders offen für Informationen sind (Gille 1997). In der Realität verstreicht diese Zeit jedoch meist ungenutzt und selbst mit der Ergebnis der ‚zielorientierten' Aufklärung über Diagnose und Therapie der eigentlichen Erkrankung (z. B. vor und nach einer Operation) kann man häufig nicht zufrieden sein.

4.6.2   Laienwissen über gesundheitliche Protektiv- und Risikofaktoren

Während die Patientinnen in der Fragebogenuntersuchung ausschließlich zu ihrem Wissen über spezifische weiblich Körperfunktionen und gynäkologische Vorsorgeuntersuchungen befragt wurden, konzentrierte sich die Fragestellung in den Interviews auf das Laienwissen der Patientinnen zu gesundheitlichen Protektiv- und Risikofaktoren. Die interviewten Patientinnen deutscher und türkischer Herkunft hatten die Gelegenheit, ihre Vorstellungen von dem, was sie für gesundheitsförderlich bzw. gesundheitsschädlich hielten, ausführlich darzulegen. Angesichts der besonderen Situation der Befragung in einer Klinik ist davon auszugehen, daß sich die befragten Frauen aufgrund ihrer aktuellen Konfrontation mit einer Gesundheitsstörung mehr als zu anderen Zeiten mit dem Thema Gesundheit und Krankheit und der Frage, was kann ich tun, um gesund zu bleiben oder gesund zu werden, auseinandersetzten.

Anhand der spontan geäußerten Aussagen der Patientinnen auf die Fragen *„Wie müßte man leben, um gesund zu bleiben?"* und *„Was denken Sie, ist für die Gesundheit schädlich?"*, wurden Kategorien gebildet werden, die sich nicht immer an den gängigen Kriterien wie: Gesundheitsverhalten, Persönlichkeitsfaktoren, Lebensweise, Umwelt etc. orientierten, sondern aus den Interviewtexten gebildet wurden, um das Spezifische im ‚interkulturellen' Vergleich der beiden Patientinnengruppen herausarbeiten zu können.

Gesundheitliche Protektivfaktoren im Bewußtsein der Patientinnen

Auf die Frage zum Wissen über gesundheitliche Protektivfaktoren wurden von den 50 befragten türkischsprachigen Immigrantinnen insgesamt 135 und von den 50 deutschen Frauen insgesamt 132 Kriterien genannt, die den verschiedenen Kategorien zugeordnet werden konnten. Allen Interviewpartnerinnen fielen in den Gesprächen eine Vielzahl von gesundheitsförderlichen Faktoren ein, nur einige deutsche Frauen (5 Nennungen) waren der Ansicht, daß man selbst nichts tun könne, um seine Gesundheit günstig zu beeinflussen, da Krankheiten aufgrund von ‚Veranlagung' entstünden.

In der folgenden Grafik (Abb.4.6.4) sind die von den Patientinnen genannten Kategorien näher aufgeschlüsselt. Eine Betrachtung der Häufigkeitsverteilung bezüglich dieser Schwerpunkte ermöglicht sowohl einen quantitativen als auch einen qualitativen Vergleich zwischen den Aussagen der Frauen deutscher und türkischer Herkunft.

Abb. 4.6.4: Wissen über gesundheitliche Protektivfaktoren

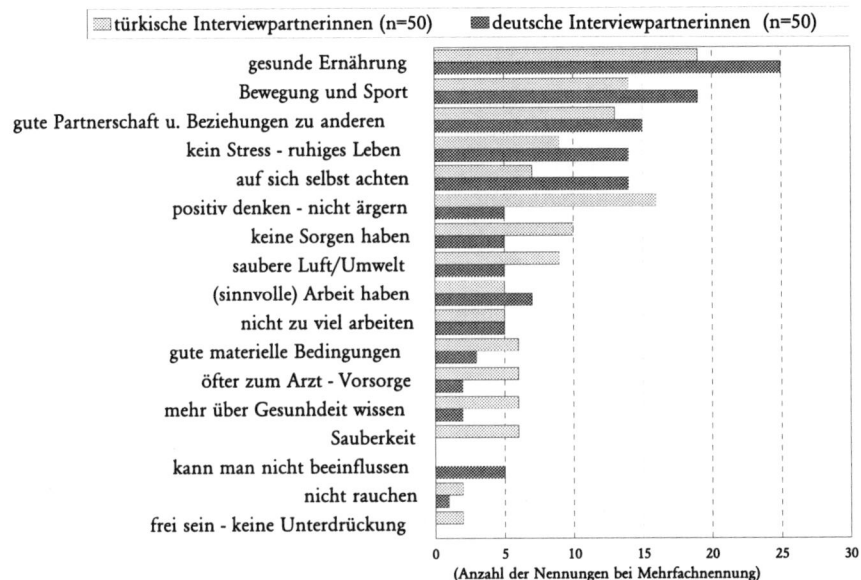

(Anzahl der Nennungen bei Mehrfachnennung)

Ernährung

In beiden Vergleichsgruppen wurden am häufigsten der Faktor ‚Ernährung' als maßgeblicher Einflußfaktoren für die Gesunderhaltung genannt, von deutschen Frauen jedoch etwas häufiger als von den Immigrantinnen. Auch die Vorstellung von ‚gesunder Ernährung' variierte zwischen den Vergleichsgruppen nicht erheblich. Es fiel lediglich auf, daß von den Patientinnen türkischer Herkunft häufiger fettarmes Essen als gesundheitsförderlich genannt wurde.

Bewegung

Auch der Faktor ‚Bewegung und Sport' wurde in beiden Gruppen häufig genannt und nahm bei den deutschen den zweiten bei den Immigrantinnen den dritten Platz in der Rangliste gesundheitsförderlicher Faktoren ein.

Positives Denken

Im Bewußtsein der Immigrantinnen war die Vorstellung, daß positives Denken und eine optimistische Grundeinstellung vor dem Krankwerden schützen könne, sehr viel stärker vertreten als bei den deutschen Frauen. Bei den Immigrantinnen waren dabei Äußerungen wie ‚sich nicht alles zu Herzen nehmen' oder ‚sich nicht ärgern' ebenso häufig zu hören wie eher verdrängende Konzepte wie z.B. ‚nicht viel über Problem nachdenken' oder ‚ lieber vor Problemen flüchten'. Die Annahme, daß allgemeiner Kummer krank mache, fand sich häufiger bei den Patientinnen türkischer Herkunft, die entsprechend äußerten, daß man ‚keine Sorgen oder Probleme haben dürfe', um gesund zu bleiben.

Gute Beziehungen zu anderen Menschen

Für beide Vergleichsgruppen war der Aspekt einer guten Partnerschaft und guter Beziehungen zu anderen Menschen relevant. Während sich bei den deutschen Frauen die meisten Aussagen auf die Ehe oder Partnerschaft (‚glückliche Ehe') bezogen, fiel bei den Immigrantinnen die Betonung der ‚Harmonie in der Familie' auf. Allerdings wurde in beiden Gruppen auch die Bedeutung darüber hinausgehender ‚guter sozialer Kontakte' für die Gesundheit mehrfach benannt.

Arbeit haben

Die Arbeit wurde von beiden Patientinnengruppen in gleichem Maße in die Überlegungen einbezogen. Dabei war zu erkennen, daß einerseits die Tatsache überhaupt ‚eine Arbeit zu haben' oder ‚einer sinnvollen Arbeit' nachzugehen genannt, aber andererseits Arbeitsüberlastung als gesundheitsschädlich gesehen wurde (‚keine Doppelbelastung', ‚nicht zu viel Arbeit', ‚am besten gar nicht arbeiten').

Kulturspezifische Unterschiede in den Vorstellungen zu Protektivfaktoren

Besonderheiten bei den deutschen Frauen

Die Vorstellung, daß ein ruhiges und streßfreies Leben und die ‚Ausgewogenheit zwischen Arbeit und Entspannung' für die Gesunderhaltung wichtig sei, wurde von deutschen Patientinnen deutlich häufiger genannt. Auch die Notwendigkeit stärker auf die eigenen Bedürfnisse zu achten und diese auch gegenüber anderen durchzusetzen, wurde von den deutschen Frauen öfter erwähnt. Äußerungen wie ‚man muß sich rausnehmen, wenn es nötig ist' oder ‚erst für eigene Zufriedenheit sorgen' sowie ‚Nein-sagen, wenn einem etwas nicht paßt' waren nur von deutschen Patientinnen genannt.

Besonderheiten bei den türkischsprachigen Frauen

Von den interviewten Immigrantinnen dagegen wurde neben der stärkeren Betonung einer optimistischen Grundeinstellung und der Freiheit von Kummer und Sorgen der Wunsch bzw. die Notwendigkeit, mehr über Gesundheit zu wissen, sowie regelmäßigere Kontakte zu Ärzten genannt. Darüber hinaus spielt in Bewußtsein der Patientinnen türkischer Herkunft die Sauberkeit, sowohl hinsichtlich der sauberen Luft und Umweltfaktoren als auch bezüglich der Sauberkeit und Hygiene, eine wesentlich wichtigere Rolle. Sauberkeit wurde in diesem Sinne von deutschen Frauen überhaupt nicht mit Gesundheit in Verbindung gebracht. Als immigrantinnenspezifische Konzepte können ebenfalls Aussagen, die sich auf die äußeren Lebensbedingungen beziehen (‚Freiheit von Unterdrückung' u. ä.), sowie die stärkere Bewertung guter materieller Bedingungen identifiziert werden.

Die nachfolgende Tabelle (4.6.7) ermöglicht einen Überblick über die Dimensionen und Ausprägungen der Äußerungen zu den verschiedenen Kategorien in den beiden Vergleichsgruppen und bietet Einblick in einen Auswertungsschritt bei der Analyse der Patientinneninterviews. (Sich wiederholende Aussagen in den einzelnen Gruppen wurden getilgt, jede neue Formulierung der Frauen wurde in der Skizze belassen.)

Tab. 4.6.7: Gesundheitliche Protektivfaktoren im interkulturellen Vergleich

Kategorien	Türkischsprachige Interviewpartnerinnen (n=50)	Deutsche Interviewpartnerinnen (n=50)
Bewegung, Sport	Sport treiben, Bewegung	Bewegung, Sport Gegenpol zu geistiger Arbeit,
(sinnvolle) Arbeit haben	Arbeit haben, Geld verdienen, eine gute Arbeit bekommen	Arbeit Spaß an Arbeit, Befriedigung im Beruf, aktiv sein, Sinnvolles tun
nicht zu viel arbeiten	keine Doppelbelastungen, ohne Arbeit alles haben, nicht viel arbeiten	mehr Freizeit, nie arbeiten, nur schöne Dinge tun, nicht viel arbeiten
gute Lebens- bedingungen, genug Geld	gutes Leben und Geld haben, ausreichend Geld, weder arm noch reich	unter guten Bedingungen leben, gute Wohnbedingungen
kein Streß, ruhiges Leben	kein Streß, Streß vermeiden, ruhiges Leben	kein Streß, ruhiger treten, Zeit und Ruhe haben, Ausgewogenheit zwischen Arbeit und Ent- spannung
auf sich selbst achten	mehr auf sich achten, auf sich selbst aufpassen, Zeit für sich nehmen, sich Freude gönnen	auf eigenen Bedürfnisse achten, sich 'rausnehmen wenn nötig, Aufmerksamkeit u. Zeit für sich selbst, erst für eigene Zufriedenheit sorgen, gut auf sich achten, für sich sorgen, nein sagen, Probleme rausbringen, eigene körperliche und psychische Be- dürfnisse berücksichtigen, nicht auf alles verzichten
positiv denken, nicht ärgern	nicht alles zu Herzen nehmen, aber das ist Charaktersache, sich nicht ärgern, nicht über Probleme nachdenken, positiv denken und anpacken, fröhlich sein, sich selbst keinen Streß machen, sich nicht aufregen, vor Problemen lieber flüchten	positiv denken, aus allem das Beste machen, sich nicht ärgern
keine Sorgen haben - glücklich sein	keine Probleme, kein Kummer, glücklich sein	keine Probleme, keine Sorgen haben, Zufriedenheit

Ernährung	Diät halten, gesunde Ernährung, Gemüse, gutes Essen, auf Ernährung achten, gesunde Nahrung wie vor 100 Jahren, nicht fett essen, Obst	viel Obst, Vitamine normal essen, wenig Fett, aufs Essen achten, gesunde Ernährung, keine Fertigprodukte, Rhythmus haben, regelmäßige Mahlzeiten, ausgewogene Ernährung, vegetarische Ernährung, wenig Süßes essen
öfter zum Arzt, Vorsorge	Regelmäßige Arztbesuche, Vorsorgeuntersuchungen	Vorsorgeuntersuchung
mehr Gesundheitswissen	mehr über Gesundheit wissen, wissen was man tun muß, mehr Informationen	Info über richtige Ernährung bessere Info über Gesundheit
gute Partnerschaft und Beziehungen zu anderen	gute Ehe, Liebe, mit der Familie gut verstehen, nahestehende Menschen haben, Harmonie mit anderen, in der Familie nicht streiten, sich mit den anderen verstehen	glückliche Ehe, sexuelle Befriedigung, glückliche Beziehung, gute familiäre Bedingungen, Gesprächspartner haben, kein Streit in Partnerschaft, kein Wettkampf zwischen Mann und Frau, mit sich selbst und der Umwelt in Frieden leben, soziale Kontakte, Freunde
saubere Luft, saubere Umwelt	nicht in der Großstadt, saubere Luft, saubere Umwelt, frische Luft	saubere Luft, saubere Umwelt, frische Luft
Sauberkeit	Hygiene, Sauberkeit	
frei von Unterdrückung	frei sein, keine Unterdrückung, kein Krieg	
nicht beeinflußbar		kann man nicht beeinflussen, Veranlagung

Gesundheitliche Risikofaktoren im Bewußtsein der Patientinnen

Auf die Frage nach gesundheitsschädlichen Faktoren ergab sich beim Vergleich der Antworten der Interviewpartnerinnen deutscher und türkischer Herkunft im

Gegensatz zu den Vorstellungen von gesundheitsförderlichen Bedingungen und Verhaltensweisen eine recht große Varianz, so daß sich deutlichere Unterschiede für die Risikofaktoren im Bewußtsein der Frauen aufzeigen lassen (Abb.4.6.5.) Lediglich beim insgesamt meist genannten Risikofaktor ‚Rauchen von Tabakprodukten' war in beiden Vergleichsgruppen eine fast vollständige Übereinstimmung festzustellen.

Abb. 4.6.5: Wissen über gesundheitsschädliche Faktoren

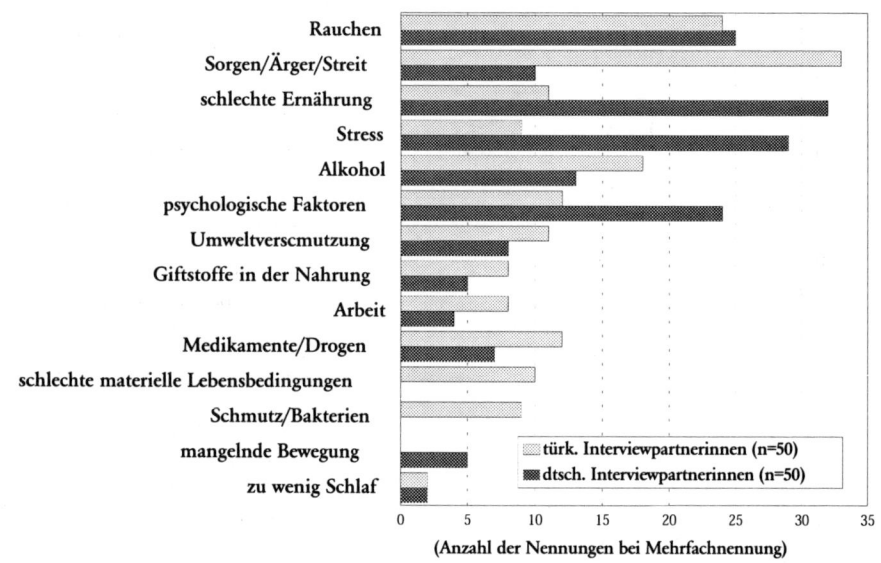

(Anzahl der Nennungen bei Mehrfachnennung)

Besonderheiten bei den deutschen Frauen

Die von den deutschen Patientinnen genannten Risikofaktoren konnten vor allen drei weiteren Kategorien zugeordnet werden:

Streß

Unter Streß wurden die im Zusammenhang mit ‚Arbeitsüberlastung', ‚Hektik', ‚unruhiges Leben', sowie Probleme der ‚Vereinbarkeit von Familie und Beruf' und ‚Doppelbelastung' genannten Vorstellungen zu Risikofaktoren zusammengefaßt. Auffällig war, daß bei den deutschen Patientinnen Streß vor allem in Verbindung mit dem Arbeitsplatz erwähnt wurde.

Ernährung

Als gesundheitsschädliche Ernährungsweise wurden vor allem ‚unausgewogenes Essen', ‚ Kaffee', ‚Zucker' sowie ‚fettes Essen' genannt.

Psychologische Risikofaktoren

Etwa der Hälfte der deutschen Interviewpartnerinnen nannten gegenwärtige psychologische Belastungen sowie Belastungen aus der Vergangenheit wie ‚miserable Familienverhältnisse' oder ‚miese Kindheit' . Auch spezifische Persönlichkeitsfaktoren wie ‚sein eigenes Ich in den Hintergrund stellen', übertriebenes Pflichtgefühl', ‚sich für alles verantwortlich zu fühlen' wurden von den deutschen Frauen als gesundheitsschädlich oder beeinträchtigend genannt.

Besonderheiten bei den türkischsprachigen Frauen

Sorgen und Ärger

Im Bewußtsein der befragten Immigrantinnen standen andere Risikofaktoren im Vordergrund. Hier wurden vorwiegend Sorgen und Ärger in der Familie in ihrer negativen Auswirkung auf die Gesundheit genannt (‚Kummer', Streit in der Familie', Ärger mit anderen').

Gifte und Drogen

Auch Alkohol, Umweltverschmutzung, Giftstoffe in Nahrungsmitteln sowie Medikamente und Drogen wurden von den Frauen türkischer Herkunft häufiger als gesundheitsschädliche Faktoren ins Gespräch gebracht. Auffällig war bei letztgenannter Kategorie, daß der Anteil der Frauen, die ‚Medikamente' als

Risikofaktor benannt hatten, bei den Immigrantinnen deutlich höher lag, während die deutschen Frauen hier vorwiegend ‚illegale Drogen' ansprachen.

Arbeitsbelastung

Hinsichtlich der Belastungsfaktoren durch die Arbeit ließen sich deutliche Unterschiede in den damit verbundenen Vorstellungen der Frauen erkennen. Für die Frauen türkischer Herkunft stand vor allem die ‚körperlich schwere Arbeit' oder das Problem der Arbeitslosigkeit ‚keine Arbeit haben und nur herumsitzen') im Vordergrund, während deutsche Frauen eher ‚Überlastungen aufgrund von neuen Anforderungen' oder durch ‚zu viel Arbeit' nannten.

Schlechte Lebensbedingungen

Von den Patientinnen türkischer Herkunft wurden darüber hinaus Risikofaktoren genannt, die im Bewußtsein der deutschen Frauen überhaupt keine Rolle spielten. So wurden hier schlechte materielle Lebensbedingungen wie ‚nicht genug Geld haben' oder ‚Armut' sowie der negative Einfluß mangelnder hygienischer Verhältnisse wie ‚Schmutz' und ‚Bakterien' auf die Gesundheit genannt.

Diese Ergebnisse lassen Rückschlüsse auf die tatsächlichen Unterschiede in den Lebensbedingungen der verglichenen Frauengruppen zu, die die Wahrnehmung von Risikofaktoren beeinflussen. So ergeben sich je nach Art der Arbeitsplätze, die die Frauen inne haben, bzw. nicht inne haben entsprechende Belastungsfaktoren.

Die Betonung der Risikofaktoren in Verbindung mit schlechteren hygienischen Verhältnissen und materiellen Lebensbedingungen hängen einerseits mit den Verhältnissen im Herkunftsland aber auch mit der größeren Gefahr des sozialen Abstiegs bei den Immigrantinnen im Einwanderungsland zusammen.

Die Erörterung der Risiko- und Protektivfaktoren wurde in den Interviews mit der Frage abgeschlossen, ob sich die Patientinnen in ihrem Alltagsleben bisher eher gesundheitsbewußt verhalten haben oder nicht. Ein Vergleich zeigte dabei keine Unterschiede zwischen den Antworten der Patientinnen deutscher und türkischer Herkunft. In jeder Gruppe war jeweils nur ein Drittel der Ansicht, sich bisher ‚gesundheitsbewußt' zu verhalten und Gesundheitsrisiken zu vermeiden.

Klinikaufenthalt als Umbruchphase – Vorhaben für die Gesundheit

In der Gesprächen mit den Patientinnen wurde deutlich, daß der Klinikaufenthalt bzw. die Auseinandersetzung mit einer Gesundheitsstörung bzw. Erkrankung eine Art Umbruchphase darstellte und damit ein Anlaß war, sich mit der eigenen Lebensführung neu auseinanderzusetzen.

Dabei wurde der Wunsch, sich selbst mehr für die eigene Gesundheit zu engagieren, in vielfacher Weise artikuliert. In Zahlen läßt sich diese Situation verdeutlichen: 84% der interviewten Immigrantinnen und 83% der deutschen Patientinnen äußerten ihr Interesse und Bedürfnis, gesundheitsförderliche Aktivitäten jetzt stärker in den Vordergrund zu rücken.

Ein Vergleich der Vorhaben der Frauen deutscher und türkischer Herkunft zeigt, daß diese sich stark an den in den jeweiligen Gruppen vorrangig genannten Protektivfaktoren orientierten. Darüber hinaus wurde deutlich, daß die Absichten der Patientinnen einen sehr konkreten Bezug zu der im Zusammenhang mit der eigenen Erkrankung gemachten Erfahrungen aufwies (Abb. 4.6.6).

Abb. 4.6.6: Was soll sich im Gesundheitsverhalten ändern?
     Vergleich der Vorhaben deutscher und türkischer Patientinnen

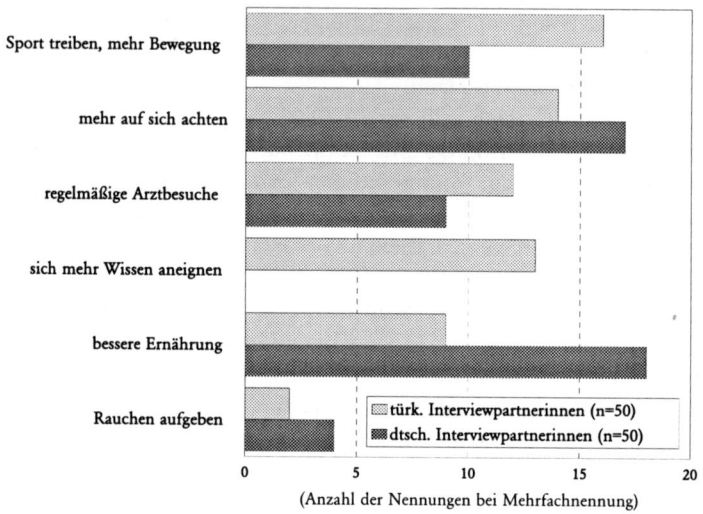

(Anzahl der Nennungen bei Mehrfachnennung)

So wurde von einem Großteil der Patientinnen das Ziel, jetzt ‚mehr auf sich zu achten' oder ‚sich selbst besser wahrnehmen' zu wollen, genannt. Auch ‚mehr Bewegung' und sportliche Aktivitäten, wie regelmäßige Gymnastik oder Schwimmen, standen bei den Frauen beider Gruppen im Mittelpunkt der Überlegungen.

Für die deutschen Patientinnen war der Aspekt der ‚Ernährung' besonders relevant. Dabei standen vor allem mehr ‚vitaminreiche Kost' und ‚Ausgewogenheit beim Essen' auf der Liste der Vorhaben.

Von den Patientinnen türkischer Herkunft wurde häufiger der Aspekt der ‚regelmäßigen Arztbesuche' genannt. Darüber hinaus wurde in dieser Gruppe der Wunsch nach ‚mehr Wissen' im Kontext von Gesundheit und Krankheit betont, der bei den deutschen Frauen keine Erwähnung fand.

Von den befragten 50 Migrantinnen äußerten 13 Frauen den Wunsch, sich jetzt intensiver um eine Verbesserung ihrer deutschen Sprach- und gesundheitsrelevanten Kenntnisse bemühen zu wollen. Insbesondere für diese Patientinnen, die vorwiegend der ersten Immigrantinnengeneration angehörten, hatte der Klinikaufenthalt eine besondere Herausforderung an die eigenständige Bewältigung einer neuen Situation dargestellt. In einer medizinischen Einrichtung, wo Laienwissen nicht zählt, waren sie in besonderem Maße mit der Wahrnehmung ihres eingeschränkten Handlungsspielraums und ihres eigenen Unwissens konfrontiert, so daß sich der starke Wunsch nach ‚mehr Wissen' und damit auch mehr Handlungskompetenz auch dadurch erklärt.

Diskussion der Ergebnisse zum Laienwissen über gesundheitliche Protektiv- und Risikofaktoren

Während sich hinsichtlich des Wissens über Anatomie und Funktionen des weiblichen Körpers erhebliche Defizite bei den Immigrantinnen feststellen ließen, verfügten die befragten Patientinnen beider Vergleichsgruppen über ein vielfältiges Laienwissen und umfangreiche Kenntnisse über gesundheitsförderliche und - schädliche Faktoren.

Das subjektive Laienwissen wurde im Gegensatz zu dem relativ festgelegten und allgemeingültigen anatomie- und funktionsbezogenem Wissen nicht mittels Fragebogen sondern anhand von Interviews erfragt, wobei die Patientinnen zur Darlegung ihrer Sichtweisen bewegt wurden, ohne dabei durch Kategorien wie ‚richtig' oder ‚falsch' beeinflußt zu sein.

Interkulturelle Vergleichsstudien zum Alltagswissen über Gesundheit liegen kaum vor. Bei Flick, Hoose u. Sitta (1998) wird darauf verwiesen, daß das Verständnis von Gesundheit und Krankheit, unabhängig von dem jeweiligen kulturellen Kontext, gleich sei, da es sich um universelle Phänomene handele. In ihrem Vergleich der Gesundheitsvorstellungen deutscher und portugiesischer Frauen stellten sie aber einen Einfluß der Lebenssituation auf das Gesundheitsverhalten fest, daß auch durch unterschiedliche Zugangsmöglichkeiten zu Wissen und Versorgungseinrichtungen gekennzeichnet war.

Die Ergebnisse unserer Interviews weisen auf die Abhängigkeit der subjektiven Konzepte zu gesundheitlichen Protektiv- und Risikofaktoren von den spezifischen Lebensbedingungen deutscher und türkischsprachiger Frauen sowie auf den universellen Einfluß von derzeit in Medien diskutierten Aspekten zur Gesunderhaltung hin.

Im Bewußtsein beider Vergleichsgruppen stellten gute Ernährung, Bewegung und Sport sowie gute Beziehungen zu anderen Menschen die wichtigsten Protektivfaktoren dar. Während deutsche Frauen die Bedeutung eines streßfreien Lebens und die Ausgewogenheit zwischen Arbeit und Entspannung sowie die Beachtung individueller Bedürfnisse hervorhoben, betonten die Immigrantinnen die gesundheitsfördernde Bedeutung einer optimistischen Grundeinstellung, guter materieller Bedingungen und eines sorgenfreien Lebens, Freiheit von Unterdrückung, sauberer Umwelt und Hygiene, guter Kenntnisse über Gesundheit sowie der größerer Beachtung eigener Bedürfnisse und regelmäßigerer Arztbesuche. Hinsichtlich der Selbstaufmerksamkeit stand bei den deutschen Frauen die psychische Dimension im Vordergrund, während türkischsprachige Frauen eher die Beachtung körperlicher Symptome betonten.

Bezogen auf die Risikofaktoren zeigte der Vergleich nur in Bezug auf das Rauchen eine Übereinstimmung in beiden Gruppen. Bei den weiteren als gesundheitsschädlich benannten Faktoren spiegelten sich die unterschiedlichen Lebensbedingungen der Frauen deutlich wieder. So waren neben ungesunder Ernährung im Bewußtsein der deutschen Patientinnen Streß in der Arbeitswelt und psychische Belastungen vorrangige Krankheitsverursacher. Die Patientinnen türkischer Herkunft stellten völlig andere Konzepte, wie schlechte materielle Lebensbedingungen, schwere körperliche Arbeit, Sorgen und Ärger, Medikamente, Alkohol und Drogen, Umweltverschmutzung, Giftstoffe in Nahrungsmitteln und am Arbeitsplatz sowie mangelnde Hygiene in den Vordergrund.

Während der starke Einfluß psychischer Faktoren und ein psychosomatisches Verständnis von Gesundheit und Krankheit (Strittmacher u. Bengel 1996) für die deutschen Patientinnen bestätigt werden kann, zeigte sich bei den Immigrantinnen eine deutlich höhere Bewertung äußerer Einflußfaktoren. Insbesondere die Betonung schwerer Arbeitsbedingungen und materieller Sorgen sowie der Einfluß von toxischen Stoffen und Umweltbelastung ließen sich als immigrantinnenspezifische Risikowahrnehmungen identifizieren. Gesellschaftsbedingte Einflußfaktoren auf die Gesundheit wie Lebensstandard, Einkommensverhältnisse und die nicht vorhandene Arbeitslosigkeit, gesellschaftliche Strukturen und hygienische Verhältnisse (Blaxter 1990) waren für die türkischsprachigen nicht aber für die deutschen Patientinnen bedeutsam.

Der Aspekt der eigenen Beeinflußbarkeit von Gesundheit und Krankheit (Strittmacher & Bengel 1996) bestätigte sich eher für die deutschen Patientinnen, während die von den Immigrantinnen genannten äußeren Risikofaktoren als kaum veränderbar betrachtet wurden. Verschiedene Autoren verweisen auf die Abhängigkeit individueller Konzepte von Alter oder sozialer Schicht (Stacey 1989), wobei Unterschichtangehörige häufiger Vorstellungen über einen schicksalhaften Verschleiß des Körper hatten und bei mittleren und höheren Schichten eher die Auffassung herrschte, mit gesundheitsbezogenem Verhalten die eigene Gesundheit positiv beeinflussen zu können (Blaxter 1990).

Für Türken stelle Özelsel (1990) fest, daß sie im Gegensatz zu Deutschen weitgehend davon ausgingen, daß der Krankheitsverlauf nicht durch eigenes Verhalten oder die Qualität sozialer Beziehungen mit beeinflußt werden kann. Es scheint hier nötig, zwischen veränderbaren und unveränderlichen Aspekten zu unterscheiden und mögliche Veränderungsprozesse bei Immigrantinnen zu beachten, denn der Aspekt der sozialen Beziehungen stellte auch im Bewußtsein der interviewten Immigrantinnen türkischer Herkunft einen der wichtigsten Protektivfaktoren dar.

4.6.5   Patientinnenwissen vor und nach ärztlicher Aufklärung

Rahmenbedingungen der Aufklärung

Während an die ärztliche Aufklärung z. B. vor einem operativen Eingriff vor allem inhaltliche und juristische Mindestanforderungen gestellt werden, ist dieses Gespräch auch wesentlicher Teil der Arzt-Patienten-Beziehung. Ärztlicher Fachkompetenz, Erfahrung und (hoffentlich) Empathie für die Gesamtsituation und die Befindlichkeit der Patientin stehen auf Seiten der Patientin Beschwerden, Angst und Ungewißheit gegenüber (Bodden-Heidrich 1999).

Verschiedene Untersuchungen haben gezeigt, daß das Informationsbedürfnis von Patienten im Krankenhaus relativ groß ist (Wimmer et al. 1982, Raspe 1983, Ebert-Hampel 1983, Garden 1996). Nach einer Untersuchung von Raspe (1983) wollen mindestens 80% der Patienten in einer Klinik uneingeschränkt über ihre Diagnose, bevorstehende Untersuchungs- und Behandlungsmaßnahmen, die damit verbundene Risiken und die Prognose informiert werden. Begründet wird dies in erster Linie mit dem Streben nach psychischer Sicherheit und Beruhigung sowie dem Bedürfnis nach praktischer und kognitiver Orientierung.

Andererseits konnte in einer Studie von Sulmasy (1994) im Anschluß an die Aufklärung nur etwas mehr als die Hälfte der Patienten mindestens ein Operationsrisiko benennen und nur 70% kannten die Indikation für ihren Eingriff. Tatsächlich hielten sich zwar fast alle Patienten für umfassend aufgeklärt, es gab jedoch nur jeder zweite Patient an, über alternative Therapiemöglichkeiten informiert worden zu sein. In anderen Untersuchungen konnte beispielsweise trotz Aufklärungsgespräch jeder fünfte Patient nicht sagen, welche chirurgischen oder Anästhesierisiken die bevorstehende Operation hat (Pérez-Moreno 1998), bzw. jede vierte der befragten stationären Patientinnen ihre Diagnose nicht richtig benennen (Wolf 1996).

Raspe (1983) fand bei einem Vergleich des (subjektiven) Patientenwissens mit den objektiven ärztlich dokumentierten Daten aus Krankenakten, daß etwa die Hälfte der befragten Krankenhauspatienten über ihre Diagnose gut und ein Fünftel schlecht Bescheid wußte. In älteren Studien fanden sich eine z. T. deutlich höhere (Palmer 1966, Hugh-Jones 1964, zit. nach Raspe 1983) oder ähnlich hohe Übereinstimmung (Engelhardt 1973, Snyder 1974). Migranten waren in den zitierten Arbeiten als besondere Patientengruppe nicht Gegenstand der Untersuchungen.

Die Voraussetzung für die Wirksamkeit der Einwilligung in einen medizinischen Eingriff ist die rechtzeitige und ausreichende Aufklärung über die Art, die Bedeutung, die Folgen und die Risiken des Eingriffs (sog. *informed consent*, vgl. Franz 1997). Dabei soll nicht medizinisches Fachwissen vermittelt, sondern der Patient in einer seinem Verständnis und seinem Informationsstand angemessenen Weise über die mit dem Eingriff verbundenen Risiken usw. unterrichtet werden (Raspe 1983).

Verschiedene Autoren stellen fest, daß nicht die Qualität detaillierter vermittelter Informationen allein, sondern das tatsächliche intellektuelle und sprachliche Verständnis der Aufklärung maßgeblichen Einfluß z. B. auf die Angstreduktion und damit auf die Stärkung der Patientenautonomie hat (Katz 1986, Sulmasy 1994). Ängstlichkeit und psychische Belastung wirken sich andererseits auf den Informationszuwachs aus. Es konnte gezeigt werden, daß je entspannter und weniger erschöpfter die Patientinnen sich vor und nach dem Aufklärungsgespräch einschätzten, desto mehr Wissen eigneten sie sich im Verlauf des Klinikaufenthaltes an (Ebert-Hampel 1983, Strauß 1984).

Bei einem ausländischen Patienten muß der Arzt gewährleisten, daß die ordnungsgemäße Aufklärung in einer für diesen verständlichen Sprache erfolgt und Mißverständnisse ausgeschlossen werden, bevor der Patient seine wirksame Einwilligung erteilt (Franz 1997). Bei Migranten wird neben der schriftlichen Dokumentation des Aufklärungsgespräches auch die Dokumentation der Sprachkenntnisse empfohlen (Debong 1990).

Aus den dargestellten Überlegungen ergeben sich folgende Fragestellungen für einen Vergleich des Patientenwissens der deutschen und der türkischstämmigen Patientinnengruppe mit den ärztlich dokumentierten Fakten aus den Krankenakten:

- Gibt es Unterschiede im Wissen über die aktuelle Erkrankung in Form der Einweisungsdiagnose und über die geplanten Behandlungsmaßnahmen eher bei deutschen oder eher bei türkischstämmigen Patientinnen?

- Wissen die Patientinnen am Ende des Krankenhausaufenthaltes mehr über ihre Diagnose und Behandlung Bescheid und welche Rolle spielen schicht- und bildungsbedingte Einflüsse auf ggf. vorhandene Kenntnisunterschiede?

- Lassen sich aus einer Nichtübereinstimmung von Einweisungs- und Entlassungsdiagnose Rückschlüsse auf Verständigungsprobleme zwischen dem einweisenden Arzt und der Patientin ziehen?

Methodik

Insgesamt konnten die Krankenakten von allen 262 Patientinnen des türkischstämmigen Kollektivs und 317 Krankenblätter der deutschen Vergleichsgruppe ausgewertet werden. Für die Datenerhebung und -auswertung wurde eine Datenmatrix mit dem Statistikprogramm SPSS erstellt. Aus Einweisungsformularen, Notfalldokumentationen, Anamnesen, Aufklärungsbögen, Operationsberichten und Entlassungsbriefen der archivierten Krankenakten wurden Einweisungsmodus, Einweisungsdiagnosen, Art und Sprache des Aufklärungsbogens, Entlassungsdiagnosen und Therapie erhoben.

Diese objektiven Patientinnendaten wurden mit den per Fragebogen erfaßten Antworten der Patientinnen zu ihrem (subjektiven) Wissensstand gegenübergestellt. Der Fragebogenteil T1, aufzufüllen am Aufnahmetag, enthielt dazu zwei Fragen:

1. *„Aus welchem Grund sind Sie in die Klinik gekommen?"*

2. *„Welche medizinischen Maßnahmen sollen hier in der Klinik bei Ihnen durchgeführt werden?"*

Die Patientinnen waren aufgefordert, diese Fragen möglichst genau zu beantworten. Am Ende des Klinikaufenthaltes (T2) wurde dann beides nochmals abgefragt. Für den Gruppenvergleich wurden auf türkisch beantwortete Fragen ins Deutsche übersetzt und es wurde eine verkürzte Form der Patientinnenantworten erstellt. Neben der Übereinstimmungsprüfung von Einweisungs- und Entlassungsdiagnose wurde das im Fragebogen erfaßte Patientinnenwissen den von ärztlicher Seite dokumentierten Fakten gegenübergestellt (Tab. 4.6.7).

Tab. 4.6.7: Gegenübergestellte Variablen zu Patientinnenwissen vs. Krankenaktendaten

	prätherapeutisches Patientinnenwissen	posttherapeutisches Patientinnenwissen
Einweisungsdiagnose	X	
geplante / durchgeführte Therapie	X	X
Entlassungsdiagnose		X

Der Grad der Übereinstimmung wurde zunächst kategorisiert in der Rangfolge ‚vollständig', ‚teilweise' oder ‚keine Übereinstimmung' bzw. ‚pauschale' oder ‚indifferente Antwort'. Im Doppelblind-Verfahren wurde diese Einstufung von zwei Untersuchern unabhängig voneinander vorgenommen. Die selten vorkommenden Unterschiede im Rating wurden diskutiert und dann im Konsens einer Kategorie zugeordnet (siehe Dissertation G. M. Pette 2000).

Bei der Einstufung des Patientinnenwissens wurde z. B. eine teilweise Übereinstimmung angenommen, wenn die Patientin bei mehreren Diagnosen nur genannt hatte. Als Pauschalantwort wurde Angaben wie ‚Operation' oder ‚Frauenkrankheit' gewertet. Als indifferent galten Antworten, die zeigten, daß die Frage offenbar nicht völlig verstanden worden war, zum Beispiel die Antwort ‚weil das Krankenhaus so gut ist' auf die Frage nach dem Grund der Einweisung. Um die Aussagekraft der Ergebnisse aufgrund teilweise sehr kleiner Fallzahlen in den Untergruppen zu erhöhen, wurde schließlich die fünfstufige Einteilung aufgegeben und eine zusammenfassende Bewertung in ‚vollständige Übereinstimmung' (d. h. gute Kenntnisse im Vergleich zu den dokumentierten Behandlungsfakten) und ‚nicht vollständige Übereinstimmung' (d. h. schlechte oder keine Kenntnisse in Relation zu den dokumentierten Daten), wobei in dieser Gruppe die Kategorien ‚teilweise' und ‚keine Übereinstimmung' sowie ‚pauschale' und ‚indifferente Antwort' zusammengefaßt wurden.

Als mögliche Einflußfaktoren auf das Patientenwissen wurden die Variablen ‚Schulbesuch', ‚Schulabschluß', ‚Sozialstatus', ‚Selbsteinschätzung deutscher Sprachkenntnisse', ‚Lese-/Schreibfähigkeit', ‚Gesundheitswissen' und ‚Migrationsstatus' angenommen. Die Datenanalyse wurde mit Hilfe des Statistikprogrammes SPSS für Windows 8.0 durchgeführt.

Die Auswertung erfolgte im Gruppenvergleich nach Ethnizität (Ausnahme: Migrationsstatus) mit Hilfe von zweidimensionalen Häufigkeitstabellen. Durch Verknüpfung der Merkmale wurde deren Beziehungsstruktur in Kreuztabellen erfaßt und mit dem Chi^2-Test die statistische Signifikanz geprüft. War eine der untersuchten Größen n < 5, wurde Fishers exakter Test verwendet. Bei einer Irrtumswahrscheinlichkeit von p< 0,05 wurden Ergebnisse als statistisch signifikant angenommen.

Ergebnisse und Diskussion

Prätherapeutisches Patientinnenwissen

Kenntnis der Diagnose

Fast zwei Drittel des türkischen Patientinnenkollektivs (n = 234) gegenüber drei Viertel der deutschen Patientinnen (n = 291) kannten die genaue Diagnose, die zu ihrer Einweisung geführt hatte (Abb. 4.6.8).

Abb. 4.6.8: Übereinstimmung des Patientinnenwissens mit der Einweisungsdiagnose

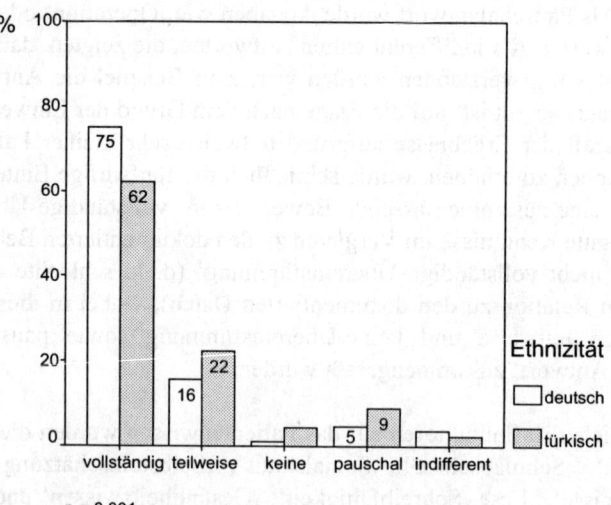

p = 0.001

Die Tabelle 4.6.8 zeigt gegenübergestellt die Patientinnenkenntnis der Einweisungsdiagnose in Abhängigkeit von u.a. soziodemographischen Faktoren.

Tab. 4.6.8: Prätherapeutisch vollständige Kenntnis der (Einweisungs-) Diagnose (in%)

erfragt am Aufnahmetag		deutsche Patientinnen	türkische Patientinnen
Alter	<30 Jahre	91,3	68,5
	30-50 *	78,7	57,3
	>50 *	59,5	51,7
Erkrankung	gutartig *	74,5	56,9
	bösartig	73,4	57,9
	Schwangerschaftsstörung	93,3	70,0
Therapieart	operativ *	74,6	60,7
	konservativ	81,0	67,3
Schulbesuch	nie		55,6
	in Deutschland	75,4	75,0
	in der Türkei		53,5
Schulabschluß	keine Schule	0	55,6
	kein Abschluß	75,0	76,7
	Haupt-/Realschule*	70,1	59,3
	Abitur	81,9	68,8
Erwerbsgruppe	untere	67,6	55,6
	höhere	82,4	76,5
	nicht erwerbstätig	71,2	63,0
Deutschkenntnisse (Selbsteinschätzung)	keine		58,5
	geringe		51,3
	gute	75,1	72,8
Lese- u. Schreibfähigkeit	türkisch mit Hilfe		60,0
	türkisch		56,4
	deutsch mit Hilfe	100	75,0
	deutsch	74,0	68,6
Gesundheitswissen	gering	58,8	53,6
	mittel	75,5	64,6
	gut	77,4	82,8

* = signifikanter Unterschied (d.h., p < 0,05) beim deutsch-türkischen Vergleich

Signifikante Unterschiede gab es nur beim Alter sowie der Erkrankungs- und Therapieart. Außerdem kannten Patientinnen der türkischen Gruppe mit Haupt- bzw. Realschulabschluß ihre genaue Diagnose bei der Einweisung deutlich seltener als Patientinnen deutscher Herkunft. Erwähnenswert sind die Gruppen ohne Entsprechung im deutschen Kollektiv: Das Diagnosewissen vor der Aufklärung war bei den meisten der in Deutschland zur Schule gegangenen Patientinnen gut, nur jeweils ein Viertel kannten ihre Diagnose nicht vollständig. Ohne Schulbildung oder nach Schulbesuch in der Türkei kannte nur jede zweite Patientin die Diagnose. Bei den Gruppen zeigte sich, daß mit höherem Sozialstatus gemessen an der Erwerbsgruppe auch die Einweisungsdiagnose häufiger vollständig bekannt war.

Türkische Patientinnen mit geringen bis schlechten deutschen Sprachkenntnissen kannten ihre genaue Diagnose weniger häufig als Patientinnen der gleichen Gruppe mit guten Sprachkenntnissen. Je geringer das allgemeine Gesundheitswissen, desto weniger häufig kannten die Patientinnen ihre Diagnose vollständig. Signifikante Unterschiede nach ethnischer Herkunft bestanden nicht. Nur jede zweite der türkischen Patientinnen der ersten Generation kannte ihre genaue Einweisungsdiagnose.

Tab. 4.6.9: Prätherapeutische Kenntnis der vollständigen Diagnose nach Migrationsstatus

erste Migrationsgeneration (n=104)	51%
zweite Migrationsgeneration (n=88)	69,3%
nachgezogene Ehefrauen (n=23)	73,9%

Kenntnis geplanter Therapiemaßnahmen

Nur 71% der türkischen (n=234), gegenüber 81% der deutschen Patientinnen
(n=291) konnten zu Beginn des Klinikaufenthaltes genaue Angaben zur jeweils
geplanten Therapie machen (Abb. 4.6.9).

Abb. 4.6.9: Übereinstimmung des Patientinnenwissens mit der geplanten Therapie

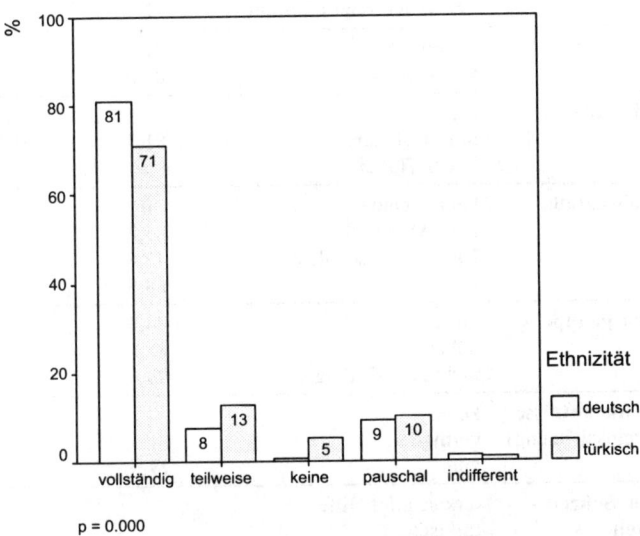

p = 0.000

Einen signifikanten Unterschied in den Kenntnissen gab es in der Altersgruppe bis 30 Jahre, wo über 90% der deutschen, aber nur knapp drei Viertel der
türkischen Patientinnen die geplanten Therapiemaßnahmen vollständig wußten.
Eine gewisse altersabhängige Staffelung des Wissenstandes in beiden Gruppen
ist nachweisbar – die über 50jährigen Patientinnen hatten jeweils die geringsten
Kenntnisse über die geplante Behandlung.

Schwangere Patientinnen hatten am häufigsten genaue Vorstellungen von
der für sie vorgesehenen Therapie. Bei den übrigen Erkrankungsarten kannten
Patientinnen türkischer Herkunft erheblich seltener als Patientinnen der deutschen Vergleichsgruppe umfassend ihre geplante Therapie. So war zwei Drittel
der türkischen Patientinnen, aber über 80% der deutschen Patientinnen mit gutartigen Erkrankungen die geplante Therapie genau bekannt.

Tab. 4.6.10:Prätherapeutisch vollständige Kenntnis der geplanten Therapie (in%)

[erfragt am Aufnahmetag]		deutsche Patientinnen	türkischstämmige Patientinnen
Alter	<30 Jahre *	90,7	72,4
	30-50	83,4	74,7
	>50	70,9	51,9
Erkrankung	gutartig *	82,1	66,1
	bösartig	77,7	57,9
	Schwangerschaftsstörung	92,3	80,7
Therapieart	operativ *	81,2	68,5
	konservativ	80,0	80,0
Schulbesuch	nie		61,5
	in Deutschland	81,7	75,3
	in der Türkei		69,6
Schulabschluß	keine Schule	0	61,5
	kein Abschluß	85,7	71,4
	Haupt-/Realschule	75,5	70,3
	Abitur	88,6	81,3
Erwerbsgruppe	untere	74,4	68,1
	höhere	88,7	87,5
	nicht erwerbstätig	79,0	69,8
Deutschkenntnisse (Selbsteinschätzung)	keine		59,2
	geringe		76,5
	gute	81,1	78,6
Lese- u. Schreib-fähigkeit	türkisch mit Hilfe		64,7
	türkisch		69,0
	deutsch mit Hilfe	83,3	83,3
	deutsch	81,4	76,2
Gesundheits-wissen	gering	66,7	65,0
	mittel	78,6	72,8
	gut	86,1	85,7

* = signifikanter Unterschied (d.h., p< 0,05) beim deutsch-türkischen Vergleich

Bei den deutschen Patientinnen war das vollständige Wissen über die geplante Therapie bei den operativ oder konservativ zu Behandelnden etwa gleich häufig vorhanden, während im türkischen Kollektiv Patientinnen, die später operativ behandelt werden sollten, sowohl im Vergleich innerhalb der Migratinnengruppe als auch in Relation zum deutschen Kollektiv deutlich seltener ihre Therapie umfassend kannten.

Nur gut die Hälfte der türkischstämmigen Patientinnen ohne deutsche Sprachkenntnisse kannte vor dem Aufklärungsgespräch genau die geplanten Therapiemaßnahmen, während das Therapiewissen von Patientinnen mit geringen und guten Sprachkenntnissen sich etwa dem Niveau der deutschen Vergleichsgruppe annäherten. Beim Gesundheitswissen (Informiertheit über Vorsorgemaßnahmen, Verhütung, Anatomie des weiblichen Körpers usw.) läßt sich eine parallele Staffelung zur Kenntnis der geplanten Therapie nachweisen: Geringes Gesundheitswissen – weniger häufige Kenntnis der Therapie. Zwischen Patientinnen deutscher und türkischer Herkunft gab es keine signifikanten Unterschiede.

Türkische Patientinnen der ersten Generation kannten ihre Therapie seltener als in Deutschland aufgewachsene Patientinnen oder später nachgezogene Ehepartner (Tab. 4.6.11).

Tab. 4.6.11: Prätherapeutische Kenntnis der geplanten Behandlungsmaßnahmen nach Migrationsstatus

erste Migrationsgeneration (n=95)	62,1%
zweite Migrationsgeneration (n=78)	76,9%
nachgezogene Ehefrauen (n=21)	76,2%

Sowohl die Einweisungsdiagnose, also der Grund der Klinikaufnahme, als auch die geplante Behandlung waren den Migrantinnen zum Zeitpunkt der Einweisung seltener bekannt als den befragten deutschen Patientinnen. Im Vergleich mit den jeweiligen deutschen Teilkollektiven wiesen insbesondere türkische Patientinnen mit gutartigen Erkrankungen, ältere Patientinnen türkischer Herkunft und Migrantinnen, bei den eine Operation bevorstand, erhebliche Kenntnisdefizite auf.

Einen negativen Einfluß auf seiten der türkischstämmigen Patientinnen hatten außerdem geringe deutsche Sprach-, Schreib- und Lesekenntnisse und ein geringes Gesundheitswissen. Wissensdefizite bei der Einweisung können sich neben einem mangelnden Basisgesundheitswissen der Patientinnen auch auf ungenügende Vorbereitung durch die einweisenden Ärzte zurückführen lassen. Die Mitteilung der Diagnose findet im Regelfall durch die einweisenden Ärzte statt. Um den Einfluß des Aufnahmemodus zu verifizieren, erfolgte ein Gruppenver-

gleich nach der Einweisungsart ‚niedergelassener Arzt', ‚gynäkologische Poliklinik' und ‚gynäkologische Notfallambulanz'.

74% der deutschen und 65% der türkischen Patientinnen wurden unmittelbar
vom niedergelassenen Frauenarzt eingewiesen. In dieser Gruppe besaßen die
türkischstämmigen Patientinnen signifikant geringere Diagnosekenntnisse als
die deutschen. Bei der stationären Aufnahme über die gynäkologische Poliklinik
(teilweise auch Notfallaufnahmen) waren sowohl die Diagnose als auch die geplante Therapie den Migrantinnen signifikant seltener bekannt.

Auf Wissensdefizite, zurückzuführen auf Mängel in der Vorbereitung auf
den Klinikaufenthalt durch niedergelassene Ärzte, wies schon Rehbein (1986)
hin. Er stellte fest, daß eine vorhandene Verständigungsbarriere gegenüber ausländischen Patienten seitens der niedergelassenen Ärzte dazu führt, im Zweifels-
fall Stellungnahmen der Patienten zu übergehen oder auf eine genaue Erläute-
rung der Diagnose zu verzichten. In der besonderen Situation einer gynäkologischen Ambulanz mit einem fremden Arzt und einem oft von Zeitnot geprägten
Klima dürfte es ähnlich sein.

Posttherapeutisches Patientinnenwissen

Kenntnis der Diagnose

Zum Zeitpunkt der Entlassung bzw. nach der Aufklärung kannte nur gut die Hälfte der türkischen Patientinnen (n=238) ihre vollständige Diagnose – gegenüber drei Viertel der deutschen Patientinnen (n=297). Jede fünfte Patientin türkischer Herkunft konnte gar nicht oder nur pauschal die Entlassungsdiagnose angeben, in der deutschen Vergleichsgruppe war dies nur bei jeder achten Patientin der Fall (Abb. 4.6.8).

Abb. 4.6.8: Übereinstimmung des Patientinnenwissens mit der Entlassungsdiagnose

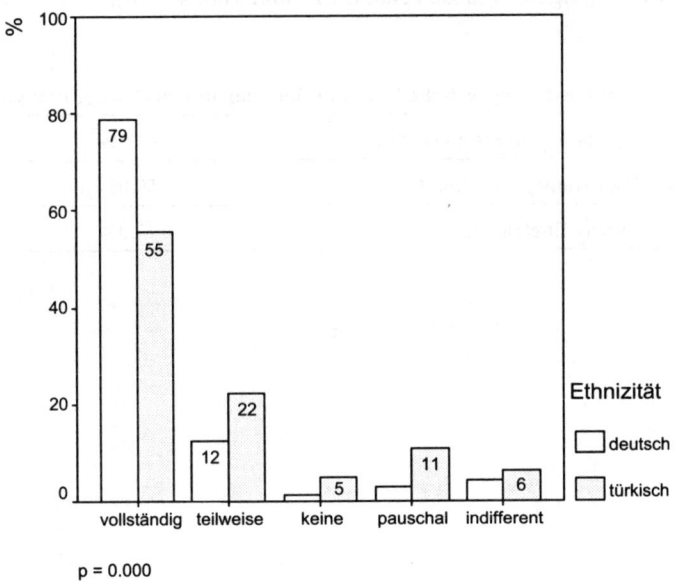

p = 0.000

Mit zunehmendem Alter verschlechterte sich der Wissensstand bezüglich der Entlassungsdiagnose bei allen Patientinnen. Über alle Altersgruppen hinweg war darüber hinaus das vollständige Diagnosewissen bei Patientinnen türkischer Herkunft signifikant niedriger als in der deutschen Vergleichsgruppe.

Sowohl bei türkischen als auch bei deutschen Patientinnen war das Diagnose nach einer nicht operativen Therapie etwas häufiger bekannt als nach einer operativen Behandlung. Postoperativ kannten nur die Hälfte der Patientinnen türkischer Herkunft, aber drei Viertel des deutschen Vergleichskollektivs ihre genaue Diagnose.

Mit zunehmender Schulbildung stieg das Diagnosewissen in der deutschen Gruppe an. Signifikante Unterschiede gab es bei den Haupt- und Realschulabsolventinnen: Nur jede zweite Patientin türkischer Herkunft kannte ihre genaue Diagnose, während es im deutschen Kollektiv über drei Viertel der Patientinnen waren. Gute deutsche Sprachkenntnisse und/oder eine vorhandene deutsche Lese- und Schreibfähigkeit korrelierten in der türkischen Untersuchungsgruppe mit einer häufiger vorhandenen Diagnosekenntnis. Die Unterschied im deutsch-türkischen Vergleich sind signifikant. Nach dem Aufklärungsgespräch kannte nicht einmal jede zweite türkische Patientin der ersten Einwanderergeneration ihre vollständige Diagnose (Tab.4.6.12 und Tab. 4.6.13).

Tab. 4.6.12: Posttherapeutische Kenntnis der Diagnose nach Migrationsstatus

erste Migrationsgeneration (n=99)	46,5%
zweite Migrationsgeneration (n=78)	59,0%
nachgezogene Ehefrauen (n=20)	70,0%

Tab. 4.6.13: Posttherapeutisch vollständige Kenntnis der Diagnose (in%)

[erfragt am Tag vor der Entlassung]		deutsche Patientinnen	türkische Patientinnen
Alter	<30 Jahre*	93,7	63,2
	30-50 *	79,5	51,5
	>50 *	69,9	37,0
Erkrankung	gutartig *	77,7	48,8
	bösartig*	79,8	29,4
	Schwangerschaftsstörung	85,7	68,8
Therapieart	operativ *	78,5	54,0
	konservativ	83,3	61,2
Schulbesuch	nie		41,7
	in Deutschland*	79,5	64,9
	in der Türkei		50,8
Schulabschluß	keine Schule	0	41,7
	kein Abschluß	66,7	66,7
	Haupt-/Realschule *	77,3	52,9
	Abitur	83,3	69,0
Erwerbsgruppe	untere*	78,9	68,1
	höhere	81,4	68,8
	nicht erwerbstätig *	79,3	57,6
Deutschkenntnisse (Selbsteinschätzung)	keine		53,9
	geringe		42,0
	gute*	78,8	65,5
Lese- u. Schreibfähigkeit	türkisch mit Hilfe		50,0
	türkisch		49,4
	deutsch mit Hilfe	83,6	66,7
	deutsch*	78,5	63,4
Gesundheitswissen	gering	61,1	47,5
	mittel*	82,2	36,8
	gut*	78,3	53,6

• = signifikanter Unterschied (d.h., p < 0,05) beim deutsch-türkischen Vergleich

Kenntnis durchgeführter Behandlungsmaßnahmen

Etwa zwei Drittel der Patientinnen türkischer Herkunft (n=233) und über 83% der deutschen Patientinnen (n=288) wußten nach der Aufklärung genau, welche therapeutischen Maßnahmen bei ihnen durchgeführt worden waren. Jede fünfte Patientin türkischer Herkunft konnte gar nicht oder nur pauschal Angaben zur Behandlung machen, während nur 7% der deutschen Patientinnen die durchgeführten Therapiemaßnahmen nicht oder nur pauschal bezeichnen konnten (Abb. 4.6.9).

Abb. 4.6.9: Übereinstimmung des Patientinnenwissens mit der tatsächlich durchgeführten Therapie

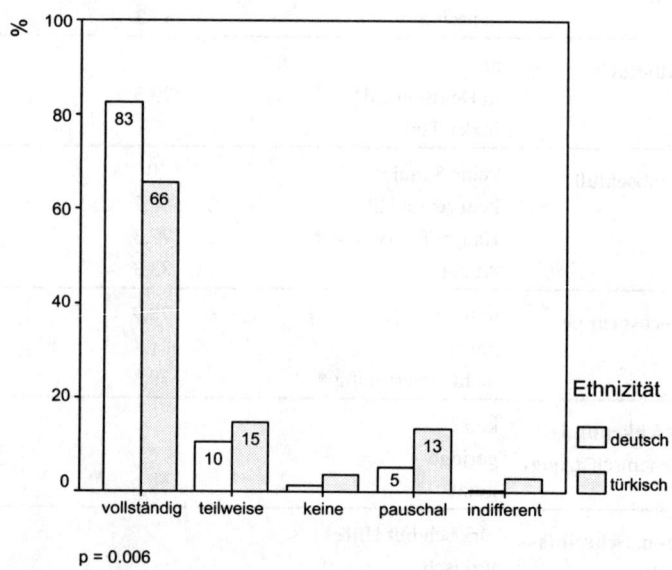

p = 0.006

**Tab. 4.6.14: Posttherapeutisch vollständige Kenntnis der durchgeführten
Behandlungsmaßnahmen (in%)**

[erfragt am Tag vor der Entlassung]		deutsche Patientinnen	türkische Patientinnen
Alter	<30 Jahre *	87,5	66,1
	30-50 *	80,7	68,4
	>50 *	84,1	53,8
Erkrankung	gutartig *	83,7	61,0
	bösartig *	79,4	52,9
	Schwangerschaftsstörung	92,3	74,2
Therapieart	operativ *	82,2	63,2
	konservativ	88,9	75,0
Schulbesuch	nie		62,5
	in Deutschland*	83,9	71,4
	in der Türkei		61,9
Schulabschluß	keine Schule	0	62,5
	kein Abschluß	83,3	65,5
	Haupt-/Realschule*	81,9	65,6
	Abitur*	86,3	69,0
Erwerbsgruppe	untere*	86,5	66,7
	höhere*	87,1	66,7
	nicht erwerbstätig*	77,8	66,5
Deutschkenntnisse	keine		58,1
(Selbsteinschätzung)	geringe		65,2
	gute	82,6	75,0
Lese- u. Schreibfä-	türkisch mit Hilfe		73,1
higkeit	türkisch		51,1
	deutsch mit Hilfe	83,3	87,0
	deutsch *	82,6	71,4
Gesundheits-	gering	81,3	59,0
wissen	mittel *	80,4	66,7
	gut	85,6	82,1

* = signifikanter Unterschied (d.h., p < 0,05) beim deutsch-türkischen Vergleich

Über alle Altersgruppen hinweg war die Kenntnis der Therapie nach der Aufklärung bzw. am Ende des stationären Aufenthaltes bei Patientinnen türkischer Herkunft signifikant niedriger als bei der deutschen Vergleichsgruppe. Im Kollektiv der türkischen Patientinnen zeigte sich darüber hinaus eine deutliche Differenz zwischen den Frauen unter und über 50 Jahren zu ungunsten der älteren Migrantinnen.

Türkische Patientinnen mit gutartigen aber auch mit malignen Erkrankungen kannten die bei ihnen durchgeführte Therapie signifikant seltener als Patientinnen der Vergleichsgruppe. Im türkischen Kollektiv war nur jeder zweiten Patientin mit einer bösartigen Erkrankung die durchgeführte Therapie vollständig bekannt.

Türkische Patientinnen mit geringen oder schlechten deutschen Sprachkenntnissen kannten ihre vollständige Therapie seltener als Patientinnen mit guten Sprachkenntnissen. In der türkischen Patientinnengruppe zeigte sich eine deutliche Staffelung der Häufigkeit in Abhängigkeit vom allgemeinen Gesundheitswissen: Migrantinnen mit dem geringsten Wissen konnten am seltensten die bei ihnen durchgeführten Behandlungsmaßnahmen genau benennen.

Tab. 4.6.15: Posttherapeutische Kenntnis der Diagnose nach Migrationsstatus

erste Migrationsgeneration (n=97)	57,7%
zweite Migrationsgeneration (n=75)	69,30
nachgezogene Ehefrauen (n=20)	75,0

Patientinnen der zweiten Generation waren nach der Aufklärung häufiger gut über ihre Therapie informiert als Patientinnen der ersten Einwanderergeneration.

Zur Erklärung der beschriebenen Unterschiede im Kenntnisstand bei den Patientinnen auch nach dem Aufenthalt in der Klinik, nachdem also zahlreiche Aufklärungs- und Visitengespräche stattgefunden haben, dürften ebenfalls Verständigungsschwierigkeit und ein unterschiedliches Basiswissen, auf dem von Seiten des medizinischen Personals (z. T. fälschlicherweise) aufgebaut wird, beigetragen haben.

Crane (1997) konnte bei der Befragung von Patienten in einer amerikanischen Notfallambulanz aufzeigen, daß über 80% der englischsprachigen Patienten, aber nur 60% der spanischsprachigen Patienten ihre Diagnose und Therapie kannten. Gartner (1996) nannte als Gründe für Informationsdefizite gynäkologischer Patientinnen, die sich subjektiv gut informiert fühlten, aber ihre Diagnose nicht richtig bezeichnen konnten, eine die Patienten überfordernde Komplexität medizinischer Zusammenhänge und das Übersehen eines zusätzlichen Informationsbedürfnissen durch die Ärzte. Außerdem können Zeitdruck und mangelndes Vertrauen zu Vermeidungsstrategien und Hemmungen auf Seiten der Patientinnen führen. Diese verhindern ein Nachfragen im Gespräch (Wolf 1996, Siegrist 1995).

Veränderungen in den Kenntnissen

Zur Beantwortung der dritten anfangs gestellten Frage, ob die Patientinnen informierter die Klinik verlassen als sie sie betreten haben, wurden die Anteile prä- und posttherapeutisch guter oder weniger guter Kenntnisse über Diagnose und Therapie gegenübergestellt. Die Tab. 4.6.16 zeigt zunächst die prozentualen Anteile von Patientinnen mit vollständiger Kenntnis am Anfang bzw. am Ende des Klinikaufenthaltes. Die Tab. 4.6.17 verdeutlicht die Veränderungen im Kenntnisstand im prä- / posttherapeutischen Vergleich je nach Ethnizität.

Tab. 4.6.16: Anteil der Patientinnen mit vollständigen Kenntnissen über Diagnose und Therapie (in%)

Vollständige Kenntnis	deutsche Patientinnen	türkischstämmige Patientinnen
der Diagnose		
*prä*therapeutisch	75,1	62,1
*post*therapeutisch	78,8	55,5
der Therapie		
*prä*therapeutisch	81,1	70,9
*post*therapeutisch	82,6	65,7

Tab. 4.6.17: Prä- und posttherapeutische Veränderungen im Kenntnisstand nach Ethnizität (Häufigkeit in%)

	*post*therapeutisch *nicht* vollständige Kenntnis der Diagnose bzw. von *Therapiemaßnahmen*	
	deutsche Patientinnen	türkischstämmige Patientinnen
*prä*therapeutisch *nicht* vollständige Kenntnis der Diagnose *	57,5	72,9
*prä*therapeutisch *vollständige* Kenntnis der Diagnose *	7,5	28,2
*prä*therapeutisch *nicht* vollständige Kenntnis der Therapie *	59,2	81,0
*prä*therapeutisch *vollständige* Kenntnis der Therapie *	7,6	14,3

* = signifikanter Unterschied (d.h., p < 0,05) beim deutsch-türkischen Vergleich

Faßt man die Informationen aus beiden Tabellen kurz zusammen, so ist zu konstatieren, daß es in der türkischen Patientinnengruppe signifikant mehr Frauen gibt, die nach der Aufklärung und Information im Krankenhaus eher schlechter Bescheid wußten als bei der Klinikaufnahme. Bei 28% der türkischen Patientinnen, und damit fast viermal häufiger als bei deutschen Frauen (7,5%), ließ sich feststellen, daß die Diagnose nach der Aufklärung nicht mehr genau bekannt war, obwohl sie zuvor noch vollständig benannt werden konnte.

Ähnlich, aber in der Tendenz etwas besser, verhält es sich beim Vergleich der Kenntnisse über durchgeführte Therapiemaßnahmen. Insgesamt kam es bei einem Teil der Migrantinnen zu einem Informationsverlust bei der Kenntnis von Diagnose und Therapie, während für die deutsche Vergleichsgruppe ein ganz geringer Wissenszuwachs von 1-3% nachweisbar ist.

Die Diskussion des etwas überraschenden Untersuchungsergebnisses, daß türkische Patientinnen am Ende des Krankenhausaufenthaltes weniger über ihre Erkrankung und deren Behandlung wußten als zum Zeitpunkt der Klinikaufnahme, ist schwierig. Die Vermittlung krankheits- und behandlungsbezogener

Informationen im Krankenhaus erfolgt – neben sog. informellen Quellen (Schwestern, Bettnachbarin, Besucher) – überwiegend über die ärztlichen Aufklärungsgespräche, in deren Folge es zu einer Veränderung im Wissenstand der Patienten kommen sollte. Während es in der Studie von Ebert-Hampel und Hölzle (1983) bei allen gynäkologischen Patientinnen, unabhängig vom Vorwissen, zu einem Wissenszuwachs kam, wußte in einem von Strauß (1984) befragten Kollektiv – ähnlich wie in unserer türkischstämmigen Gruppe – mehr als jede fünfte Patientin nach der Aufklärung weniger über ihre Diagnose und Therapie als vorher.

Insbesondere bei einer lebensbedrohlichen bzw. das Leben einschneidend verändernden Krebserkrankung kann es ja eigentlich nicht hingenommen werden, daß die Diagnoseaufklärung wie auch die Information über die durchgeführten Behandlungsmaßnahmen in der Klinik bei einem Teil der Patientinnen türkischer Herkunft nicht gegriffen haben.

Der Vermutung, daß die Patientinnen im Zeitverlauf den Inhalt des Aufklärungsgespräches vergessen haben und ihn deshalb nicht mehr wiedergeben konnten (Kennedy 1979), widerspricht Sulmasy (1994). Er konnte zeigen, daß direkt nach der Operation und nach mehreren Tagen befragte Patienten keine Wissensunterschiede in Abhängigkeit vom Befragungszeitpunkt aufwiesen. Strauß (1984), der den Zusammenhang von Veränderungen im Wissen und Angst untersuchte, kam zu dem Schluß, daß schon vorher besser informierte Patientinnen weniger Angst während und nach dem klinischen Aufklärungsgespräch empfinden. Ebert-Hampel und Hölzle (1983) konnten zeigen, daß andererseits je weniger ängstlich und entspannt sich die Patientinnen vor und nach dem Aufklärungsgespräch einschätzten, desto mehr konnten sie sich an zusätzlich erworbene Informationen erinnern.

Siegrist (1995) beschrieb einen bei niedrigen sozialen Schichten zu beobachtenden Informationsverlust bei der Aufklärung. Niedriger sozialer Status und geringes Bildungsniveau, beides für das Gros der Migrantinnen zutreffende soziodemographische Charakteristika, gehen demnach häufig mit einem eingeschränkten Sprachcode einher, der die soziale Interaktion beeinträchtigt. Ausdrucksschwächen und ungenaue Äußerungen von Informationsbedürfnissen auf Seiten der Patientinnen bei gleichzeitig differenziert ausgebildetem Sprachverhalten der Ärzte erzeugen so Mißverständnisse auf beiden Seiten.

Übereinstimmung von Einweisungs- und Entlassungsdiagnose

Die Diagnose, die zur Klinikaufnahme führte, entsprach sowohl im türkisch-stämmigen als auch im deutschen Patientinnenkollektiv zu etwa 90% der Entlassungsdiagnose.

Tab. 4.6.18: Übereinstimmung von Einweisungs- und Entlassungsdiagnose (in%)

Übereinstimmung	deutsche Patientinnen (n=317)	türk. Patientinnen (n=262)
vollständige	90,5	88,9
teilweise	7,9	8,8
keine	1,6	2,3

Damit bestätigt sich unsere Hypothese nicht, daß sich Verständigungsprobleme z. B. in einer auffälligen Diskrepanz von Einweisungs- und Entlassungsdiagnosen insbesondere in der türkischen Untersuchungsgruppe äußern müßten. In beiden Patientinnengruppen handelte es sich auch beim überwiegenden Teil der abweichenden Diagnosen nicht um Fehldiagnosen sondern um die Hauptdiagnose erklärende oder ergänzende Befunde.

Unsere auf Hinweisen von Theilen (1985) und Rehbein (1986) beruhende Annahme, daß sich ein Unterschied nachweisen läßt, der vor allem auf Verlegenheits- und Fehldiagnosen auf Grund sprachliche Verständigungsprobleme der Patienten mit den niedergelassenen (bzw. einweisenden) Ärzten zurückgeführt wurde, bestätigte sich nicht. Auch Collatz (1992) berichtete, daß bei unzureichenden Verständigungsmöglichkeiten zwischen Arzt und Patienten nichtdeutscher Herkunft deutliche Unterschiede in der Diagnosestellung nachweisbar sind.

4.7 Die Wechseljahre der Frau
Kenntnisse und Meinungen im Vergleich

4.7.1 Einleitung

Bevölkerungsprognosen für die nächsten Jahrzehnte gehen von einem Anstieg der Lebenserwartung mit einem daraus resultierenden hohen Anteil von alten und sehr alten Menschen an der Bevölkerung bei gleichzeitig geringer Fertilitätsrate der jüngeren aus. Der Hauptteil der Population der Älteren wird auf Grund der höheren Lebenserwartung von Frauen gebildet. Nach Schmidt-Gollwitzer (1998) steigt der Anteil der postmenopausalen Frauen in Deutschland in der Dekade 2000 bis 2010 um über 15%. Morbiditätsprobleme werden demzufolge hauptsächlich durch den Gesundheitszustand der älteren und sehr alten Frauen bestimmt werden.

Abb. 4.7.1: **Bevölkerungsprognose für Berlin 1998-2015, Entwicklung der Bevölkerung in Berlin u. den Bezirken** (Quelle: Senatsverwaltung f. Stadtentwicklung 2001)

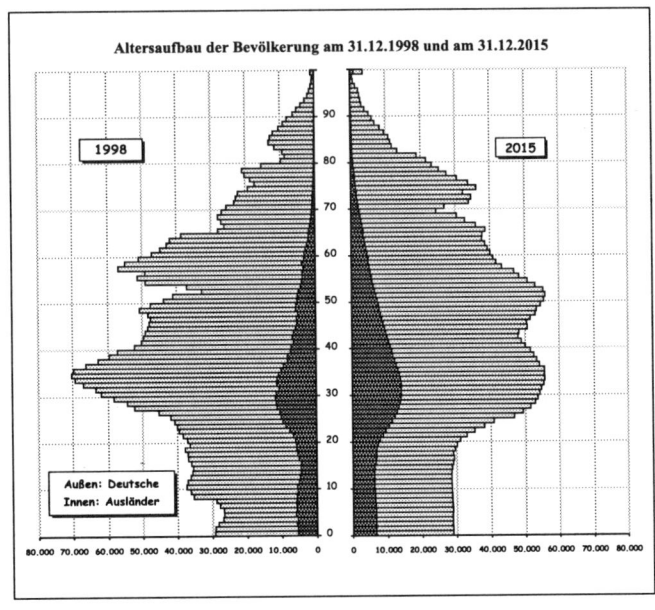

Die Abbildung 4.7.1 zeigt den Altersaufbau der Berliner Bevölkerung von 1998 und entsprechend einer Prognose für das Jahr 2015. Bei solchen Prognosen wie auch bei der Konzeption von Präventionsprogrammen oder der Erstellung von Informationsmaterialien z. B. über Nutzen und Risiken einer präventiven oder therapeutischen Hormonsubstitution hat man zumeist nur die Gruppe der deutschen Frauen im Blick. Die zahlreichen Migrantinnen der 1. Generation, die z. B. im Rahmen der Anwerbeabkommen in den 1960er und frühen 1970er Jahren als junge Frauen aus Griechenland, Italien, Jugoslawien oder der Türkei nach Deutschland kamen, sind jedoch mittlerweile um oder über 50 Jahre alt. Da weiterhin überwiegend junge Menschen zuwandern, verlangsamt eine höhere Zuwanderung zwar das Altern der ausländischen Bevölkerung – so waren 1995 nur 5,3% der Ausländer in Deutschland über 60 Jahre alt – aber nach Prognosen von Münz et al. (1997) wird dieser Anteil älterer Migranten in den nächsten 30 Jahren auf das Vierfache steigen und 2030 22,2% erreichen.

Neben diesen epidemiologischen spielen natürlich vor allem psychische Aspekte eine Rolle: Das Klimakterium / die Perimenopause gilt neben der Pubertät als besonders krisenanfällig. Die psychische Situation im Menopausenalter ist durch gesellschaftliche, kulturelle und soziale Einflüsse einem wesentlichen Wandel unterworfen. Nach Rösler und Wilken (1991) können sich auf der Basis von Voreinstellungen und der Erwartungshaltung zu den Wechseljahren Konflikte in Abhängigkeit vom Erleben des eigenen Körpers, der Partnerbeziehung, der sexuellen Erlebnisfähigkeit und der beruflichen und familiären Situation der Frau ergeben. Frauen haben im Klimakterium nicht nur körperliche Veränderungen zu bewältigen, sondern oft das Problem, sich sozial völlig neu orientieren zu müssen (Tod der Eltern, Kinder aus dem Haus, Aufgabe der Berufstätigkeit usw.) (Merkle 1998).

Schließlich kann man sich dem Thema ‚Wechseljahre der Frau' auch mit kulturvergleichenden bzw. ethnomedizinsch ausgerichteten Überlegungen nähern. Lock hat dazu in einer der Arbeiten mit dieser Sichtweise 1998 drei anthropologisch orientierte Konzepte vorgestellt: 1. Die Menopause als biologische Adaptation bzw. Evolutionsprodukt (die Rolle der Großmutter als Hüterin der Nachkommen in den steinzeitlichen Gemeinschaften der Jäger und Sammler), 2. Menopause als kulturelles Konstrukt (Einführung Anfang des 19. Jahrhunderts als die Lebensvorgänge der Frauen zunehmend Gegenstand der Medizin wurden), 3. (Post-) Menopause als kultureller Artefakt bzw. als Produkt technologischer Eingriffe in die Natur (durch eine heute durchschnittlich längere Lebenserwartung wird diese Lebensphase überhaupt von den meisten Frauen erreicht – und entsprechende Beschwerden können u. U. so erst erlebt werden.).

Aufbauend auf solchen anthropologisch-theoretischen Überlegungen ergibt sich die Frage, ob Frauen aller Kulturkreise – bei gleicher biologischer Basis in dieser Übergangsphase – klimakterische Beschwerden haben (müssen). Kuhl und Tauber (1987) faßten in ihrer Monographie „Das Klimakterium" ethnologische und anthropologische Forschungsergebnisse wie folgt zusammen: 1. Das klimakterische Syndrom ist ein Krankheitsbild, das nur im Kulturkreis der westlichen Welt eine Rolle spielt. 2. Frauen aus den unteren sozio-ökonomischen Schichten leiden unter den Auswirkungen dieses Syndroms häufiger als bessersituierte Frauen.

Die beiden Autoren erwähnen jedoch gleichzeitig, daß dieses Konzept einer kulturell verankerten Genese des klimakterischen Syndroms nicht unwidersprochen geblieben ist, da z. B. über Beschwerden von Frauen in den Entwicklungsländern nur einige wenige repräsentative Studien vorliegen.

Mit einer vergleichenden Befragung von türkischen Migrantinnen und deutschen Frauen zum Themenkomplex ‚Wechseljahre' sollten nun folgende Fragen beantworten werden:

- Gibt es Unterschiede zwischen deutschen und türkischstämmigen Frauen beim Wissen über Erkrankungsrisiken, die im Zusammenhang mit den Wechseljahren auftreten können?

- Variiert die Bewertung des Klimakteriums als Umbruchphase im Leben einer Frau in Abhängigkeit von sozio-kulturellen Faktoren?

- Differiert die Einstellung und das Wissen zum Thema Wechseljahre bei den türkischstämmigen Frauen je nach Migrationsgeneration oder Altersgruppe?

4.7.2 Methodik

In den Fragebogen zu den Kenntnissen der Patientinnen über ihren Körper, Verhütung und Vorsorge (gekürzte und modifizierte Version eines Fragebogens von Effmert (2000) waren folgende fünf Fragen zu Kenntnissen und Meinungen über die Wechseljahre integriert:

- Haben Sie sich schon einmal mit dem Thema Wechseljahre beschäftigt?
- Welche möglichen Beschwerden gibt es?
- Welche Erkrankungen können im Zusammenhang mit den Wechseljahren auftreten?
- Wie denken Sie allgemein über diese Lebensphase?

Dieser Fragebogenteil lehnt sich eng an einen Fragebogen der Arbeitsgruppen um Hinze und Maschewsky-Schneider (Bremer Institut für Präventionsforschung und Sozialmedizin, Befragung ‚Frauen, Leben, Gesundheit‘) aus der Frauengesundheitsforschung an.

Um sowohl mögliche Unterschiede zwischen den Generationen bei den türkischen Migrantinnen als auch sozio-kulturell determinierte Differenzen zwischen Patientinnen deutscher und türkischer Herkunft erfassen zu können, erfolgte eine entsprechende Gruppenbildung und eine separate Auswertung innerhalb des Kollektivs der türkischen Migrantinnen nach Migrationsgeneration (erste Generation, zweite Generation, nachgezogene Ehefrauen) und Altersgruppen (< 30, 30-50, > 50 Jahre) sowie zwischen den befragten über 50jährigen Frauen der deutschen und der türkischstämmigen Patientinnengruppe.

4.7.3 Ergebnisse und Diskussion

Vergleich zwischen deutschen und türkischstämmigen Patientinnen

Für den Vergleich wurden zunächst nur die Antworten der Patientinnen herangezogen, die zum Zeitpunkt der Befragung über 50 Jahre alt waren, die also das Thema ‚Wechseljahre‘ unmittelbar als aktuelle oder schon durchlaufene Lebensphase betraf. Die Gruppengröße reduzierte sich dadurch deutlich: Es waren

29 türkischstämmige und 89 deutsche Patientinnen. (Wegen der besseren Übersichtlichkeit werden trotzdem die Ergebnisse als Prozentzahlen angegeben.) 87% der Migrantinnen und 94% der deutschen Frauen, die auf die entsprechende Frage antworteten, hatten sich schon einmal mit dem Thema Wechseljahre beschäftigt.

Als Beschwerden, die ihrer Meinung nach Wechseljahre begleiten können, gaben fast 90% der Migrantinnen und 100% der deutschen Frauen Hitzewallungen an. Auf Platz zwei der Symptomliste (keine Vorgaben) folgten Stimmungsschwankungen (deutsche Patientinnen 51%, türkische Patientinnen 63%) und unregelmäßige Blutungen (deutsche Patientinnen 18%, türkische Patientinnen 21%). 35% der befragten türkischstämmigen und 18% der deutschen Frauen nannten kein Symptom.

Hinsichtlich der Identifizierung möglicher Erkrankungsrisiken im Zusammenhang mit den Wechseljahren unterschieden sich die Antworten deutlich, wie die Tab. 4.7.1 zeigt.

Tab. 4.7.1: „Welche dieser Erkrankungen können im Zusammenhang mit den Wechseljahren auftreten?" (befragte Frauen >50 Jahre; Mehrfachantworten möglich

Antworten in %)	türkische Patientinnen (n=25)	deutsche Patientinnen (n=83)
weiß ich nicht	60	10,8
keine	8	4,8
Verkalkung der Blutgefäße	0	8,4
verstärkter Knochenabbau	32	79,5
Zuckerkrankheit	4	6
Brustkrebs	4	14,5
Herzinfarkt	4	10,8

Ein Drittel der deutschen, aber nur etwa 10% der antwortenden türkischen Frauen nannten jeweils mehrere Erkrankungen.

Der Anteil der Migrantinnen, die die Frage nach Erkrankungen im Zusammenhang mit den Wechseljahren mit ‚weiß ich nicht' beantworteten, betrug je nach Altersgruppe in unserer Studie zwischen 50 und 60% gegenüber 10,8% bei den deutschen Patientinnen, die deutlich besser informiert sind. 8% der türkischstämmigen Frauen über 50 Jahre sahen keine Erkrankungsrisiken. Bei den von den wenigen antwortenden türkischen Frauen genannten Risiken dominierte eindeutig die Osteoporose.

Generell zeigen die Anworten auf Fragen nach weiblichen Körperfunktionen und -aufbau, Präventionsmaßnahmen und Kontrazeption in unserer Studie deutlich geringere Kenntnisse der türkischen gegenüber den deutschen Frauen, und zwar auch bei gleicher Schulbildung (siehe Kap. 4.6).

Für die Übersicht zur Antworthäufigkeit beim Meinungsbild über die Wechseljahre allgemein haben wir unseren beiden Untersuchungsgruppen zwei Studienpopulationen aus Bremen (30-74jährige Frauen) bzw. Magdeburg (46-60jährige Frauen) gegenübergestellt, die 1995/96 mit dem gleichen Fragebogen ebenfalls im Rahmen einer Public Health-Studie befragt worden sind (Hinze et al. 1999) (Tab. 4.7.2). Leider ist in dem von uns befragten türkischstämmigen Teilkollektiv (> 50 J.) bei dieser Frage die Anzahl der nichtantwortenden Frauen sehr hoch (45%), so daß die Vergleichbarkeit stark eingeschränkt ist.

Tab. 4.7.2: „Wie denken Sie über die Wechseljahre?"
Vergleich der Anworten der Studienpopulationen aus Magdeburg, Bremen und Berlin (deutsche und türkischstämmige Patientinnen) (in%)

Antwortvorgaben (Mehrfachnennungen möglich)	Magde- burg (n=412)	Bremen (n=278)	Berlin - dtsch. Pat. (n=83)	Berlin - türk. Pat. (n=16)
Normale Phase im Leben einer Frau	90,0	90,3	94	68,8
Lebensabschnitt mit neuen Zielen	18,9	27,7	48,2	12,5
Vorübergehende Phase mit körperlicher und seelischer Beeinträchtigung	49,5	52,2	69,9	75
Außer daß keine Schwangerschaft mehr möglich ist, keine Veränderung	26,2	17,9	25,3	25
Frauen sind in den Wechseljahren gesellschaftlichen Vorurteilen ausgesetzt	4,9	5,7	13,3	18,8
In den Wechseljahren läßt die Attraktivität nach	9,0	8,6	6	12,5
In den Wechseljahren sind die Frauen nicht mehr so leistungsfähig	15,8	15,1	12	25

Hunter (1993) und Röring (1994) verweisen darauf, daß das Auftreten und der Schweregrad von klimakterischen Beschwerden stark von der gesellschaftlichen Stellung der Frau in einem Land und der Bewertung dieser Lebensphase der Frau in der Öffentlichkeit abhänge. In Ländern, in denen sich der gesellschaftliche Status von Frauen mit zunehmendem Alter erhöht, wird kaum über Beschwerden in der Menopause berichtet (z. B. China, Indien). Aus den entwickelten Industrieländern Europas und Nordamerikas wiederum ist der positive Einfluß einer befriedigenden Berufstätigkeit und einer positiven Lebensgestaltung auf einen beschwerdefreien Verlauf und eine konstruktive Bewältigung der Wechseljahre hinreichend durch wissenschaftliche Studien bewiesen (Hinze et al. 1999). Nach Sturdee (1997) beträgt die Inzidenz von Hitzewallungen bei postmenopausalen Frauen in Europa 70-80%, in Malaysia 57% und in China 18%. Ergebnisse einer vergleichenden Befragung von 1.225 Japanerinnen, 307 Kanadierinnen und 7.802 Frauen aus den USA zeigen auch interethnische Unterschiede zwischen den Industrieländern: Insbesondere vasomotorisch bedingte klimakterische Symptome wie ‚hot flashes' und nächtliches Schwitzen treten in Japan wesentlich seltener auf. Lock (1998) schlußfolgert daraus, daß der (kulturell vermittelte) Lebensstil einen Hauptanteil zum gesundheitlichen Befinden der Frau beiträgt und daß er die Erfahrungen der Frauen im Klimakterium beeinflußt.

Vor dem gerade skizzierten Hintergrund muß beim Vergleich der Meinungen türkischstämmiger und deutscher Frauen zum Thema Klimakterium/Menopause der Einfluß verschiedener Formen weiblicher Sozialisation und von kulturell-ehnischen Faktoren beachtet werden.

Unabhängig von der Ethnizität hatten sich fast 90% der Frauen der von uns befragten Frauen schon einmal mit dem Thema Wechseljahre befaßt. Es wurden von den meisten Frauen beider Gruppen die gleichen Beschwerdesymptome als mögliche Begleiterscheinung der Wechseljahre genannt, wenngleich deutlich mehr türkische Frauen der Altersgruppe über 50 Jahre keine Symptome angaben. Möglicherweise spielt hier die bereits erläuterte kulturelle Prägung eine Rolle. Auch bei der Einschätzung der Wechseljahre als einer ‚normalen Phase im Leben einer Frau' gab es deutliche – wahrscheinlich sozial und ethnisch bedingte – Unterschiede. Knapp 70% der türkischen, aber über 90% der deutschen Patientinnen dachten so über die Wechseljahre. Die Meinungen differieren aber noch stärker beim Aspekt ‚neue Phase des Lebens / neue Möglichkeiten'. Die befragten deutschen Patientinnen waren deutlich häufiger mit dieser vorgegebenen Einschätzung einverstanden als die türkischen (48 vs. 12%). Für die befragten deutschen Frauen stellt das Älterwerden offenbar auch eine Chance der Neuorientierung dar. Für die türkischen Frauen spielte hingegen vor allem die nachlassende Leistungsfähigkeit in den Wechseljahre eine große Rolle (25% vs. 12% der deutschen Frauen), was wahrscheinlich mit ihrer stärkeren familiären Belastung und den häufig ungünstigeren Arbeitsbedingungen zusammenhängt.

Die Frage, ob jede Frau Beschwerden in der Menopause haben muß, bejahte eine deutlich größere Anzahl von türkischen als von deutschen Frauen (35% vs. 7,4%). Nach Röring (1994) werden Wechseljahre in der Türkei als etwas negatives angesehen. Da die Menstruation als Reinigungsprozeß verstanden wird, sei mit den Wechseljahren ein (negativ bewerteter) Verlust der Reinigungsfähigkeit verbunden. Türkinnen brächten diese Lebensphase mit Beschwerden wie Hitzewallungen und ‚Nervenkrisen' in Zusammenhang. Genaue Zahlenangaben zum Vergleich liegen nicht vor.

Unterschiede innerhalb der Gruppe türkischer Migrantinnen

80% der Frauen der ersten und 65% der Frauen der zweiten Migrantinnengeneration hatten sich mit dem Thema Wechseljahre schon einmal beschäftigt. Erwartungsgemäß hatten dies mit höherem Lebensalter bereits mehr Frauen getan, nämlich 65% der antwortenden Migrantinnen unter 30 Jahren, 75% der Frauen zwischen 30 und 50 sowie 87% der Türkinnen über 50 Jahren. Von den vorgegebenen Antwortmöglichkeiten für mögliche Wechseljahrsbeschwerden wurden in allen drei Altersgruppen bzw. den Migrationsgenerationen Hitzewallungen (60-90% der Nennungen) und Stimmungsschwankungen (69-76%) am meisten genannt. Die Tabelle 4.7.3 zeigt die Antworthäufigkeiten auf die Frage nach möglicherweise auftretenden Erkrankungen.

Bei der letztgenannten Gruppe relativ junger Frauen auf. Die Antworthäufigkeiten der Frauen der (älteren) ersten Generation türkischer Migrantinnen decken sich in etwa mit denen der oben aufgeführten Subgruppe aller türkischen Frauen über 50 Jahre.

Tab. 4.7.3: „Welche dieser Erkrankungen können im Zusammenhang mit den Wechseljahren auftreten?" (Mehrfachantworten möglich; Angaben in%)

Antworten	<30 Jahre (n=107)	30-50 Jahre (n=95)	>50 Jahre (n=25)
weiß ich nicht	58,9	47,4	60
keine	17,8	14,7	8
Verkalkung der Blutgefäße	4,7	8,4	-
Verstärkter Knochenabbau	12,1	30,5	32
Zuckerkrankheit	6,5	3,2	4
Brustkrebs	5,6	6,3	4
Herzinfarkt	0,9	5,3	4

Gegenwärtig spielt die Hormonsubstitutionstherapie meist mit Estrogen/Gestagen-Kombinationen die Hauptrolle in der perimenopausalen Beschwerdeprävention, der Behandlung von klimakterischen Symptomen und der langfristigen Prophylaxe von Herz-Kreislauf-Erkrankungen und Osteoporose. Dieses Konzept der Medikalisierung einer natürlichen weiblichen Übergangsphase ist jedoch nicht unumstritten, die Menopause ist nicht per se ein zur Krankheit führender Prozeß (Schindele 1997). Über eventuell mit der Hormonsubstitution verbundene erhöhte Karzinomrisiken wird derzeit in Deutschland kontrovers diskutiert (Koch 2000, Rabe 2000). Damit sich eine Frau aber überhaupt für oder gegen eine Hormonsubstitution entscheiden kann, muß sie über das Für und Wider, über die medikamentösen und nichtmedikamentösen Möglichkeiten informiert sein. In diesem Sinne kann Informiertheit – die offenbar insbesondere unter den türkischen Frauen der ersten Migrationsgeneration schlecht ist – der Selbstbestimmung und Entscheidungsfähigkeit der Frauen dienen.

Erwähnenswert sind in diesem Zusammenhang die Ergebnisse einer 1996 von der EU in einigen europäischen Ländern durchgeführten Befragung über Hormonersatztherapie und assoziierte Fragen. Sie hat ergeben, daß Frauen zwischen 50 und 64 Jahren zu 47% und von 65 Jahren und mehr zu 59% schlecht zu diesem Thema informiert waren (Rozenberg et al. 2000). Es bestanden z. T. erhebliche Schwankungen im Informationsgrad der befragten Frauen zwischen den EU-Ländern: Am besten informiert waren die Frauen in Luxemburg, Finnland und Schweden, am schlechtesten in Spanien, Portugal und Irland. Das Nutzungsverhalten von Hormonersatzpräparaten war dazu proportional – wo eine gute Informiertheit vorlag, war die Nutzungsrate hoch.

In der Tabelle 4.7.4 sind die Antworten auf die Frage *„Wie denken Sie über die Wechseljahre?"* zusammengefaßt. Die befragten Frauen der zweiten Migrantinnengeneration sehen die Wechseljahre eher als eine normale Phase im Leben einer Frau an. Das Meinungsbild dieser in Deutschland aufgewachsenen bzw. sozialisierten jüngeren türkischstämmigen Frauen nähert sich damit dem der deutschen Patientinnen an.

Tab. 4.7.4: „Wie denken Sie über die Wechseljahre?'

Antworten der türkischstämmigen Migrantinnen (in%)

Antwortvorgaben (Mehrfachnennungen möglich)	1. Gen. (n=65)	2.Gen (n=66)	<30 J. (n=87)	30-50 J. (n=74)	>50 J (n=16)
Normale Phase im Leben einer Frau	69,2	78,8	77	74,3	68,8
Lebensabschnitt mit neuen Zielen	13,8	16,7	9,2	24,3	12,5
Vorübergehende Phase mit körperlicher und seelischer Beeinträchtigung	67,7	56,1	59,8	58,1	75
Außer daß keine Schwangerschaft mehr möglich ist, keine Veränderung	18,5	27,3	32,2	17,6	25
Frauen sind in den Wechseljahren gesellschaftlichen Vorurteilen ausgesetzt	10,8	3	2,3	6,8	18,8
In den Wechseljahren läßt die Attraktivität nach	9,2	7,6	6,9	5,4	12,5
In den Wechseljahren sind die Frauen nicht mehr so leistungsfähig	10,8	10,6	10,3	8,1	25

4.8 Unterschiede in der subjektiven Krankheitstheorie

4.8.1 Definition und Bedeutung subjektiver Krankheitstheorien

Patientinnen und Patienten entwickeln unabhängig vom fachlichen Urteil klinischer Experten persönliche Vorstellungen über ihre Krankheit. Unter einer solchen subjektiven Krankheitstheorie versteht man gedankliche Konstruktionen Kranker über das Wesen, die Verursachung und die Behandlung ihrer Erkrankung. Diese individuell gebildete Theorie ist das kognitive Ergebnis der Auseinandersetzung mit der Erkrankung (Faller 1991).

Christeiner (1999) verwendet den Begriff Laienkonzepte, die sie als laienspezifische Deutungs- und Handlungssysteme von Personen mit körper-, gesundheits- und krankheitsbezogenen Inhalten in unterschiedlichen Differenzierungsgraden definiert. Synonyme sind Alltagswissen bzw. Alltagsvorstellungen von Gesundheit und Krankheit, Laientheorie, naive Theorie, subjektive Theorie, subjektive Konzepte, subjektive Vorstellungen, subjektive Repräsentationen von Gesundheit und Krankheit (Christeiner 1999).

Zur Unterscheidung von Laien- und Expertentheorien sind aus psychologischer bzw. soziologischer Sicht nach Bischoff und Zenz (1989) zwei Kriterien anzuführen:

- die Rollendefinition in der Arzt-Patient-Beziehung
  (Der Arzt ist gegenüber dem Patienten in der konkreten Arzt-Patient-Beziehung per se der Experte, die Vorstellungen des Patienten sind also (zunächst einmal) immer Laienkonzepte).

- die persönliche Betroffenheit durch die Krankheit
  (Der Patient versucht, sich mit seiner Laientheorie als kranker Mensch zu verstehen, während der Arzt mit der Expertentheorie die Krankheit erklären möchte.)

Nach Verres (1986) sind subjektive Theorien im allgemeinen durch folgende Merkmale gekennzeichnet:

- *mögliche Inkonsistenz*
  –auch logisch unvereinbare Vorstellungen können widersprüchlich und unverbunden nebeneinander bestehen;

- *mögliche Instabilität über die Zeit*
  –die Theorien können sich je nach dem aktuellen Erkrankungskontext ändern;

- *mögliche Bedeutung von Affekten und Affektdynamik*
  – die einzelnen Krankheitsvorstellungen sind durchsetzt von Konnationen, Symbolik, Metaphorik und Wahrnehmungsabwehr;

- *prozessualer Charakter –*
  Laienvorstellungen sind adaptive Prozesse, so daß es z. B. im Verlaufe einer Krankheit durchaus Modifikationen bzw. völlige Änderungen der Laientheorie geben kann.

Der Entwicklungsstand einer subjektiven Krankheitstheorie hängt stark von der persönlichen Betroffenheit ab. Je bedrohlicher die Krankheit z. B. eine Krebserkrankung ist, um so weniger reicht es offenbar aus, sich auf die primär kognitiven Aspekte zu konzentrieren. Emotionale Abwehr- und Verarbeitungsmechanismen der Patienten interferieren dann stärker mit den rationalen Erklärungsanteilen. Die subjektive Krankheitstheorie wird nach Verres (1986) im Verlaufe einer Erkrankung z. B. im Rahmen des Verarbeitungsprozesses einer Krebserkrankung konkreter und kann, wie bereits betont, durchaus revidiert werden. Auch Sensky (1997) sieht die Krankheitsursachensuche als Anpassungsprozeß.

Die Meinungen in der Attributionstheorie-Forschung sind hier jedoch nicht einheitlich. Neben der Betrachtung der Laientheorie als reaktive, kontextabhängige, situations- und krankheitsspezifische Verarbeitung einer konkreten Krankheitssituation kann man sie auch als Produkt einer bestimmten Persönlichkeit und eines individuellen Attributionsstils sehen. Sie hat dann dispositionalen Charakter und besitzt eine gewisse Stabilität (Bischoff u. Zenz 1989).

Nach Becker (1984) haben Art und Dauer der Erkrankung, die Lebensgeschichte und die Persönlichkeit des Patienten, die vorherrschende Wissenschaftstheorie, magisches Denken und ein weit verbreitetes reaktives Kausalbedürfnis (durchaus auch im Sinne von Schuld und Strafe) Einfluß auf die Krankheitstheorien von Patienten.

Die meisten Autoren, die sich mit dem Thema ‚subjektive Krankheitsheorie‘ in den letzten Jahren beschäftigt haben, gehen davon aus, daß es ein allgemeines Bedürfnis des Menschen gibt, (gesundheitsrelevante) Ereignisse nicht nur zu registrieren, sondern auch auf ihre Ursachen zurückzuführen (Sensky 1997,

Christeiner 1999). Es hat sich gezeigt, daß die meisten Patienten eine mehr oder weniger umfangreiche Krankheitsursachenvorstellung haben. In verschiedenen Fragebogenuntersuchungen bei Krebspatientinnen gaben nur 10 bis 35% der Frauen keine Laientheorie an (Schuth 1991, Lavery u. Clarke 1996, Leist et al. 1998).

Zahlreiche Autoren haben sich mit der möglichen Bedeutung subjektiver Patientinnentheorien und ihrer praktische Relevanz für die medizinische und psychosoziale Versorgung Kranker beschäftigt. In der Literatur wird vor allem betont, daß die Gesundheits- und Krankheitsvorstellung der Patienten als bestes Modell zur Erklärung des Therapieverhaltens, der sog. Compliance, dienen können (Flick 1998). Diskrepanzen zwischen der Krankheitstheorie des Arztes und der Patientin werden für eine der Hauptursachen des Nichtbefolgens ärztlicher Anweisungen gehalten (Berg 1998).

Verres (1986) stellt im übrigen fest, daß sich subjektive Theorien von Laien keineswegs ärztlicherseits durch einfachen Widerspruch auflösen lassen, sondern daß sie für den Patienten gerade im Falle einer Abweisung seiner Krankheitsursachenvorstellung durch den Arzt zu einer nachhaltigen Störung der Arzt-Patienten-Beziehung führen können.

Auch die Akzeptanz psychologischer und psychosozialer Unterstützung scheint von der subjektiven Krankheitstheorie abhängig zu sein. Unterschiedliche Ursachenvorstellungen haben unterschiedliche Konsequenzen für die Behandlungserwartungen der Patientin bzw. dafür, was sie als hilfreich empfindet; sie können quasi als Indikator genutzt werden (Faller 1991). So fanden sowohl Faller (1991) als auch Leist et al. (1998), daß Tumorpatientinnen mit einem Psychogenese-Konzept an einer psychosoziale Unterstützung besonders interessiert sind und diese auch häufiger in Anspruch nehmen. Auch die Ergebnisse von Zenz et al. (1989) bestätigen, daß es eine enge Beziehung zwischen Krankheitstheorie und Behandlungserwartung gibt. Zumindest die Patienten, die eine psychosoziale Laientheorie haben, möchten auch psychosozial behandelt werden bzw. stehen einer solchen Behandlungsmöglichkeit sehr offen gegenüber.

Neben Vorerfahrungen mit anderen Krebskranken im Familien- oder Bekanntenkreis ist insbesondere bei Krebspatienten die Laientheorie auch wichtig für die Diagnoseverarbeitung (Schlömer-Doll u. Doll 2000). Das Einbeziehen subjektiver Ätiologievorstellungen kann im ärztlichen Gespräch ein Schlüssel zum Erleben des Patienten sein, dem dann Hilfestellungen für ein adäquates Verarbeitungsverhalten (sog. Coping) gegeben werden können (Schuth 1991).

Muthny (1994) betont die wichtige Rolle individueller Vorstellungen über die Ursache der Erkrankung insbesondere in der Frühphase des Coping-Prozesses. Diese sind ein wichtiger Element des kognitiven Teils des Verarbeitungsprozesses, da Erklärungen persönlich entlasten und Sinn stiften können (Muthny 1994).

Lavery und Clarke (1996) fanden bei einer retrospektiven Befragung von 244 australischen Brustkrebspatientinnen, daß die Frauen, die eine Ursachenerklärung hatten, besser an ihre Erkrankung 'angepaßt' waren. Diese Patientinnen waren weniger hilflos, machten weniger Veränderung in ihre sozialen Umwelt durch, suchten mehr Alternativen zur medizinischen Therapie und unternahmen größere Anstrengungen zur Informationssuche über die Krebserkrankung und deren Behandlung (Lavery u. Clarke 1996).

Inhaltlich verwandt mit dem Konzept der subjektiven Krankheitstheorie ist das Konzept der Kontrollüberzeugungen, das sich auf die Erwartungen von Personen bezieht, ob und von wem Ereignisse im eigenen Lebensraum beeinflußbar sind. Menschen unterscheiden sich demnach hinsichtlich ihrer grundlegenden Tendenz, Ereignisse als internal (abhängig vom eigenen Verhalten) oder external (abhängig vom Handeln anderer oder als Folge von Schicksal, Zufall und unbestimmten Mächten) kontrollierbar einzustufen (Christeiner 1999).

Sowohl die Krankheitsursachenvorstellungen als auch die Annahmen zum Verlauf und zur Kontrollierbarkeit von Erkrankungen scheinen kulturabhängig zu sein, wenngleich es nur wenige aktuelle Untersuchungen dazu gibt (Zimmermann 1986, Koen 1986, Payer 1989, Leyer 1991, Klonoff u. Landrine 1994).

Es liegen nur wenige neuere Studien zur subjektiven Krankheitstheorie von in Deutschland lebenden Migranten und zur Rolle kulturspezifischer Krankheitsvorstellungen in der Interaktion mit dem Gesundheitssystem der Bundesrepublik vor (Oezelsel 1999, Zimmermann 2000). Dabei wäre z. B. das Wissen um Besonderheiten und die Auseinandersetzung des Arztes mit den subjektiven Kausalvorstellungen der Patientinnen über ihre Erkrankung ein wichtiger Faktor bei der Erhöhung der Mitarbeit des Patienten im Behandlungsprozeß, die letztlich das Therapieergebnis entscheidend mitbestimmt.

Unsere Fragestellung war daher: Welche Faktoren bestimmen die subjektive Krankheitstheorie, sind es soziale, geschlechtsspezifische, kulturspezifische, ethnische, altersbedingte oder Einflüsse bestimmter Krankheitserfahrungen?

4.8.2 Methodik: Der Laientheoriefragebogen nach Bischoff / Zenz

Für die Erfassung der individuellen Ursachentheorie der Patientinnen nutzten
wir den Laientheoriefragebogen (LTFB) von Bischoff und Zenz (1990).

Der Fragebogen besteht aus einer Liste von 46 möglichen krankheitsverursa-
chenden Umstände. Auf die Frage ‚Was denken Sie, woher Ihre Beschwerden
kommen können?' soll die Patientin zu jeder dieser möglichen Ursachen angeben, mit welcher Wahrscheinlichkeit diese für ihr jetziges Beschwerdebild verantwortlich sein könnte. Die Patientin kann dazu im Fragebogen eine der fünf
Antwortmöglichkeiten von ‚trifft sicher nicht zu' (in der Auswertung 1 Punkt)
bis ‚trifft ganz sicher zu' (in der Auswertung 5 Punkte) ankreuzen. Mehrfachantworten sind möglich, da der Test davon ausgeht, daß die Patientin hinsichtlich ihrer Beschwerden eine multifaktorielle Erklärung im Sinne einer
‚Mosaiktheorie' hat. Es wird angenommen, daß sie zumeist mehrere Umstände
für ursächlich hält.

Prinzipiell ist es denkbar (nach Bischoff und Zenz (1990), daß eine Krankheit 1.) von außen oder innen, 2.) durch physische oder psychische Noxen
und/oder 3.) vom Patienten selbst oder unabhängig von ihm verursacht ist. Der
LTFB ist ein Kompromiß zwischen dem Bemühen, den Erklärungsansatz des
Patienten ernst zu nehmen, ihm oder ihr die Möglichkeit zu bieten, viele Umstände, die zur Krankheit geführt haben können, benennen zu können, und dem
Erfordernis, diese Benennungen in ein ‚globales Weltbild' der Medizin einzu-
ordnen (Bischoff u. Zenz 1990).

Es entstehen, abgeleitet von der o. g. ‚Drei-Säulen-Theorie' der Krankheits-
ursachenzuschreibung fünf Skalen, die eine bestimmte Interpretation der Patientinnenantworten zulassen:

- Die Krankheit ist *psychosozial* bedingt durch einen Sachverhalt in
  Form einer *äußeren* Einwirkung z.B. familiäre Sorgen, Probleme
  mit Kollegen, Nachbarn.

- Die Krankheit ist bedingt durch einen *psychosozialen* Sachverhalt
  in Form der eigenen *inneren* Persönlichkeitsdisposition, z. B. zu
  wenig Willenskraft, Minderwertigkeitsgefühle.

- Die Krankheit ist bedingt durch einen spezifischen Umgang mit
  dem eigenen Körper im Sinne von *Gesundheitsverhalten* wie zu
  wenig Ruhe, ungesunde Lebensweise u. ä.

- Die Krankheit ist bedingt durch einen *naturalistischen* Sachverhalt in Form eines *äußeren* Umstandes, beispielsweise Faktoren wie Klima und Lärm.

- Die Krankheit ist bedingt durch einen *naturalistischen* Sachverhalt aufgrund der eigenen *inneren* körperlichen Verfassung, z. B. schwacher Kreislauf, geerbte Anfälligkeit usw.

Bei der Auswertung der 46 Items sind jeder der fünf Hauptskalen (,psychosozial innen', ,psychosozial außen', ,Gesundheitsverhalten', ,naturalistisch außen' und ,naturalistisch innen') dann jeweils 8 bzw. 10 Fragen zugeordnet. Beispielsweise wird die Antwort auf die Frage *„Könnten Ihre jetzigen Beschwerden dadurch mitverursacht sein, daß Sie sich zu wenig Ruhe gönnen?"* unter der Hauptskala ,Gesundheitsverhalten' subsumiert.

Je höher in der Auswertung die Punktzahl der einzelnen Patientin oder der Patientinnengruppe ist, desto häufiger wurde einer der vorgegebenen Sachverhalte mit einer großen Wahrscheinlichkeit seitens der Patientin(nen) als mögliche Krankheitsursache angesehen (Bischoff u. Zenz 1990).

Wir haben hypothetisch angenommen, daß folgende Faktoren die Ausbildung einer subjektiven Krankheitstheorie (zunächst unabhängig von der Erkrankung) beeinflussen könnten und sich damit Unterschiede zwischen der Gruppe der deutschen und der türkischen Patientinnen finden lassen müßten: Ethnizität, Alter, Schulbildung in Deutschland oder der Türkei, Art des Schulabschlusses, (selbsteingeschätzte) deutsche Sprachkenntnisse, Lese- und Schreibfähigkeit, Sozialstatus, vorhandene Erwerbstätigkeit, Religion, Lebenszufriedenheit, Gesundheitswissen, Akkulturation, Migrationsstatus, Gesundheitswissen, Erkrankungsart (somatisch vs. eher funktionell / psychosomatisch) und Krankheitsschwere.

Neben der Basisanwendung des LTFB – dem Berechnen der Ergebnisse der fünf Grundskalen und der Gegenüberstellung von Skalenwerten und einzelnen Einflußfaktoren – besteht die Möglichkeit, zusätzliche Informationen über die subjektive Ursachentheorie der Patienten aus den Testergebnissen abzuleiten. Zum einen kann man berechnen, wie die Anzahl der angegebenen Ursachendimensionen in der Patientenpopulation verteilt ist. Es wird überprüft, wie viele der fünf Skalen zur Erklärung der Krankheitsursache herangezogen wurden. Als positiv beantwortet gilt jede Skala mit mindestens zwei Punkten.

Außerdem haben Bischoff und Zenz (1990) vorgeschlagen, auch die Zahl der beantworteten Einzelfragen zu beachten, unabhängig davon, mit welcher Intensität sie beantwortet wurden. Damit kann eine Aussage darüber gemacht werden, wie viele verschiedene Erklärungsmöglichkeiten für ihre Krankheit die Patientin für möglich hält, wie ‚breit‘ ihre Krankheitsursachenvorstellung ist. In Kombination mit der Skalenanzahl, denen sich die Patientinnenantworten zuordnen lassen, ergeben sich nach Bischoff/Zenz vier Patiententypen:

Typ A – Patienten ohne eigene Vorstellung über die Krankheitsursache oder mit einer völlig von den Fragebogenvorgaben abweichenden Theorie – es gibt bei diesen Patienten keinen stark ausgeprägten Faktor (= besonders stark ‚bediente‘ Skala) und die Zahl positiv beantworteter Items ist sehr niedrig.

Typ B – Patienten mit breiter aber vager Vorstellung – keine stark ausgeprägte Faktoren aber gleichzeitig viele positiv beantwortete Fragen. Der Patient läßt alle Möglichkeiten zu, schließt praktisch keine aus, ist aber offenbar nicht überzeugt von der Gültigkeit einer der Alternativen.

Typ C – differenzierte Vorstellung mit 1-3 stark ausgeprägten Faktoren und entsprechender Zahl positiv beantworteter Fragen.

Typ D – undifferenzierte Vorstellung mit 4 oder 5 stark ausgeprägten Faktoren und einer großen Zahl positiv beantworteter Fragen (‚Alles macht mich krank‘)

Da die Vorgaben im LTFB-Handbuch nicht sehr konkret sind, haben wir für die statistische Auswertung der Fragebögen im Sinne der o. g. Patienten-Typologie folgende Zuordnung erarbeitet (Tab. 4.8.1) (Die Skalen als solche werden, unabhängig von ihrer Inhaltskomponente, als Dimensionen bezeichnet.):

Tab. 4.8.1: Zuordnung / Patiententypologie

Patiententyp	Anzahl der stärker ausgeprägten Skalen bzw. Dimensionen (ab 50%)	Perzentil beantworteter Fragen je Skala
A	keine	<25%
B	keine	>75%
C	1 - 3	25-75%
D	4 - 5	25-75%

Vor Beginn der Untersuchung stellten wir die Hypothese auf, daß die türkischstämmigen Migrantinnen im Vergleich zur Gruppe der deutschen Frauen eher Erklärungsmodelle im Sinne einer von außen eindringenden Krankheitsursache angeben und daß sie eine eher ungenaue, wenig differenzierte Krankheitstheorie haben müßten. Wir nahmen außerdem an, daß jüngere und gebildetere Patientinnen eher innerpsychische und Umweltursachen benennen würden.

Für die statistische Auswertung wurde der Kruskal-Wallis- bzw. U-Test sowie der Chi^2-Test verwendet, die vorgegebene Irrtumswahrscheinlichkeit lag bei 5%. Als Statistik-Programm diente SPSS.

Um der Gefahr methodischer Einseitigkeit zu entgehen, wurden in Ergänzung unserer quantitativen Fragebogenuntersuchung zusätzlich und zeitlich parallel mit je 50 türkischen und deutschen Frauen des Untersuchungskollektivs leitfadenorientierte offene Interviews am Tag vor der Entlassung geführt. Diese Gespräche waren problemzentriert. Eine größtmögliche Varianz in der Stichprobe wurde angestrebt, indem ein breites Spektrum von Patientinnen hinsichtlich Erkrankungsart, Alter, Sozialstatus, deutschen Sprachkenntnissen, Bildungsgrad usw. ausgewählt wurde. Die Interviewführung erfolgte je nach Präferenz der Patientinnen in deutscher oder türkischer Sprache und wurde per Tonband protokolliert. Die von den Patientinnen im Interview geäußerten Gedanken und Vorstellungen zur den möglichen Entstehungsursachen und Auslösern ihrer Erkrankung wurden transkribiert. Für die Auswertung wurde eine Methodenkombination von Inhaltsanalyse (Mayring 1983) und der *grounded theory* (Glaser u. Strauss 1967) verwendet. Die Kategorisierung erfolgte z. T. als Doppelblindverfahren.

4.8.3 Untersuchungsergebnisse und Diskussion

Subjektive Krankheitstheorie der türkischer Migrantinnen

In die Auswertung einbezogen werden konnten die Antworten von 219 der 262 türkischstämmigen Patientinnen (84%). Es zeigten sich keine signifikanten Unterschiede in der Kategorisierung der subjektiven Krankheitstheorie zwischen den verschiedenen befragten Altersgruppen, keine Abhängigkeit von der Stärke der Religionsverbundenheit, vom Sozialstatus, vom Gesundheitswissen, von der Lebenszufriedenheit, dem Bildungsgrad und der Erkrankungsart im Sinne einer eher somatischen oder einer eher funktionell bedingten Erkrankung bei den entsprechenden Untergruppen der befragten türkischen Migrantinnen.

Deutlich wurde jedoch, daß wenig akkulturierte Frauen bzw. türkischstämmige Frauen mit geringen deutschen Sprachkenntnissen, geringer oder nicht vorhandener deutscher Lese- und Schreibfähigkeit bzw. Schulbesuch in der Türkei in allen bzw. 4 von 5 Skalen des Fragebogens jeweils signifikant niedrigere Werte aufwiesen (Tab. 4.8.2).

Tab. 4.8.2: **Signifikant unterschiedliche Skalenwerte, gemessen mit dem LTFB nach Bischoff/Zenz (p-Werte)**

Skala Subkollektiv	Psychosoz. außen	Psychosoz. innen	Gesundheitsverhalten	Naturalis. außen	Naturalis. innen
Akkulturationsgrad	0,002	0,002	0,002	k.S.	0,011
Land d. Schulbesuchs	0,023	0,030	0,025	k.S.	k.S:
deutsche Sprachkenntnisse	0,003	0,002	0,000	0,022	0,002
Lese- u. Schreibfähigkeit	0,000	0,000	0,000	k.S.	0,042
Krankheitsschwere	k.S.	k.S.	k.S.	0,031	0,010
Migrationsstatus	k.S.	k.S.	k.S.	0,046	k.S.

k.S.=kein signifikanter Unterschied, d.h., p ≥ 0,05

Abb. 4.8.1: **Medianwerte für alle 5 Skalen des LTFB, nur türkische Patientinnen,
Differenzierungskriterium: Akkulturationsgrad**

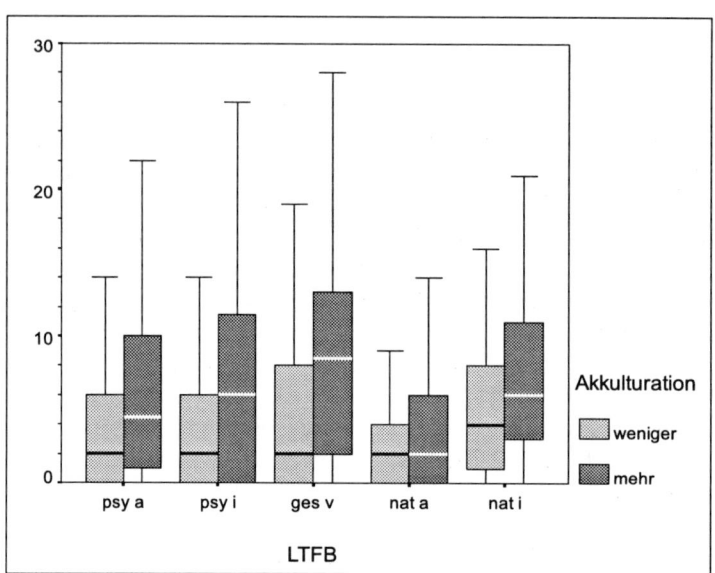

   Letztendlich beschreiben offenbar vier Einzelresultate eine Patientinnengruppe, nämlich die wenig akkulturierten, wenig deutschsprechenden Migrantinnen. Sie bildeten eine Subgruppe unter den türkischen Migrantinnen von max.
70 Patientinnen. Diese türkischstämmigen Frauen haben nur eine vage eigene
Ursachenvorstellung oder eine oder mehrere völlig vom Fragebogen abweichende Krankheitstheorien, denn in keiner der fünf vorgegebenen Skalen ließen sich
hohe Punktwerte nachweisen. Die Krankheitsursachenvorstellung dieser Gruppe
konnte also keiner der fünf Grundkategorien zugeordnet werden.

   Zwei Interpretationsmöglichkeiten, die sich gegenseitig nicht ausschließen,
ergeben sich:
a.) Wahrscheinlich führt ein besseres Verstehen der vom Arzt oder in anderen
Informationsquellen wie Zeitungen und Fernsehen angegebenen medizinischen
Krankheitserklärungen zu einer klareren Krankheitstheorie aus Sicht der Patientin. Es werden mehrere Ursachen für möglich gehalten.

Migration bedeutet mitunter einen abrupten Bruch mit dem bisherigen sozialen Umfeld. Dabei verliert sich auch im wesentlichen einerseits das tragende Laiensystem, in dem Volkswissen über Krankheit deren Ursachen und Heilung weitergegeben wird, andererseits wird die westliche moderne Medizin (und deren Deutungsmodelle) im Vergleich zur Situation in der Türkei viel leichter zugänglich.

Koen (1986) hat nach einer Untersuchung der ätiologischen Vorstellungen von Patienten in der Türkei und bei Migranten in Deutschland festgestellt, daß sich die Erklärungsmodelle für Krankheiten bei Migranten aus der Türkei allmählich denen einer Industriegesellschaft annähern. Möglicherweise ist die Ursachenzuweisung für eine Erkrankung für die weniger akkulturierten türkischen Migrantinnen keine bedeutsame Frage, sondern sie ist nur Teil unseres westlichen Erklärungsbedürfnisses. Es besteht für diese Migrantinnen u. U. kein Reflexionsbedürfnis.

b.) Oder aber, es handelt sich um ein ähnliches Phänomen, wie es Brucks et al. (1987) nach der Auswertung von 165 Tonbandprotokollen von Arzt-Patienten-Gesprächen berichten, daß nämlich Unterschichtpatienten häufiger ein vom Arzt (und vom Fragebogen ?!) völlig abweichendes Krankheitsverständnis haben.

Erwähnenswert ist, daß die befragten türkischen Frauen mit Schwangerschaftsstörungen in den beiden ‚naturalistischen‘ Kategorien zur Krankheitserklärung geringere Werte als Frauen mit gut- oder bösartigen gynäkologischen Erkrankungen aufweisen.

Der Faktor ‚Migrationsstatus‘ wirkte sich nur bei der Kategorie ‚naturalistisch-außen‘ aus. Hier wiesen in der Reihenfolge die Gruppen nachgezogene Ehefrauen - Migrantinnen der ersten Generation - Migrantinnen der zweiten Generation jeweils signifikant höhere Werte auf. Schon Zimmermann (1986) hat darauf hingewiesen, daß, gleichgültig um welche Krankheitsformen es sich handelt, nach den Konzepten der laienmedizinischen Systeme in der türkischen Gesellschaften alle als exogen entstanden gelten. Die Krankheiten werden als definierte, im Umfeld des Menschen existierende Seinsformen verstanden, die von außen her in den Körper eindringen. Tilli (1989) führt die Auffassung vieler türkischer Frauen, daß eine regelmäßige starke Monatsblutung als eine Voraussetzung für Gesundheit gilt, denn sie reinigt den Körper von ‚schlechtem‘ Blut, auf die Humoralpathologie zurück. Äußere Einflüsse können demnach das gesunde Gleichgewicht der Körpersäfte stören. So werden dann z. B. schwache und unregelmäßige Blutungen als Ursache für Kopfschmerzen angesehen (Tilli 1989).

Möglicherweise ist die unterschiedlich starke Bevorzugung äußerer Krankheitstheorien der Migrantinnen-Gruppen auch als eine verständliche Reaktion auf die Lebens- und Arbeitserfahrung besonders der nachgezogenen Ehefrauen und der Frauen der ersten Migrationsgeneration, als ein Resultat der geforderten und vollzogenen Anpassung an ‚fremde äußere Mächte' im weitesten Sinne, zu interpretieren (Leyer 1991).

Die Stärke, mit der von außen kommendes, das aus der Heimatgesellschaft mitgebrachte Konzept also, als ursächlich für die Erkrankung angesehen wird, nimmt offenbar mit der Dauer des Aufenthaltes bzw. dem Fortschreiten des Sozialisationsprozesses ab. Bei Migranten, die schon ein oder zwei Jahrzehnte hier leben oder hier aufgewachsen bzw. geboren sind, werden die traditionellen Vorstellungen nicht mehr in ‚Reinform' vorliegen. Durch den Kontakt mit den deutschen medizinischen Versorgungseinrichtungen werden ihre mitgebrachten bzw. in der Familie oder der türkischen Gemeinschaft tradierten Konzepte von Krankheit und Kranksein entsprechend modifiziert, wobei neue Erkenntnisse übernommen, andere aufgegeben werden und auch Mischformen aus beiden entstehen können (Zimmermann 2000).

Krankheitstheorien der deutschen Patientinnengruppe

In die separate Auswertung der deutschen Patientinnen konnten 299 von 320 Fragebögen (93,5%) einbezogen werden.

Keinen Einfluß auf die subjektive Krankheitstheorie hatten bei den befragten deutschen Frauen der Schulabschluß, der Sozialstatus, die Erwerbsgruppe, Religion und Art der Erkrankung (somatisch/‚psychosomatisch'). Bei den deutschen Frauen spielte jedoch anders als bei den türkischstämmigen Frauen die Lebenszufriedenheit eine Rolle, welche das Antwortmuster im Laientheoriefragebogen stark beeinflußte: Je unzufriedener die Patientin mit ihrer Lebenssituation war, desto höhere Werte zeigten sich in allen Skalen (Tab. 4.8.3).

Tab. 4.8.3: Signifikant unterschiedliche Skalenwerte,
gemessen mit dem LTFB nach Bischoff/Zenz (p-Werte)

Skala Subkollektiv	Psychosoz. außen	Psychosoz. innen	Gesundheits-verhalten	Naturalist. außen	Naturalist. innen
Alter	k.S.	k.S.	k.S.	k.S.	0,001
Schwere der Erkrankung	k.S.	k.S.	k.S.	0,004	0,000
Lebens-zufriedenheit	0,000	0,000	0,000	0,004	0,000
Gesundheits-wissen	0,011	k.S.	k.S.	k.S.	k.S.

k.S.=kein signifikanter Unterschied, d.h., p $\geq 0,05$

Mit der eigenen Lebenssituation unzufriedene deutsche Patientinnen zeigen eine eher undifferenzierte Krankheitstheorie. Offenbar im Rahmen eines Versuchs der Rationalisierung werden viele Faktoren unreflektiert als krankheitsverursachend angesehen.

Auch die Schwere der Erkrankung (gutartige/bösartige Erkrankung oder Schwangerschaftsstörung) hatte Einfluß auf die Ursachentheorie der deutschen Patientinnen. Für die ‚naturalistischen' Erklärungskategorien galt: ‚je ernster die Erkrankung, desto höher die Skalen Werte' (Werte bei Schwangerschaftsstörungen < bei gutartigen Erkrankungen < bei Krebserkrankung). Insbesondere Karzinompatientinnen haben offenbar eine eher monokausale naturalistische Ursachenvorstellung. Psychosoziale Faktoren aber auch das Gesundheitsverhalten können als mögliche Ursache nicht akzeptiert oder müssen abgewehrt werden.

Ältere Patientinnen (>50 Jahre) wiesen höhere Werte bei der Skala ‚naturalistisch innen' auf. Diese Gruppe beinhaltet die relativ meisten Krebspatientinnen, so daß sich hier eine ähnliche Ergebnisinterpretation wie für die Krankheitsschwere anbietet. Andererseits haben auch Zenz et al. (1989) bei einer kombinierten Untersuchung mit Fragebögen und Gesprächsanalysen in der Sprechstunde praktischer Ärzte festgestellt, daß je älter ein Patient ist, er umso häufiger im Gespräch naturalistische Krankheitstheorien äußert.

Frauen des deutschen Kollektivs mit gutem Wissen über den weiblichen Körper, Präventionsmaßnahmen usw. hatten deutlich niedrigere Werte in der Erklärungskategorie ‚psychosozial außen' als die Gruppe der befragten Frauen mit nur mittleren oder geringen Kenntnissen.

Deutsch-türkischer Vergleich

Um einen sinnvollen Vergleich auf der Grundlage des Faktors Ethnizität durchführen zu können, wurden – wie auch für die vergleichende Auswertung des SCL-90-R-Daten – vergleichbare Untergruppen gebildet, die eine ähnliche sozio-demographische Zusammensetzung aufweisen sollten:

1. Teilstichprobe der 30-50jährigen Patientinnen (im Ergebnis der Selektion: Vergleich von 106 türkischstämmigen mit 184 deutschen Frauen),

2. Angleichung nach Schulbildung (218 türkische vs. 250 deutsche Patientinnen),

3. Angleichung nach Erwerbsgruppen (260 Migrantinnen, 269 Deutsche),

4. Teilstichprobe der Patientinnen mit Haupt- und Realschulabschluß (173 türkischstämmige, 164 deutsche Frauen),

5. Teilstichprobe Patientinnen mit gutartigen Erkrankungen (140 türkische und 199 deutsche Frauen),

6. Teilstichprobe der erwerbstätigen Frauen (73 türkischstämmige, 165 deutsche Patientinnen).

Ausschließlich zwischen diesen sechs Teilstichproben wurde ein ‚deutschtürkischer Vergleich' vorgenommen.

Nur für die angegebenen naturalistischen Krankheitsursachen zeigten sich teilweise signifikante Unterschiede bzw. deutliche tendenzielle Differenzen bei fünf von sechs der Subgruppen. Die Patientinnen türkischer Herkunft vermuteten deutlich häufiger Erklärungen im Sinne der Kategorie ‚naturalistisch außen' für ihre Erkrankung, während die deutschen Frauen öfter Krankheitsursachen der Kategorie ‚naturalistisch innen' angaben.

Dieses Ergebnis wurde in vertiefenden Interviews (siehe Abschnitt 4.8.4 des Kapitels) bestätigt.

Da andere, d. h. soziodemographische Einflußfaktoren durch die oben dargestellte Datenbearbeitung weitgehend ausgeschlossen wurden, ist anzunehmen, daß sich diese unterschiedlich starken Ausprägungen der ‚inneren' (beim deutschen Kollektiv) bzw. ‚äußeren' (in der Gruppe der türkische Migrantinnen) naturalistischen Kategorie auf kulturell-ethnische Unterschiede zurückführen lassen (Abb. 4.8.2 , 4.8.3).

Tab. 4.8.4: Signifikant unterschiedliche Skalenwerte,
gemessen mit dem LTFB nach Bischoff/Zenz (p-Werte)

Skala Subkollektiv	Psychosoz. außen	Psychosoz. innen	Gesund- heitsverh.	Naturalist. außen	Naturalist. innen
alle Pat. ohne Fachhoch- schul- u. Hochschulbildung	k.S.	k.S.	k.S.	0,030	0,036
Pat. der mittleren u. unteren Erwerbsgruppen	k.S.	k.S.	k.S.	0,01	k.S. (0,05)
nur Pat. mit Haupt- oder Realschulabschluß	k.S.	k.S.	k.S.	k.S.(0,06)	k.S.(0,09)
nur erwerbstätige Patientinnen	0,043	k.S.	k.S.	k.S.(0,22)	k.S.(0,35)
nur Patientinnen mit gutartigen Erkrankungen	k.S.	k.S.	k.S.	0,001	k.S.(0,65)
nur Pat. zwischen 30 u. 50 Jahren	k.S.	k.S.	k.S.	k.S.(0,08)	k.S.(0,4)

k.S.=kein signifikanter Unterschied, d.h., $p \geq 0{,}05$

**Abb. 4.8.2:   Skalenwerte des LTFB im deutsch-türkischen Vergleich,
nur die Patientinnen mit gutartigen Erkrankungen**

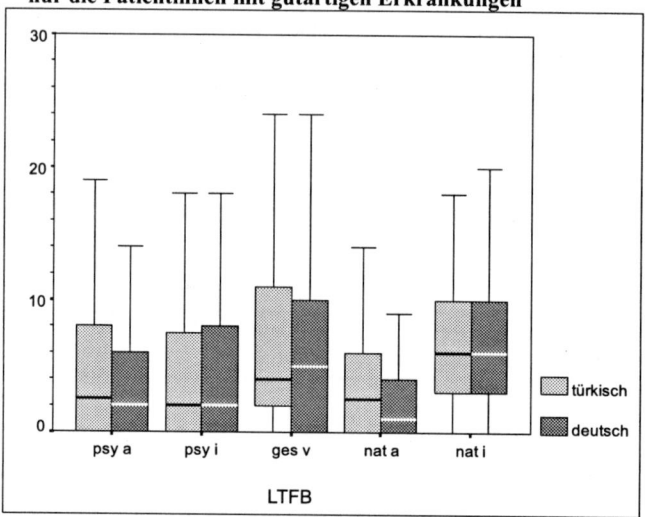

**Abb. 4.8.3: Skalenwerte des LTFB im deutsch-türkischen Vergleich,
nur die Patientinnen mit Haupt- oder Realschulabschluß**

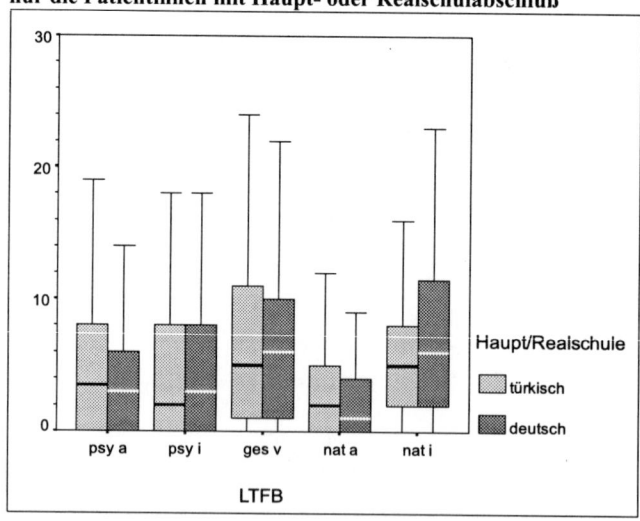

Zumindest die medizinische Forschung der westlichen Industrieländer beschäftigt sich ja seit einigen Jahren mit der Aufdeckung genetischer Ursachen (‚naturalistisch innen') für verschiedene Erkrankungen. Meldungen wie z. B. über anlagebedingte Karzinomerkrankungen könnten Einfluß auf die subjektive Theoriebildung bei den deutschen Patientinnen haben.

Özelsel (1999) meint, daß sich in den westlichen Ländern – jedenfalls in den oberen sozioökonomischen Schichten – beide Krankheitsvorstellungen soweit aneinander angeglichen haben, daß das primär biomedizinische Modell in der Arzt-Patient-Beziehung zum gemeinsamen Nenner geworden ist.

Brucks et al. (1987) bestätigen, daß sich deutsche Mittelschichtangehörige, und diese Gruppe machte in unserer Untersuchung den übergroßen Anteil aus, in ihrem Krankheitsverständnis eher an Begriffen und Modellen der Medizin orientieren. Einige Autoren nennen das Krankheitsverständnis der Mittelschicht demnach ‚endogen' (im LTFB: ‚naturalistisch innen'). Die Krankheit wird als eine bestimmte Funktionsstörung des Körpers betrachtet, die ihrer eigenen, medizinisch zu untersuchenden Gesetzmäßigkeit folgt.

Andererseits haben bereits Koen (1986) und Zimmermann (1986) festgestellt, daß im Denken der meisten türkischen Patienten, wie schon erwähnt, Krankheit hauptsächlich von außen in den Körper eindringt. Erklärungsmodelle, die Faktoren in der Lebensgeschichte oder die Patientin selbst für die Erkrankung (mit-)verantwortlich machen, ohne daß sie irgendwelche (religiösen) Tabus durchbrochen hat, werden nicht angenommen. Endogen entstandene und ablaufende Krankheitsprozesse finden in diesen laienmedizinischen Konzepten keine Entsprechung. Möglicherweise ist die Tendenz der türkischstämmigen Migrantinnen zu naturalistischen, biologischen, von außen kommenden Attributionsinhalten in Anlehnung an Christeiner (1999) auch als Hinweis auf die individuelle und gesellschaftliche Bedeutung des Körpers als Arbeitskraft zu verstehen. Hier gäbe es dann einen Ansatzpunkt z. B. für Gesundheitsförderungsprogramme.

Leyer (1991) führt die Unterschiede in den Krankheitskonzepten auf eine kulturspezifische Sozialisation in der ländlichen türkischen Heimatgesellschaft zurück, die keine Individuen wie in industrialisierten Gesellschaften zum Ziel hat, sondern den einzelnen stark an Familie und Gemeinde bindet und äußere Kontrollmechanismen einsetzt. Diese soziokulturell geprägten Konfliktverarbeitungsweisen begünstigen ein vorrangig somatisches und exogenes Krankheitsverständnis.

Breite und Dimension des Krankheitsbildes der Patientinnen

Die Frequenz der Anzahl zugeschriebener Dimensionen ist in beiden Hauptkollektiven wie auch in den sechs gebildeten Unterkollektiven fast gleich, d. h., jeweils zwischen 30 und 40% der Patientinnen hatten Aussagen aus allen möglichen 5 Skalen (psychosozial innen und außen, Gesundheitsverhalten, naturalistisch innen und außen) ihrer Krankheitstheorie zugeordnet (Abb. 4.8.4).

Abb. 4.8.4

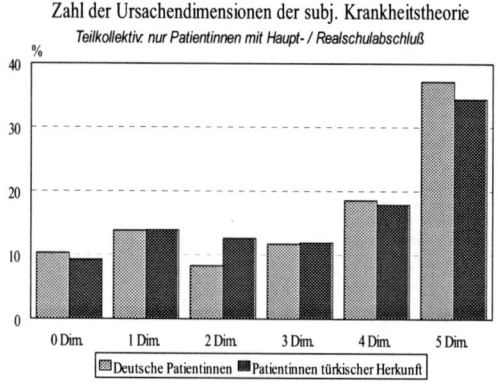

Zahl der Ursachendimensionen der subj. Krankheitstheorie
Teilkollektiv: nur Patientinnen mit Haupt- / Realschulabschluß

Abb. 4.8.5

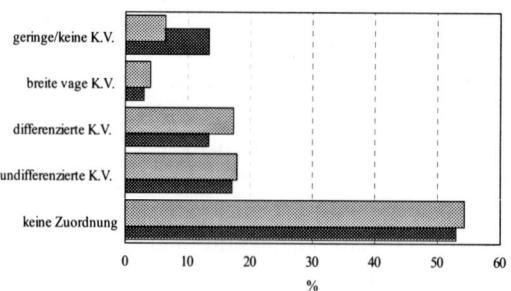

Breite der subjektiven Krankheitsvorstellungen (K.V.)
Teilkollektiv: nur Patientinnen mit Haupt-/Realschulabschluß

Die Abbildung (Abb. 4.8.5) zeigt beispielhaft die Breite der Ursachentheorie aller Patientinnen mit Haupt- und Realschulabschluß. Es sind keine signifikanten Unterschiede nachweisbar. Die türkischstämmigen Patientinnen haben etwas häufiger keine oder eine vom Fragebogen abweichende Krankheitstheorie. Umgekehrt sind im deutschen Kollektiv die Frauen mit einer differenzierten Vorstellung etwas häufiger.

4.8.4 Ergebnisse der vertiefenden Patientinneninterviews

Es stellt sich die Frage, an welche Kriterien in einem Untersuchungsinstrument enthalten sein sollten, um der soziokulturellen Vielfalt gerecht werden und Immigrantinnen angemessen repräsentieren zu können. Neben der Fragebogenuntersuchung wurde in ergänzenden Patientinneninterviews im Zusammenhang mit den subjektiven Ursachentheorien der Patientinnen den folgenden Schwerpunkten nachgegangen:

- Haben die Patientinnen sich selbst Gedanken über die Entstehungsursache ihrer aktuellen Gesundheitsstörung gemacht haben bzw. äußern sie diese im Interview?

- Inwieweit konnten sich die Patientinnen mit ihren Ärzten über die jeweiligen Ursachenvorstellungen bzw. die medizinischen Erklärungen austauschen?

- Unterscheiden sich die Vorstellungen deutscher Patientinnen und der Immigrantinnen?

Anhand einer offenen Einstiegsfrage konnten die Gesprächspartnerinnen ihre Konzepte beschreiben und Hintergründe beleuchten. Dabei wurden keinerlei Vorgaben gemacht, da es in der Exploration auch darum ging, in möglicherweise ‚unbekannte' Vorstellungswelten zu gelangen. Die überwiegend ausführlichen Antworten der insgesamt 100 Frauen wurden zusammengefaßt und kategorisiert, so daß ein Vergleich zwischen den subjektiven Ursachenattributionen der Immigrantinnen und der deutschen Frauen möglich wurde. Dabei wurde einerseits die inhaltliche Dimension der Vorstellungen der Frauen sowie die Häufigkeit der Nennungen in den jeweiligen Vergleichsgruppen erfaßt.

Die Abbildung 4.8.6 zeigt die Verteilung der Ursachenzuschreibung und die Häufigkeit der Nennung. Die Tatsache, daß von den insgesamt 100 befragten

Frauen 236 mögliche Ursachen angegeben wurden, bestätigt die zumeist vorhandene Multikausalität subjektiver Krankheitsursachenvorstellungen.

Abb. 4.8.6: Subjektive Ursachenattribution der interviewten Patientinnen

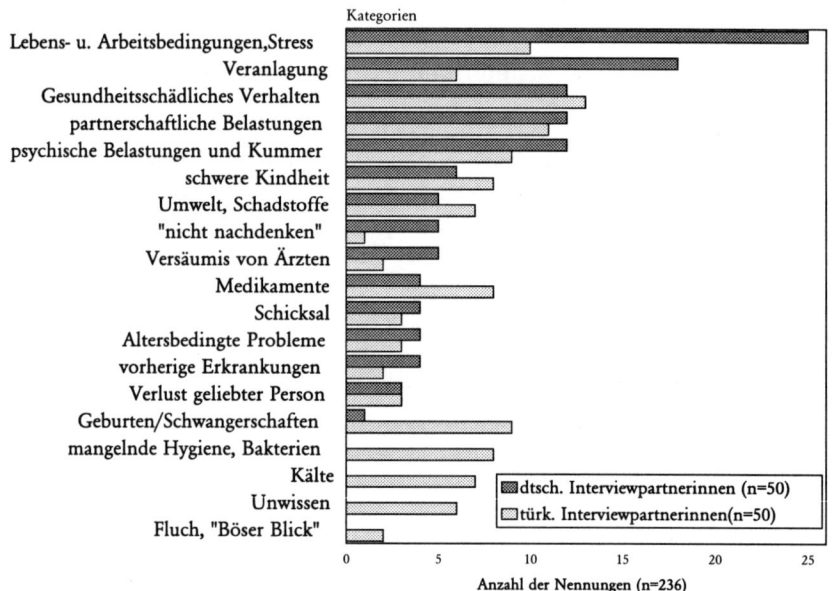

Der qualitative methodische Zugang ermöglichte es, über die im LTFB vorgegebenen Kategorien hinauszugehen, was sich insbesondere im Hinblick auf die Betrachtung der Ursachentheorien der Migrantinnen als nützlich erwies.

Während sich bei deutschen und türkischen Frauen viele gemeinsame subjektive Erklärungskonzepte für die Ursachen ihrer aktuellen Erkrankung finden ließen wie:

- Abwehr der Auseinandersetzung mit dem Thema
- Altersbedingte Veränderungen
- Belastende und streßreiche Lebens- und Arbeitsbedingungen
- Belastungen aus der Kindheit

- Folge von früheren Erkrankungen

- Gesundheitsschädliches Verhalten

- Medikamente

- Partnerschaftliche Probleme, Eheprobleme

- Psychische Belastung

- Schicksal

- Tod einer geliebten Person

- Veranlagung

- Versäumnisse von Ärzten,

mußten die für die deutschen Patientinnen bereits festgelegten Kategorien nach der Auswertung der Interviews mit den Frauen türkischer Herkunft um einige neue ergänzt werden, da sich die genannten Vorstellung den vorhanden Gruppen nicht zuordnen ließen. Diesen ‚neuen Kategorien' der türkischsprachigen Immigrantinnen zur Entstehung ihrer Erkrankung war gemeinsam, daß es sich dabei um von außen kommende gesundheitsschädigende Einflußfaktoren handelte. Folgende neue Kategorien konnten auf der Grundlage der Interview gebildet werden:

- Einfluß mangelnder Hygiene und von Bakterien

- Einfluß von Kälte

- Folgen von zu vielen oder zu schweren Schwangerschaften und Geburten

- Unwissen und gesundheitsbeeinträchtigende Bedingungen im Herkunftsland

- Böser Blick, Fluch

Dieser ‚böse Blick' wurde nur in zwei von 236 Nennungen (als Ursache einer Fehlgeburt) angegeben. Magische Kräfte spielen in den Krankheitstheorien der türkischen Migrantinnen demnach bei weitem nicht die oft in der Literatur postulierte Rolle (Schwalm 1996, Wiezoreck u. Diesfeld 1998). Auch Tilli (1989) hatte in Gesprächen mit 50 türkischen Frauen anläßlich von Hausbesuchen festgestellt, daß übernatürliche Ursachenkonzepte seltener als erwartet genannt wurden und daß sie dann in der Regel neben ‚natürlichen' Erklärungsansätzen standen.

Schepker et al. (2000) fragten bei Interviews in 77 türkischen Familien die Familienmitglieder, was sie einer befreundeten Familie bei Schwierigkeiten mit den Kindern (entspr. Somatisierung, deviantes Sozialverhalten, Drogenproblematik, emotionale Störungen) raten würden. Als mögliche Ursachen für diese ‚Verhaltensauffälligkeiten' wurde von den Befragten unter 165 Nennungen nur zweimal der ‚böse Blick' genannt. Dies sei möglicherweise bedingt durch die Interviewsituation mit gebildete(re)n Gesprächspartnern. Jedenfalls war die magische Ursachenzuschreibung für eine gesundheitliche Störung nicht als Inanspruchnahmebarriere für die Nutzung psychosozialer Versorgungseinrichtungen identifizierbar (Schepker et al. 2000).

Ursachenattributionen deutscher und türkischsprachiger Patientinnen im Vergleich

Insgesamt stehen belastende Lebens- und Arbeitsbedingungen sowie meist langjährige Belastungen psychischer Art, Belastungen oder Partnerschafts- und Eheprobleme bei beiden Patientinnengruppen - wenn auch in unterschiedlicher Ausprägung - an oberster Stelle der Ursachenrangliste.

Belastende Lebens- und Arbeitsbedingungen

Von jeder zweiten deutschen Interviewpartnerin wurden belastende Lebens- und Arbeitsbedingungen genannt. Wenn auch derartige Belastungen wie Streß und Hektik bei der Arbeit', ‚zuviel gearbeitet und nicht auf mich geachtet' oder ‚Doppelbelastung zwischen Familie und Arbeit' für die Erklärung der Erkrankung in beiden Gruppen relevant waren, zeigten sie doch unter den deutschen Frauen eine wesentlich stärke Ausprägung. ‚Streß durch die Bewältigung des Alltags als alleinziehende Mutter' wurde im Rahmen der Interviews nur von deutschen Frauen angegeben.

Veranlagung

Sehr viel häufiger als von den Immigrantinnen wurde von den deutschen Patientinnen auch der Aspekt einer erblichen Veranlagung (‚von der Mutter geerbt', erblich', ‚liegt in der Familie') genannt. [Dabei ist zu berücksichtigen, daß während des Zeitraum der Studie in verschiedenen deutschsprachigen Medien die erhöhten Risikofaktoren für Brustkrebs bei Frauen, in deren Familie die Erkrankung bereits aufgetreten ist, publiziert worden war.]

Gesundheitsverhalten

Ihrem Gesundheitsverhalten schrieben die Frauen beider Vergleichsgruppen in gleichem Maße krankheitsauslösende bzw. - verursachende Wirkungen zu. Während die deutschen Frauen diesbezüglich eher ‚zu wenig Bewegung', ‚ich habe zu viel geraucht', ‚ich habe nicht genug auf mich geachtet' nannten, war bei den Immigrantinnen eine etwas andere Tendenz festzustellen, die sich in Äußerungen wie ‚zu viel getragen und gelaufen', ‚zu schwer gehoben', ‚gesundheitliche Probleme verschleppt' ausdrückte. Ihrem Ernährungsverhalten schreiben beide Gruppen in gleichem aber eher geringfügigen Maße die Möglichkeit der Begünstigung der Krankheit zu.

Partnerschaftliche Belastungen

Auch partnerschaftliche Belastungen wie ‚Streß nach der Trennung', ‚Ehe schief gegangen', ‚Eheprobleme', ‚schlechter Ehemann' wurden von beiden Gruppen als Auslöser der Erkrankung in Erwägung gezogen.

Aktuelle psychische Belastungen und Belastungen aus der Kindheit

Psychische Belastungen, die in Äußerungen wie ‚Kummer und Sorgen' ‚psychischer Streß', ‚seelische Probleme', aufgestaute Wut', ‚Krankheit beginnt im Kopf'', sowie ‚Traurigkeit' und ‚unglücklich sein' ausgedrückt wurden, waren in beiden gehäuft Gruppen als Krankheitstheorie zu finden. Auch Belastungen aus der Kindheit wurden von deutschen und türkischen Patientinnen mit der Entstehung der Erkrankung ursächlich in Zusammenhang gebracht. Während die Frauen in diesem Kontext Aussagen wie ‚früher Tod der Mutter', ‚als Kind Pflege der kranken Mutter', ‚unerwünschtes Kind' machten, war von den Immigrantinnen darüber hinaus eine soziokulturell bestimmte Form der Belastung herauszuhören, die sich in Formulierungen wie ‚als Kind verheiratet worden', ‚keine Jugend gehabt', ‚schon als Kind zu viel Verantwortung gehabt als älteste Schwester' ausdrückte.

Umweltbelastungen

Neben den allgemeinen Umweltbelastungen wie z.B. ‚schlechte' Luft', ‚Gifte in den Nahrungsmitteln', die in beiden Gruppen Erwähnung fanden, wurden nur von Immigrantinnen der ersten Generation direkte toxische Belastungen am Arbeitsplatz als Auslöser für die Erkrankung genannt (‚bei meiner Arbeit als Löterin war ich massiven Schadstoffen ausgesetzt', ‚giftige Dämpfe am Arbeitsplatz').

Medikamente

Auffällig war auch die doppelt so häufig vorkommende Assoziation der Krankheitsentstehung mit Medikamenten bei den Patientinnen türkischer Herkunft. Vor allem die langfristige Einnahme der ‚Pille' und von ‚Hormonpräparaten' wurden von den Frauen für die Entstehung der gynäkologischen Erkrankung verantwortlich gemacht, aber auch ganz allgemein die Tatsache ‚zu viele Medikamente' genommen zu haben.

Faktoren wie ‚Versäumnisse von Ärzten', ‚altersbedingte Probleme' sowie ‚frühere Erkrankungen' fanden zwar in beiden Gruppen als mögliche Ursachen Erwähnung, nahmen aber keine vorrangige Stellung ein. Auch die Erklärung der Erkrankung als ‚Schicksal' spielte in beiden Gruppen eher eine geringe Rolle.

In den genannten subjektiven Ursachentheorien der von uns interviewten Frauen spiegeln sich vermutlich auch die unterschiedlichen spezifischen Lebensbedingungen türkischer und deutscher Frauen wider. Eine Veranlagung als Krankheitsursache (Kategorie ‚naturalistisch innen' nach Bischoff/Zenz) wurde von den Frauen der deutschen Gruppe deutlich häufiger angegeben.

Besonderheiten bei Patientinnen türkischer Herkunft

Während sich für alle bisher genannten Kategorien Äußerungen von Patientinnen beider Vergleichsgruppen in den Interviews finden ließen, konnten fünf weitere als spezifische Ursachentheorien von Patientinnen türkischer Herkunft identifiziert werden.

Körperliche Belastungen durch Schwangerschaften und Geburten

Neun der interviewten Immigrantinnen führten ihre gynäkologische Erkrankung auf zu viele Schwangerschaften und Geburten zurück. Neben der Anzahl der Geburten, Schwangerschaften und Schwangerschaftsabbrüche (‚sechs Kinder geboren', ‚zu viele Schwangerschaften', ‚zu viele Abtreibungen') wurde dabei auch erwähnt, mindestens ein ‚sehr großes Kind geboren' zu haben und sich ‚daher die Gebärmutter nicht richtig zurückgebildet' habe. Nur drei deutsche Frauen bezogen die Ursache ihrer gynäkologischen Gesundheitsstörung auf Geburten und Schwangerschaften. Allerdings bezogen sie sich nicht auf körperliche sondern auf psychische Belastungen wie ‚nicht verarbeitetes Geburtserlebnis' oder ‚eine Abtreibung nicht verarbeitet'.

Mangelnde Hygiene

Der Einfluß mangelnder Hygiene gehörte zu den Erklärungskonzepten, die bei aus der Türkei stammenden Patientinnen relativ häufig in Erwägung gezogen wurde. Typische Äußerungen dazu waren: ‚Bakterien dringen leicht in anfällige Körperregion', ‚schmutzige WCs', ‚Pilzerkrankungen seit 10 Jahren'; aber auch Probleme der ‚Unsauberkeit', da der ‚deutsche Ehemann nicht beschnitten' sei, wurden genannt.

Weitere Ursachenattributionen zur aktuellen gynäkologischen Gesundheits-störung, die sich nur bei den befragten Immigrantinnen finden ließen waren (Tab. 4.8.5):

Tab. 4.8.5: Weitere Ursachenattributionen der Immigrantinnen - Beispiele

der Einfluß von Kälte	Unwissenheit	Bedingungen im Herkunftsland
‚Unterleib erkältet',	‚mein eigenes Unwissen',	‚Scham',
‚Klimawechsel',	‚ich wußte nicht was ich tun sollte'	‚alte Traditionen in der Tür-kei', ‚Symptome der Krank-heit falsch gedeutet',
‚kalte Sitzplätze',	‚Krankheit aus Unwissenheit verschleppt'	
‚von oben und unten kom-mende Kälte',		‚schlechte medizinische Ver-sorgung in der Türkei',
‚Zugluft'		‚falsche Behandlung durch selbstgemachte Heilmittel'

Böser Blick – Fluch

Nur zwei jüngere Frauen, die aufgrund einer Fehlgeburt stationär behandelt werden mußten, führten dieses Ereignis auf den *'bösen Blick'* der Schwieger-mutter, die ihr das Kind nicht gegönnt habe und auf einen über die Familie ver-hängten *‚Fluch'* zurück.

Die Immigrantinnen hoben neben soziokulturell bedingten Faktoren im Zu-sammenhang mit den angenommenen Entstehungsursachen ihrer Erkrankung stärker körperliche Belastungen durch häufigere Schwangerschaften und Gebur-ten sowie schwere körperliche Arbeit hervor. Die deutschen Frauen hingegen rückten streßreiche Lebens- und Arbeitsbedingungen stärker in den Vordergrund. Eine fatalistische Einstellung, die Krankheit als Schicksal versteht, oder der Einfluß magischer Kräfte, spielten in den Krankheitstheorien der gynäkologisch erkrankten Frauen türkischer Herkunft keine große Rolle. Möglicherweise gewinnen sie aber im Zusammenhang mit psychischen Erkrankungen an Relevanz.

Besonderheiten bei lebensbedrohlich erkrankten Patientinnen

Ein Vergleich, der sich lediglich an der Ethnizität der Patientinnen orientiert und die Art und den Schweregrad ihrer Erkrankung oder Gesundheitsstörung nicht berücksichtigt, kann der Analyse nicht ausreichend gerecht werden. Zwar ließen sich Spezifika für die befragten Immigrantinnen erkennen, gleichzeitig wurde in den aber Gesprächen deutlich, daß für Frauen, die sich mit einer lebensbedrohenden Erkrankung auseinandersetzen mußten, weitere Aspekte relevant sind, die sich auch auf die Theoriebildung zur Entstehung ihrer Krankheit auswirken.

Das unterschiedliche Alters- und Diagnosenspektrum bei deutschen und zugewanderten Frauen in der Klinik findet sich auch im Sample der Interviewpartnerinnen wieder, so daß hier 20% der interviewten Immigrantinnen gegenüber 35% der deutschen Frauen an Krebs erkrankt waren. Auf einen Vergleich der Häufigkeit der Nennungen zu den verschiedenen Kategorien wird daher verzichtet.

In den subjektiven Ursachentheorien der ‚bösartig erkrankten' Frauen standen in beiden Gruppen vor allem psychische Belastungen im Vordergrund, die sich aus als schwierig empfundenen Lebenssituationen in der Kindheit, der Partnerschaft oder im Arbeitsleben entwickelt hatten. An Krebs erkrankte Immigrantinnen führten darüber hinaus toxische Belastungen am Arbeitsplatz und den Einfluß anderer Umweltgifte als ursächlich für ihre Erkrankung an.

Ebenso wurde das eigene Gesundheitsverhalten als ein wichtiger Einflußfaktor für die Entstehung der Krebserkrankung gesehen. Dabei standen aber weniger die klassischen Kriterien wie Bewegung, Ernährung, Rauchen etc. im Vordergrund der Selbstreflexion sondern vielmehr ein im Rückblick als problematisch eingeschätztes Verhalten, daß sich mit den Worten einer Patientin: „*...ich habe immer zuletzt an mich selbst gedacht*", treffend zusammenfassen läßt.

Subjektive Ursachentheorien nehmen bei lebensbedrohlich erkrankten Patientinnen eine wichtige Rolle für die Bewältigung der Erkrankung ein, die einer-

seits eine aktive Auseinandersetzung und andererseits eine Verdrängung bein-
halten kann. Unter den an Krebs erkrankten deutschen Frauen bestand in verstärktem Maß der Wunsch, sich nicht mit den Entstehungsursachen auseinandersetzen zu wollen.

Gespräche über eigene Ursachenvorstellungen mit Ärzten

Nicht alle interviewten Frauen hatten sich mit den möglichen Ursachen für die
Entstehung ihrer Erkrankung vor dem Interview intensiver auseinander gesetzt,
so daß das Gespräch anläßlich der Studie für einige Frauen die erstmalige Gelegenheit war ‚laut' darüber nachzudenken.

Etwa zwei Drittel der Interviewpartnerinnen (64% der Immigrantinnen und
68% der deutschen Frauen) hatten sehr klare Vorstellungen zum Auslöser ihrer
Erkrankung und brachten eine oder mehrere mögliche Ursachen zur Sprache, die
Einfluß gehabt haben könnten. Die anderen Frauen äußerten sich zunächst eher
vage und in Vermutungen, kamen dann aber bis auf einige wenige, die die Beantwortung ablehnten und ‚lieber nicht darüber nachdenken wollten' doch zur
Beschreibung möglicher Ursachen.

Die Frage, ob die Frauen mit ihren niedergelassenen Ärzten außerhalb der
Klinik im Gespräch eine Austauschmöglichkeit über die Entstehungsursache
ihrer Gesundheitsstörung gehabt hatten, wurde von 40% der Immigrantinnen
und 29% der deutschen Patientinnen bejaht. Für die Klinik ergab sich ein umge-
kehrtes Bild. Für Immigrantinnen bestanden im Krankenhaus offensichtlich geringere Möglichkeiten als für deutsche Patientinnen (19% vs. 31%), mit einem
Arzt oder einer Ärztin über ihre eigenen Ursachenvorstellungen zu sprechen
(Tab. 4.8.6).

Die Ergebnisse verdeutlichen, daß ein Gespräch über die Ursachenattributionen der Patientinnen in der Arzt-Patientinnen-Kommunikation eher nicht zum
Standard gehört. Die interviewten Immigrantinnen, die Gespräche zu den Ursachen der Gesundheitsstörung geführt hatten, erklärten, daß sie sowohl mit Haus-
ärzten als auch mit ihren Frauenärzten das Thema besprochen haben. Alle Patientinnen wiesen darauf hin, daß ihre Gespräche mit Ärzten über die Entstehungsursachen immer von ihnen selbst initiiert worden seien.

Tab. 4.8.6: Austauschmöglichkeiten über eigene Ursachenvorstellungen
mit behandelnden Ärzten

	türkischsprachige Immigrantinnen (n=50)	deutsche Patientinnen (n=50)
Ja, Gespräch mit niedergelassenem Gynäkologen oder anderen Ärzten außerhalb der Klinik	40%	16%
Ja, Gespräch mit Arzt in der Frauenklinik	19%	31%

4.9 Einfluß der Migrationserfahrung auf die psychische Befindlichkeit

4.9.1 Problembeschreibung

Die wesentlichsten Belastungen für eine Patientin, die sich durch einen Klinikaufenthalt neben der Beeinträchtigung durch die eigentliche Erkrankung ergeben, sind das Nichtvertrautsein mit der Umgebung, der Verlust der Unabhängigkeit durch einen ‚kollektiven‘ Tagesablauf, die Unbeständigkeit sozialer Beziehungen (und Bezugspersonen), das Fehlen einer ausreichenden Intimsphäre durch räumliche Enge und ein Mangel an adäquaten Informationen (Wagenbichler u. Wimmer-Puchinger 1997).

Die psychische Befindlichkeit bei stationär behandelten Patientinnen in einer Frauenklinik wird natürlich außerdem durch die Beschäftigung mit der Krankheit, die Angst vor dem Eingriff und vor dessen möglichen negativen Auswirkungen beeinflußt. Bei Frauen, die wegen einer bösartigen Erkrankung behandelt werden, kommen die Folgen der Auseinandersetzung mit einer existentiellen Lebenskrise hinzu. Die Aufnahme wegen einer Störung oder Komplikation in der (Früh-) Schwangerschaft wird bei den meisten betroffenen Patientinnen zu Gefühlen der Angst und Sorge um das Fortbestehen der Schwangerschaft bzw. das Wohlergehen des werdenden Kindes führen.

Jede Erkrankung bzw. deren Therapie kann bei einem Patienten eine Krise auslösen. Diese Krise ist überraschend und bedrohlich, eventuell verbunden mit Kränkungen und Verlusten. Werte und Ziele werden in Frage gestellt. Mögliche Angst und Hilflosigkeit führen zu einer innerpsychischen und sozialen Labilisierung. Krisentherapeutische Konzepte zeigen, daß die Vorerfahrung einer erfolgreichen Krisenbewältigung, die Stabilität des Individuums (soziale Netze, Arbeitstätigkeit, materielle Sicherheit und Werte), kognitives Verstehen der Situation und die Möglichkeit, einen inneren Sinn zu finden, wichtige Faktoren für die Krisenbewältigung sind. Ungünstig wirken sich Umstände wie chronische Krankheiten, Arbeitslosigkeit und soziale Isolation aus (Salis Gross u. Sabioni 1997).

Wie in den nachfolgenden Abschnitten gezeigt werden wird, läßt sich prinzipiell auch eine besondere (psychische) Belastung durch die Einwanderung bei den betroffenen Zuwanderern und ihren Familien feststellen. Wir vermuteten,

daß sich bei Migrantinnen der Migrationsprozeß selbst, die Situation als Ausländerin in Deutschland, Kommunikationsschwierigkeiten und soziokulturelle
Barrieren ungünstig auswirken, und daß sich demnach bei den in die Klinik aufgenommenen türkischstämmigen Migrantinnen eine stärkere psychische Beeinträchtigung (möglicher Einfluß der Migration als ätiologischer oder zumindest
mitbeteiligter Krankheitsfaktor) als bei den deutschen Patientinnen nachweisen
lassen müßte.

Zweitens wollten wir wissen, ob es besonders ungünstige Faktoren für ‚psychischen Streß' wie z. B. die Schwere der Erkrankung, eine sozial ungünstige
Situation, höheres Lebensalter u. a. gibt, die dann zu einem besonders intensiven
Eingehen auf diese Patientinnen führen müßten. Und drittens interessierte uns
besonders, ob sich ein differenziertes Bild hinsichtlich der psychischen Befindlichkeit innerhalb der türkischen Migrantinnen-Gruppe in Abhängigkeit von der
Migrationsgeneration oder dem Akkulturationsgrad zeigt.

4.9.2 Migration als besondere psychische Situation

Migration ist ein Prozeß mit adaptivem Charakter. In sämtlichen Lebensbereichen muß nach einer Migration diese Anpassung nach und nach stattfinden und
in jeder Phase des Migrationsprozesses besteht die Gefahr, daß die jeweiligen
adaptiven Herausforderungen nicht bewältigt werden und daß psychische
und/oder körperliche Beeinträchtigungen entstehen.

Abnorme Erlebnisreaktionen im Zusammenhang mit Migration, vor allem
aber die Entwicklung psychischer bzw. psychosomatischer Beschwerden oder
sogar psychiatrischer Störungen mit Krankheitswert bei Arbeitsmigranten werden seit den 30er Jahren des 20. Jahrhunderts mit modernen Forschungsmetho-
den intensiv untersucht.

Aber schon seit mindestens 300 Jahren beschäftigen sich Ärzte mit der
‚Heimweh-Krankheit' oder der ‚Nostalgischen Reaktion', einer Krankheit, die
erstmals eine Zusammenhang zwischen einem (erzwungenen) Wanderungspro-
zeß (z. B. bei Schweizer Söldnern) und seelischen Krankheitsrisiken erahnen
ließ. In der vielzitierten (ersten?) Arbeit zu diesem Thema, der Dissertation des
Schweizers J. Hofer (1688) heißt es u. a.: *„... Das Heimweh, diese so oft tötende
Krankheit... Der deutsche Name zeigt den Schmerz an, den die Kranken deshalb
empfinden, weil sie sich nicht in ihrem Vaterlande befinden, oder es niemals
wieder zu sehen befürchten..."* (zit. n. Frigessi Castelnuovo u. Risso 1986).

Ein Pionier der epidemiologischen, sozialmedizinischen bzw. sozialpsychiatrischen Forschung im ausgehenden 19. und beginnenden 20. Jahrhundert war der norwegische Psychiater Ødegaard. Seine berühmte Monographie ‚Emigration and Insanity' erschien 1932. Er stellt darin die These einer negativen Auslese der Zuwanderer auf, d. h., er postulierte, daß die Migration durch eine besondere psychische Verfassung der auswandernden Person bedingt sei bzw. auf eine psychopathische oder psychotische Persönlichkeit des Migranten hinweise. Eine Reaktion auf eine veränderte Umwelt (des Aufnahmelandes) als Belastung bzw. Krankheitsursache bei den Migranten wird somit ausgeschlossen (Frigessi Castelnuovo u. Risso 1986).

Diese eher biologistische Theorie ist in den letzten 70 Jahren vielfach diskutiert und sowohl bestätigt als auch widerlegt worden. Obwohl inzwischen eine große Anzahl von neueren empirischen Arbeiten zum Thema ‚Migration und psychische Gesundheit' vorliegen, die zumeist auch die wichtigen soziologischen Aspekte des Problems berücksichtigt haben, lassen sich die Ergebnisse nur schwer unmittelbar miteinander vergleichen, da die Ansätze und methodischen Zugangsweisen erheblich differieren. Ein endgültiges Resümee ist nur schwer möglich.

Kulturvergleichende Untersuchungen müßten eine genaue Unterteilung in kulturspezifische vs. kulturunspezifische also überall vorkommende Störungen vornehmen. Dabei sind nicht nur Differenzen in der Ätiologie, Pathogenese, dem Verlauf und Erscheinungsbild von Störungen zu beachten. Ebenso informativ wären epidemiologische Studien zur Verteilung psychischer Erkrankungen, die wichtige Aussagen über kulturübergreifende Häufigkeitsverteilungen von psychischen Störungen liefern könnten. Solange diese Ergebnisse – damit sind die Basiswahrscheinlichkeiten gemeint, an einer speziellen Störung zu erkranken, weil man aus einem bestimmten kulturellen Zusammenhang kommt – nicht vorliegen bzw. nicht berücksichtigt werden, ist die Frage der Bedeutung und des Einflusses der Migration auf psychische oder psychosomatische Erkrankungen nur mit Vorbehalt zu beantworten (Weig 1998).

Repräsentative Untersuchungen an großen Stichproben vor und nach der Zuwanderung wie auch Langzeitbeobachtungen im Einwanderungsland sind beispielsweise kaum realisierbar (Gunkel u. Priebe 1992).

Zusammengefaßt läßt sich feststellen, daß in den meisten vorliegenden Arbeiten erhöhte Raten unterschiedlicher psychischer und somatischer Reaktionen (Magen-Darm-Erkrankungen, Kopfschmerzen, Kreislaufbeschwerden, Traurigkeit, Heimweh, Reizbarkeit, Schlafstörung, Nervosität und Angst) gefunden wurden. Zudem wurden in Abhängigkeit vom Ausmaß der Kulturdifferenz zwischen Heimat- und Aufnahmeland und der räumlichen Entfernung zum Herkunftsland unter Migranten höhere Konsultationsraten von Ärzten ermittelt. Vereinzelt wurden auch vermehrt Neurosen, Suizidversuche, Depressionen und paranoide Reaktionen bei den Migranten im Vergleich zur einheimischen Bevölkerung beschrieben (Gunkel u. Priebe 1992).

Die Datenlage ist jedoch, wie schon betont, nicht konsistent, denn Zeiler und Zarifoglu (1997) stellen nach der Durchsicht bisheriger Forschungsarbeiten zum Thema psychische Störungen bei Zuwanderern u. a. fest, daß ein uniformer Zusammenhang zwischen Krankheit und Migration nicht bestehe. Sie halten fest, daß 1. Bevölkerungsgruppen mit unfreiwilliger Migration eine höhere psychiatrische Morbidität als solche mit freiwilliger Wanderung zeigen, daß 2. mangelnde Sprachkenntnisse den Ausbruch abnormer Erlebnisreaktionen, d. h. nichtpsychotischer, kurzfristiger seelischer Dekompensationen zu begünstigen scheinen und daß 3. das Erkrankungsrisiko für Depressionen während der ersten Jahre nach Zuwanderung erhöht ist (Zeiler u. Zarifoglu 1997). Es handelt sich also um eine vulnerable Phase, die besonders bei Vorerkrankten geeignet ist, eine erneute psychische Dekompensation auszulösen.

Han (2000) grenzt diese besonders kritische Zeitspanne auf die ersten zwei Jahre nach der Einwanderung ein. Die Belastung sinke mit zunehmender Aufenthaltsdauer ab, um dann in einer Phase, die etwa 10-15 Jahre nach der Zuwanderung erreicht ist, zu stagnieren.

Nach der erwähnten Veröffentlichung von Ødegaard (1932) sind eine Reihe von psychoanalytischen, streßtheoretischen, medizinsoziologischen und sozialpsychologischen Modellen zur Erklärung eines möglichen Zusammenhangs zwischen Migration und psychischen Belastungen bzw. Krankheiten aufgestellt worden, die nachfolgend in einer zusammenfassenden Übersicht wiedergegeben werden sollen (Berg 1995, Görtz 1986, Cicek 1989, Gunkel u. Priebe 1992, Collatz 1994, Csitkovics et al. 1997, Hasen et al. 2000, Han 2000):

* *Kulturschocktheorie*
  große kulturellen Unterschiede zwischen Heimatland und Einwanderungsland führen bei den Migranten zu Anpassungsschwierigkeiten, welche um so größer sind, je größer die kulturelle Distanz ist

* *Theorie des Kulturwandels*
  die allmähliche Anpassung an die neue Kultur geht nicht ohne Identitätskrisen vor sich; Schuldgefühle gegenüber der heimatlichen Kultur einerseits und Orientierungslosigkeit andererseits sind Folge der Akkulturation

* *Theorie der sozialen Selektion*
  Annahme, daß die Migration Ergebnis einer vor der Auswanderung stattfin-
  denden sozialen Selektion ist
a) *Theorie der positiven Selektion*
  Zuwanderer stellen eine positive Auswahl dar, d. h., besonders gesunde, stabi-
  le und risikofreudige Personen migrieren
b) *Theorie der negativen Selektion*
  Migranten sind labile Persönlichkeiten, die im Heimatland versagt haben und
  nun auswandern, um den Konflikten, denen sie in der Heimat ausgesetzt
  sind/wären, zu entgehen.

* *Isolationstheorie*
  Trennung von der Familie und vom Heimatland als pathogener Faktor

* *Streßtheorie*
  Personen im kulturellen Übergang haben ein allgemein höheres Krankheitsri-
  siko aufgrund vermehrter Stressoreneinwirkung

* *Theorie der sozialen Verursachung*
  soziale Umweltbedingungen in der Aufnahmegesellschaft sind Verursacher
  von Anpassungsproblemen und verantwortlich für das Auftreten von psychischen und physischen Störungen

* *Theorie der sozialen Unterprivilegierung*
  geringer sozialer Status, schlechte Wohnverhältnisse usw. als Erkrankungsrisiko

* *Theorie der unerfüllten Statusaspirantur*
  das Nichterreichen des Migrationszieles kann zu starken Frustrationsgefühlen
  und zum Auftreten von psychischen / psychosomatischen Beschwerden führen

Keine der genannten Theorien bietet für sich genommen eine umfassende
Erklärung für das Auftreten psychischer Störungen bei Arbeitsmigranten. Eine
monokausale Modellvorstellung wäre auch nicht angebracht, sondern die Migration muß als ein Prozeß verstanden werden, in dessen Verlauf es zum gleichzeitigen Einwirken verschiedener Faktoren kommt.

Über die ‚Inkubationszeit‘ (Cicek 1989), nach welcher sich nach einer Zuwanderung psychische Störungen einstellen (können), gibt es in der Literatur
keine genauen Angaben. Zeiler und Zarifoglu (1997) wie auch Han (2000) mei-
nen aber, daß, wie bereits angedeutet, wohl die Eingliederungsperiode, also die

ersten Jahre nach der Migration, als besonders belastend für den Zuwanderer anzusehen sind.

Häfner und Mitarbeiter (1977) stellten in einer prospektiven Untersuchung von 200 türkischen Migranten fest, daß zum Zeitpunkt des Erstinterviews drei Monate nach der Zuwanderung bei ca. einem Viertel der Befragten psychische Reaktionen auf die Migration nachweisbar waren. Die mit einer ‚partiellen Anpassung' verbundenen Belastungen führten zu vorwiegend depressiven Reaktionen, die aber nicht abklangen, sondern, wie sich bei der Verlaufsuntersuchung 15 Monate später feststellen ließ, in der Mehrzahl in psychosomatische Syndrome übergingen (Häfner et al. 1977).

Migration führt immer zu einem kulturellen Austausch zwischen den Zuwanderern und der einheimischen Bevölkerung. Diese sog. Akkulturation findet sowohl auf Gruppen- als auch auf individueller Ebene statt. Auf der Ebene der Minderheitengruppen bewirken sie strukturelle Veränderungen, während sie auf der individuellen Ebene Veränderungen sowohl in der psychischen Verfassung als auch bei den externen Verhaltensweisen herbeiführt (Han 2000). Die intrafamiliären und sozialen Konflikte sowie die psychischen Belastungen, die während des Akkulturationsprozesses auf individueller Ebene auftreten und die psychosomatische Probleme verursachen können, bezeichnet man als Akkulturationsstreß.

Bezogen auf den einzelnen Migranten haben Zeiler und Zarifoglu (1997) von einer ‚psychischen Akkulturation' gesprochen, die Änderungen des Verhaltens, der Wertorientierung, der Einstellungsmuster, des Lebensstils sowie der persönlichen und ethnisch-kulturellen Identität umfassen kann. Dies birgt Chancen aber auch Risiken in sich.

Migranten sind deswegen besonders streßanfällig, weil sie einerseits erkennen müssen, daß ihre alten Copingstrategien zur Lösung neuer Probleme nicht mehr brauchbar sind und daß ihnen andererseits noch nicht genügend neue Bewältigungsstrategien zur Verfügung stehen. Die Folgen dieser Situation sind dann psychosomatische Beschwerden und Erkrankungen, deren Verständnis jedoch eine nähere Betrachtung des individuellen Akkulturationsprozesses voraussetzt.

Ob der Akkulturationsstreß zu psychischen oder psychosomatischen Belastungen oder Erkrankungen führt oder nicht, hängt von (potentiell) abschwächenden oder verstärkenden Faktoren ab (Zeiler u. Zarifoglu 1997):

- Schwere und Dauer der Belastung im Migrationsverlauf

- Charakteristika der Aufnahmegesellschaft
(Einwanderungspolitik, Vorurteile, Diskriminierung)

- Charakteristika der Zuwanderungsgruppe
(Integration, Assimilation, Marginalisierung, soziale Unterstützung innerhalb der Gruppe)

- Lebensbedingungen im Aufnahmeland
(Aufenthaltsstatus, sozio-ökonomischer Status, Familienbindung, Einbindung in ethnische Gruppe, Verunsicherungs- und Bedrohungserfahrung)

- Personengebundene Merkmale
(vorbestehende psychische Erkrankungen, prägende Belastungserfahrungen vor der Migration, Bewältigungsverhalten, Erwartungshaltung und Informiertheit vor der Migrationen, Sprachkenntnisse, Art und Weise der ‚psychologischen Akkulturation‘, migrationsunabhängige Belastungen im Aufnahmeland)

Von all diesen Überlegungen unabhängig ist bei jeder transkulturellen Untersuchung die Frage zu stellen, was als ‚normal‘, ‚gesund‘ oder ‚krank‘ anzusehen ist. Krankheit bzw. Kranksein insbesondere im psychisch / psychosomatischen Zusammenhang ist ja als eine von der Kultur der (Mehrheits-)Gesellschaft abhängige Vorstellung zu betrachten.

4.9.3 Methodik: Der Fragebogen SCL-90-R

Die subjektive Beeinträchtigung der befragten Patientinnen durch körperliche und psychische Symptome wurde mit dem psychometrischen Fragebogen SCL-90-R (Symptom Check List-90 Items-Revised) untersucht. Dies ist ein in Nordamerika von verschiedenen Forschergruppen in den siebziger Jahren zu dem Zweck entwickelter Fragebogen, Effekte psychotherapeutischer oder psychopharmakologischer Interventionen zu erfassen. Als Vater der revidierten Version des SCL-90 gilt Derogatis (Derogatis 1977).

Inzwischen liegen auch Resultate für deutsche (Norm-) Stichproben vor (Franke 1994, Hessel et al. 2001). Hessel et al. (2001) stellen neben einigen kritischen Anmerkungen im Ergebnis einer testtheoretischen Überprüfung und Normierung fest, daß der SCL-90-R geeignet ist, die psychische Symptombelastung einer Person zuverlässig und valide zu erfassen. Die Einzelitems sind klinisch relevant und erfassen unterschiedliche Inhalte psychischer Symptombildungen. Die interne Konsistenz des Verfahrens ist gut (Rief et al. 1991).

Die vergleichende Überprüfung des SCL-90-R an verschiedenen deutschen Stichproben ergab ein ähnliches Ausfüllverhalten im deutschsprachigen Raum wie bei dem von Derogatis in den USA untersuchten Kollektiv (Rief et al. 1991). Bundesdeutsche Ausfüller tendierten jedoch dazu, mehr Fragen zustimmend zu beantworten, wobei ihre Antworttendenz insgesamt niedriger lag als bei den US-amerikanischen Testpersonen (Franke 1992).

Bei der Bewertung der Untersuchungsergebnisse der türkischen Patientinnen sollte berücksichtigt werden, daß sich bei einem in Nordamerika entwickelten und dort bzw. in Mitteleuropa erfolgreich angewendeten Meßinstrument der psychischen Befindlichkeit für Probanden aus einer anderen Kultur grundsätzliche Probleme ergeben könnten. Auch die Bedeutung der Sprache und von Begriffen für psychische Diagnosen, die Beschreibung von Zuständen und die Methodik der Datenerhebung kann in quasi außereuropäischen Gesellschaften u. U. zu Mißverständnissen oder Fehldeutungen führen.

Es liegen jedoch inzwischen Studien aus Belgien und Österreich und der Türkei vor, bei denen der SCL-90-R erfolgreich bei türkischen Patienten bzw. Migranten eingesetzt wurde (Ayalan et al. 1993, Erbil et al. 1996, Dalyan et al. 1999). Auch in der Türkei ist der SCL-90-R sowohl bei psychisch normalen Probanden (Erhebung einer Normstichprobe) als auch in der Psychiatrie angewendet worden (Dag 1991, Kirpinar 1992).

Dag (1991) gibt in seiner Arbeit einen Überblick über die verschiedenen, in der Türkei mit dem SCL-90-R-Fragebogen durchgeführten Studien. Seine Arbeitsgruppe befragte selbst 631 Studenten mit dem SCL-90-R, überprüfte die Korrelation mit zwei anderen Fragebögen (MMPI und *Beck Depression Inventory*) und kommt zu dem Ergebnis, daß die Testergebnisse aussagekräftig sind und das Testverfahren für die türkische Population als valide anzusehen ist (Dag 1991).

Die Verwendung des SCL-90-R für unsere Studie wurde als problemlos angesehen, nachdem positive Erfahrungen mit der Nutzung dieses Fragebogens aus einem Berliner Forschungsprojekt mit türkischstämmigen Migrantinnen in der Sterilitätstherapie gemacht wurden (Yüksel 1998). Der Fragebogen lag somit in einer ausreichend evaluierten deutschen und türkischen Version vor. Er wurde in unserer Studie den deutschen und türkischstämmigen Patientinnen am Aufnahmetag als Teil des Fragebogenpakets T1 vorgelegt.

Die Symptomcheckliste SCL-90-R enthält 90 Fragen, die mit einer fünfstufigen Likert-Skala von ‚trifft überhaupt nicht zu' (0) bis ‚trifft sehr stark zu' (4) beantwortet werden können. Als Zeitfenster werden die vergangenen 7 Tage vor dem Zeitpunkt der Beantwortung vorgegeben. Die Ausfüller sollen mitteilen, unter welchen psychischen Belastungen sie innerhalb der vergangenen Woche gelitten haben. Der SCL-90-R ist somit ein standardisierter Selbstbeurteilungsfragebogen, d. h. die Patientin beurteilt ihre Situation selbst, was die Annäherung an die Bereiche ‚Normalität' und ‚Abweichung' ermöglicht. Es werden so Datenquellen erschlossen, die der Fremdanalyse sonst nicht zugänglich sind (Franke 1994, Franke 2000).

Für beide Untersuchungskollektive galt gleichermaßen, daß natürlich einen Tag vor einer Operation bzw. am Aufnahmetag in eine Klinik eine besondere psychische Belastungssituation vorliegen dürfte, die, wie bereits erläutert wurde, geprägt ist durch Ängste, Unsicherheit und Angespanntsein. Die vertraute Umgebung wird mit der ungewohnten, neuen und vielleicht zunächst auch als bedrohlich empfundenen Klinikatmosphäre getauscht.

Der Fragebogen SCL-90-R ermöglicht über die Auswertung der 90 Items Aussagen zur psychischen Symptombelastung, die zu neun Skalen zusammengefaßt werden. Jede der neun Skalen ist im Spannungsfeld zwischen ‚normaler' alltäglicher Symptombelastung und psychopathologisch relevanter Symptomatik angesiedelt. Franke (1994) erwähnt in ihrem Testhandbuch, daß die Anwendung des Tests bei Normstichproben gezeigt hat, daß auch ‚normale' Testausfüller zumindest ein wenig symptomatisch belastet sind und bei einigen Items zustimmen. Erst deutliche Abweichungen von dieser normalen Belastung sollten aufmerksam machen.

- Die Skala 1 (somatization / Somatisierung, Abkürzung SOM) des SCL-90-R fokussiert auf Distreß, der dadurch entsteht, daß man körperliche Dysfunktionen an sich wahrnimmt (Ausprägung: einfache körperliche Belastung bis hin zu funktionellen Beschwerden).

- Die Skala 2 (obsessive-compulsive / Zwanghaftigkeit, ZWA) berücksichtigt Symptome, die auf Gedanken, Impulse und Handlungen schließen lassen, die vom Befragten als konstant vorhanden und nicht änderbar erlebt werden (leichte Konzentrations- und Arbeitsstörungen bis hin zur ausgeprägten Zwanghaftigkeit).

- Die Skala 3 (interpersonal sensitivity / Unsicherheit im sozialen Kontakt, UNS) bezieht sich auf Gefühle der persönlichen Unzulänglichkeit und Minderwertigkeit, vor allem im Vergleich mit anderen. Unsicherheit im sozialen Kontakt (leichte soziale Unsicherheit bis hin zum Gefühl völliger persönlicher Unzulänglichkeit.

- Bei Skala 4 (depression / Depressivität; DEP) geht es um die Bandbreite der Manifestation depressiver Zustände (Traurigkeit bis hin zur schweren Depression).

- Die Skala 5 (anxiety / Ängstlichkeit, ÄNG) fokussiert auf manifeste Angst mit Nervosität und Spannung, Gefühle von Besorgnis und Furcht (körperlich spürbare Nervosität bis hin zur tiefen Angst).

- Skala 6 (anger-hostility /Aggressivität und Feindseligkeit, AGG) bezieht sich auf Gedanken, Gefühle oder Handlungen, die charakteristisch für den negativen Gefühlszustand Ärger sind und sowohl Aggression, Irritierbarkeit als auch Verstimmung umfassen (Reizbarkeit und Unausgeglichenheit bis hin zu starker Aggressivität mit feindseligen Aspekten).

- Skala 7 (phobic anxiety - Gefühle der Bedrohung, PHO) und Skala 8 (paranoid ideation / paranoides Denken, PAR) messen die verschiedenen Ausprägungen von Mißtrauen, Minderwertigkeitsgefühlen und dem Gefühl, daß andere an den Schwierigkeiten, die man hat oder wahrnimmt, Schuld sind. Bei der Skala 7 reicht das Spektrum von einem leichten Gefühl von Bedrohung bis hin zur massiven phobischen Angst, bei Skala 8 von Mißtrauen und Minderwertigkeitsgefühle bis hin zu starkem paranoiden Denken.

- Die 10 Items der Skala 9 (psychoticism / Psychotizismus, PSY) beschreiben verschiedene Ausprägungen von Gefühlen der Isolation und der zwischenmenschlichen Entfremdung (mildes Gefühl der Isolation und Entfremdung bis hin zur dramatischen Evidenz psychotischer Episoden).

Jedes der 90 Items soll vom Patienten einer der fünf Ausprägungsstufen zugeordnet werden. Ausgewertet bietet das Verfahren dann einen Überblick über die o. g. neun klinisch relevanten Bereiche psychischer Belastung. Im Rahmen der Auswertung werden die Selbstbeurteilungsantworten in Zahlen umgewandelt. Die Antworten werden zu Summenwerten pro Skala zusammengefaßt. Anschließend erfolgt, wie von Franke (1994) empfohlen, eine Umwandlung dieser

Rohwerte mit Hilfe von Normdaten in sog. T-Werte. 2/3 der Normstichprobe weisen per definitionem einen T-Wert zwischen 40 und 60 auf (Mittelwert = 50, Standardabweichung = 10). T-Werte > 60 deuten somit auf eine erhöhte psychische Belastung hin.

Wir nutzten die Daten von Hessel et al. (2001) als Normstichprobe zur Berechnung der T-Werte. Diese Untersuchungsergebnisse basieren auf einer im März/April 1996 im Auftrag der Universität Leipzig durch das Meinungsforschungsinstitut USUMA Berlin durchgeführten Repräsentativbefragung an 1.246 Frauen (mittleres Alter 44,4 Jahre).

Die Häufigkeitsunterschiede bei gruppierten Daten wurden mit dem Chi-Quadrat-Test nach Pearson oder gegebenenfalls mit dem exakten Test nach Fisher auf statistische Signifikanz geprüft. Bei einer Irrtumswahrscheinlichkeit p < 0,05 wurden Unterschiede als statistisch signifikant betrachtet. Bei Variablen mit Rangcharakter wurden der U-Test nach Mann-Whitney-Wilcoxon bzw. der Kruskal-Wallis-Test zur statistischen Prüfung herangezogen. Die Datenauswertung erfolgte mit dem Statistikprogramm SPSS. Für die Faktorenanalyse des SCL 90-R wurde nach dem von Derogatis (1977) bzw. Franke (1994) erarbeiteten Auswertungsprogramm verfahren.

4.9.4   Vergleich der psychometrischen Daten der befragten Frauen

Gesamtergebnisse – Übersicht

In die Auswertung des SCL-90-R einbezogen werden konnten die Antworten von 230 türkischen und 264 deutschen Frauen. 32 türkischstämmige (12%) und 56 deutsche (17,5%) Patientinnen beantworteten die Fragen des SCL-90-R nicht.

Es wurden zunächst die T-standardisierten Werte aller 9 Skalen und aller Patientinnen unabhängig von der Ethnizität für die Parameter Alter, Schulabschluß, Sozialstatus, Erwerbstätigkeit, Erkrankungsart, Lebenszufriedenheit, Gesundheitswissen und Schwere der Krankheit ausgewertet. Die Tabelle 4.9.1 zeigt die Ergebnisse des Kruskal-Wallis- bzw. Chi^2-Tests.

Tab. 4.9.1: Ergebnisse des Signifikanztests / SCL-90-R-Auswertung für alle Patientinnen (n=494) nach Subgruppen

Sub-gruppe Skala	Alter	Schulab-schluß	Sozial-status	Ekran-kungsart	Erwerbs-tätigkeit	Lebens-zufrie-denheit	Gsund-heits-wissen	Krank-heits-schwere
SOM	k.S.	0,000	0,000	k.S.	0,003	0,000	0,000	0,045
ZWA	k.S.	0,006	0,022	k.S.	k.S.	0,000	k.S.	k.S.
UNS	0,000	0,000	0,004	k.S.	0,005	0,000	k.S.	0,001
DEP	0,038	0,032	k.S.	k.S.	k.S.	0,000	k.S.	k.S.
ÄNG	k.S:	0,005	k.S.	k.S.	k.S.	0,000	k.S.	k.S.
AGG	0,000	0,001	0,039	k.S.	0,030	0,000	k.S.	0,020
PHO	0,009	0,011	0,008	k.S.	0,015	0,000	0,002	0,011
PAR	0,001	0,002	k.S.	k.S.	k.S.	0,000	k.S.	0,012
PSY	0,022	k.S.	0,026	k.S.	0,014	0,000	k.S.	k.S.

p-Werte <0,05; k.S. = kein signifikanter Unterschied, d. h., p-Wert ≥0,05

Alter (Abb. 4.9.1): Bei den 6 Skalen mit signifikanten Unterschieden weist die Gruppe der Patientinnen < 30 Jahre jeweils die höchsten Werte auf. Die Werte der 30 bis 50 und der über 50 Jährigen liegen jeweils darunter, und zwar gestaffelt oder gleichauf. Die Medianwerte bewegen sich alle innerhalb der Standardabweichung ±10 um den T-standardisierten Mittelwert 50 der Normstichprobe.

Abb. 4.9.1: Werte für alle Skalen des SCL-90-R, Unterteilung nach Altersgruppen

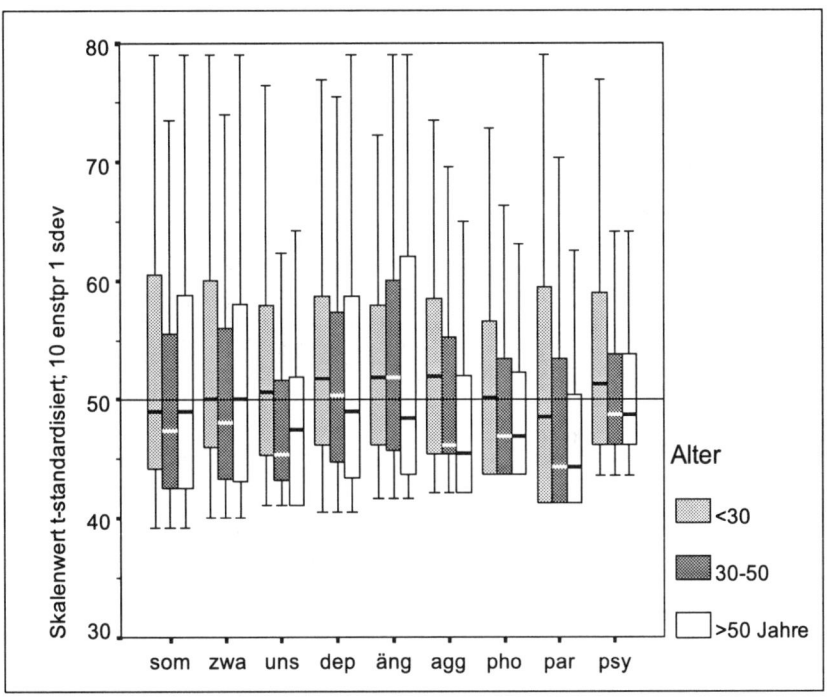

Schulabschluß: Hier zeigt sich, wenn man einmal von der Gruppe der Frauen ohne Schulbesuch absieht, die praktisch ausschließlich türkische Migrantinnen repräsentiert, kein einheitliches Bild. Die Medianwerte sind ähnlich und schwanken nur gering um den Mittelwert der Normstichprobe.

Erwerbsgruppe/Sozialstatus (Abb. 4.9.2): Insbesondere für die sechs Skalen mit signifikant unterschiedlichen Werten lassen sich niedrigere Belastungen bei den Frauen der höheren Erwerbsgruppe/mit dem höheren Sozialstatus feststellen.

Abb. 4.9.2: Werte für alle Skalen des SCL-50-R, Unterteilung nach Erwerbsgruppen

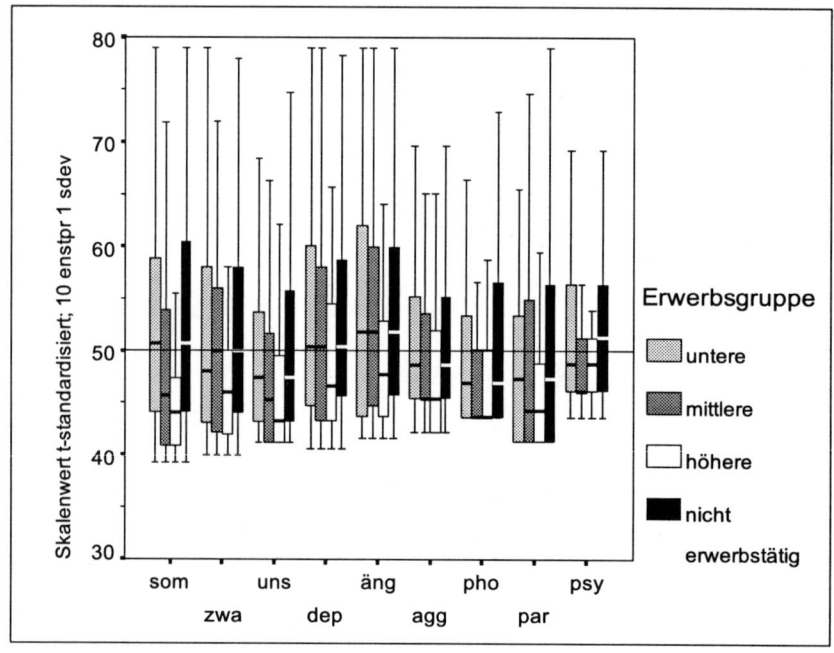

Erwerbstätigkeit (Abb. 4.9.3): Es wurde nur danach unterschieden, ob die Patientin einer Erwerbstätigkeit nachgeht oder nicht. Bei den Skalen ‚Somatisierung‘, ‚Unsicherheit im Sozialkontakt‘, ‚Aggressivität‘, ‚paranoides Denken‘ und ‚Psychotizismus‘ zeigten sich deutliche Unterschiede – die erwerbstätigen Frauen unter den Patientinnen schätzten sich insgesamt als psychisch weniger belastet ein.

Abb. 4.9.3:Werte für die neun Skalen des SCL-90-R, Unterteilung nach erwerbstätigen und nicht erwerbstätigen Patientinnen

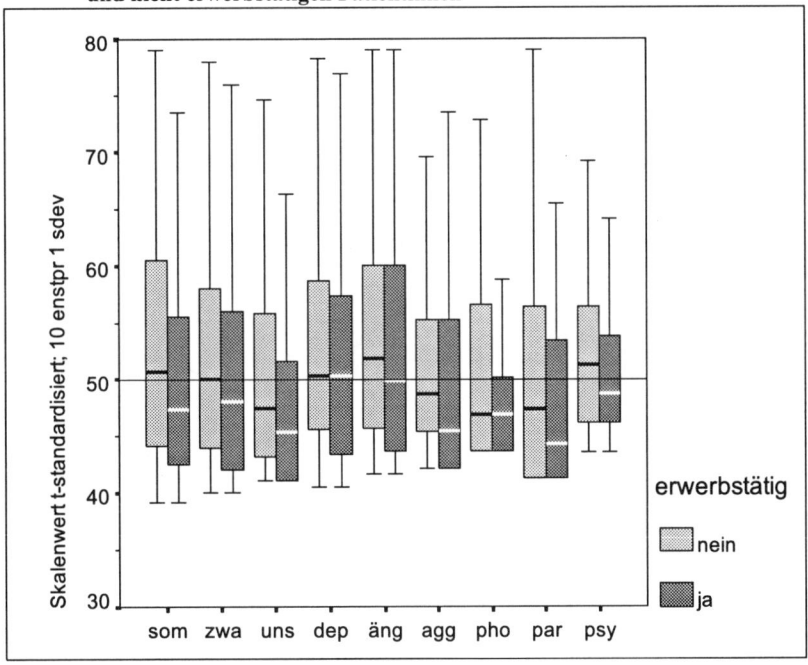

Zufriedenheit (Abb. 4.9.4): Beim diesem Parameter ließen sich als einzigem für alle SCL-Skalen signifikante Unterschiede zwischen den dazugehörigen drei Untergruppen nachweisen. Erwartungsgemäß fühlten sich die zufriedeneren Frauen psychisch besser.

Abb. 4.9.4: Subgruppenbildung nach dem Grad der Lebenszufriedenheit, alle Skalenwerte des SCL-90-R

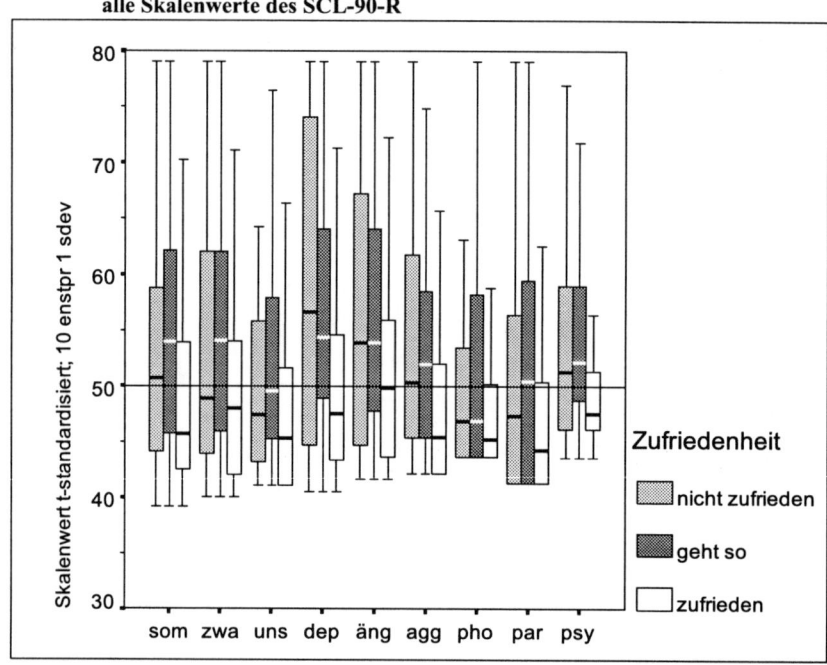

Gesundheitswissen: Das Gesundheitswissen / die Informiertheit der Patientin zeigte nur einen Einfluß bei den Skalen ‚Somatisierung' und ‚phobische Ängste' – Frauen mit einem guten Wissen nahmen weniger körperliche Dysfunktionen an sich wahr und hatten weniger Mißtrauen und Minderwertigkeitsgefühle.

Erkrankungsart: Ob die Erkrankung der Patientin eher funktionell oder somatisch ist, spielte für die psychische Belastungssituation offenbar keine Rolle. Für keine der neun Skalen des Fragebogens SCL-90-R ließ sich in Abhängigkeit von diesem Parameter ein signifikanter Unterschied nachweisen.

Krankheitsschwere (Abb. 4.9.5): Bei fünf Skalen (SOM, UNS, AGG, PHO, PAR) gab es einen Zusammenhang zwischen der Krankheitsschwere und aktueller psychischer Belastung. Die Werte der Frauen mit Schwangerschaftsstörungen lagen jeweils am höchsten, darunter die der Patientinnen, die wegen einer gutartigen Erkrankung behandelt wurden, und am niedrigsten waren die Skalenwerte bei Karzinom-Patientinnen.

Abb. 4.9.5: Skalenwerte des SCL-90-R, Gruppenbildung nach Krankheitsschwere

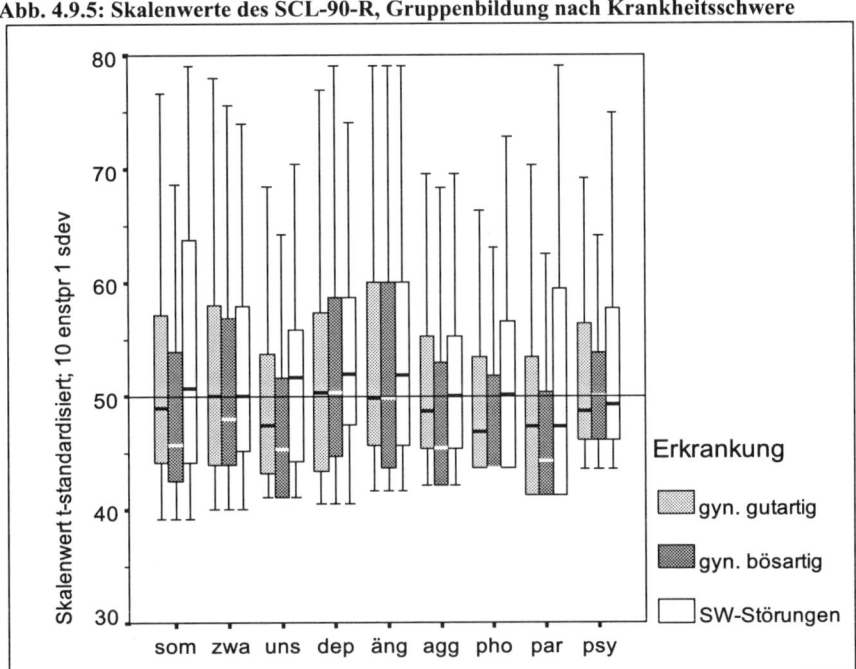

Alter, Bildung und Sozialstatus spielen bei der mit dem SCL-90-R erfaßten Belastung durch psychische Symptome offenbar eine Rolle. Schon 1971, während der Entwicklung des Fragebogens an US-amerikanischen Probanden, diskutierten Derogatis et al. den Einfluß soziodemographischer Variablen auf die Symptombelastung (Derogatis 1971). Veröffentlichte aktuelle Untersuchungen mit dem SCL-90-R an größeren Stichproben ‚psychisch normaler' Probanden in Deutschland sind rar.

Im etwa gleichen Zeitraum, in dem wir unsere Untersuchung machten, haben Hessel et al. (2001) eine Studie durchgeführt. Es wurde eine bevölkerungsrepräsentative Stichprobe (n=2.179, davon 1.246 Frauen) mit dem SCL-90-R befragt.

Sie fanden u.a. eine altersabhängige Ausprägung für die Skalen ‚Somatisierung'
(alterskorrelierte Zunahme), ‚Aggressivität / Feindseligkeit' und ‚Unsicherheit
im Sozialkontakt' (beide alterskorrelierte Abnahme) sowie ‚Zwanghaftigkeit'
(Abnahme im mittleren Lebensalter). Das Merkmal ‚Bildung' hatte keinen relevanten Einfluß. Lediglich die Werte der Skala ‚Phobische Ängste' nehmen mit
höherer Bildung (Hessel et al. 2001) ab.

Eine Altersabhängigkeit der gemessenen psychischen Belastung ließ sich in
unserem Kollektiv ebenfalls nachweisen. In der Gruppe der jüngeren Frauen
(< 30 Jahre) zeigte sich jeweils eine höhere Belastungen als in den beiden anderen Altersgruppen. Die soziale Situation schlug sich in unserem Kollektiv eindeutig auf die Meßresultate nieder: Frauen mit einem höheren Sozialstatus
schätzten sich als weniger psychisch belastet ein. Unter den verschiedenen Faktoren hatte in unserem Studienkollektiv die allgemeine Zufriedenheit der Patientin den stärksten Einfluß: Unzufriedenheit mit der Lebenssituation war mit einer
meßbar stärkeren psychischen Belastung verbunden.

Franke (1992) befragte 1988 1.006 Angehörige der Technischen Universität
Braunschweig, wobei ursprünglich 3.000 Fragebögen ausgegeben wurde (Rücklaufquote demnach 40%). Das mittlere Alter der Befragten betrug 34 Jahre,
50,2% waren Frauen. Es handelte sich demnach - wie auch bei unserem Kollektiv - nicht um eine bevölkerungsrepräsentative Stichprobe.

Als relevante Ergebnisse werden angegeben: 1. Frauen zeigen fast durchge-
hend höhere Skalenwerte als Männer; 2. mit zunehmender Bildung nehmen die
Werte ab; 3. eine faktorenanalytische Prüfung identifizierte die Hauptbelastun-
gen der ‚normalen gesunden' Gruppe bei unsicheren Gefühlen im sozialen Bereich (Skala UNS), bei Ängsten (ÄNG) und Arbeits- und Konzentrationsschwie-
rigkeiten (ZWA) (Franke 1995).

Ob Frauen mit höherem Bildungs- bzw. dem (zumeist damit korrelierenden)
höheren Sozialstatus weniger durch psychische Symptome belastet sind oder ob
sie über ihre Belastung nur anders kommunizieren, kann mit dem SCL-90-R allein nicht geklärt werden. Wahrscheinlich spielt, wie bei jedem Fragebogen, von
seiten der Testausfüller auch die bekannte Tatsache eine Rolle, sich tendenziell
im Sinne einer (vermeintlichen) ‚sozialen Erwünschtheit' zu äußern bzw. dem
Antwortwunsch der Untersucher mehr oder weniger zu entsprechen (Franke
1995).

Beide erwähnten Untersuchungen haben nur mit deutschsprachigen Probanden gearbeitet. Die zusammengefaßten Skalenwerte der beiden Normstichproben von Franke (1992) und Hessel et al. (2001) können also nur eingeschränkt

als Vergleich mit den Ergebnissen unseres ‚ethnisch-gemischten' Kollektivs herangezogen werden.

Schweregrad der Erkrankung als Einflußfaktor

Für zwei Skalen sollte ein vermuteter negativer Einfluß der psychisch belastenden Krankenhaussituation bzw. der Erkrankung an sich separat überprüft. Wichtige Reaktionsweisen von Patientinnen auf die Hospitalisierung sind nach Wagenbichler und Wimmer-Puchinger (1997) Angst und depressive Reaktionen. Für beide Belastungen gibt es jeweils eine separate SCL-90-R-Skala.

Dabei erfaßt die Skala ‚Depressivität' Traurigkeit verschiedener ‚Schattierungen' bzw. verschiedenen Ausmaßes. Unsere Vermutung war, daß sich bei den befragten Patientinnen insgesamt höhere Skalenwerte als bei der Normstichprobe finden müßten. Wir nahmen außerdem an, daß durch die mit der Erkrankung verbundene Hoffnungslosigkeit und dysphorische Stimmung besonders hohe Werte bei Karzinom-Patientinnen zu erwarten sein müßten. Nach Cleary et al. (1991), die eine größere Patientenbefragung in den USA durchgeführt haben, fühlen sich im allgemeinen Frauen mehr als Männer, ältere Menschen weniger als junge und am stärksten Patienten mit geringem Einkommen und einem subjektiv schlechten Gesundheitszustand durch die Krankenhaussituation belastet.

Die Skala ‚Ängstlichkeit' des SCL-90-R umfaßt körperlich spürbare Nervosität bis zu tiefer Angst und Panik. Unsere Hypothese war, daß sich in unserem Untersuchungskollektiv höhere Werte als in der Normstichprobe finden lassen müßten, denn der Angstfaktor dürfte bei Krankenhauspatienten groß sein, wenn man an die Situation vor einer Operation oder die Sorgen um das ungeborene Kind bei Schwangerschaftsstörungen denkt.

Es ließen sich für beide Skalen kaum Unterschiede zur ‚Normalkollektiv' nachweisen. Die von uns berechneten Werte lagen innerhalb der Standardabweichung ±10 um den T-standardisierten Mittelwert 50 der Normstichprobe.

Die Skala ‚Paranoides Denken' erfaßt u. a. Mißtrauen und Autonomieverlust verschiedenen Grades. Wir vermuteten besonders hohe Werte bei zu operierenden bzw. Krebspatientinnen (Autonomie-, Organ-, Funktionsverlust). Die Skalen-Auswertung zeigte dann, daß neben der Zufriedenheit und dem Alter der Patientin hier die Schwere der Erkrankung zwar eine Rolle spielt, aber völlig anders als erwartet: die Karzinom-Patientinnen wiesen im Mittel die niedrigsten Werte bei allen Skalen auf.

Ethnisch-kulturelle Faktoren

Um einen sinnvollen Vergleich auf der Grundlage des Faktors Ethnizität durchführen zu können, mußten vergleichbare Kollektive gebildet werden, die eine ähnliche sozio-demographische Zusammensetzung aufweisen sollten. Damit wollten wir auch den Fehler einer zu starken Kulturalisierung des Problems der psychischen Belastung vermeiden und soziale und ökonomische Unterschiede zwischen den Untersuchungskollektiven ausreichend beachten.

Es wurden daher sechs Untergruppen formiert. Die erste Teilstichprobe umfaßte ausschließlich die 30 bis 50jährigen Patientinnen (106 türkische, 184 deutsche Patientinnen). Die zweite entstand durch eine Angleichung nach Schulbildung (Selektion von 50 Patientinnen mit deutschem Abitur), die dritte durch eine Angleichung nach Erwerbsgruppen (Selektion von 2 türkischen und 51 deutschen Patientinnen der höheren Erwerbsgruppe). In der Teilstichprobe 4 waren nur die Patientinnen mit Haupt- und Realschulabschluß (73 Migrantinnen vs. 165 deutsche Patientinnen), in der Teilstichprobe 5 alle Patientinnen mit gutartigen Erkrankungen (140 vs. 199 Patientinnen) und in der Teilstichprobe 6 nur die erwerbstätigen Frauen beider Kollektive (73 türkischstämmige, 165 deutsche Frauen) enthalten. Es wurden ausschließlich diese Teilkollektive deutscher und türkischstämmiger Patientinnen miteinander verglichen (Tab. 4.9.2 [p-Werte nach Chi^2-Test])

Tab.4.9.2:Vergleich zwischen den deutschen und türkischstämmigen Teilkollektiven

Teil- kollektive Skala	Pat. zw. 30 u. 50 Jah- ren	ohne Hoch- /Fachschul- ausbildung	alle Pat. ohne höhere Er- werbs- gruppe	Pat. mit Haupt- /Realschul- abschl.	nur Pat. mit gut- artiger Er- krankung	nur erwerbs- tätige Pat.
SOM	0,000	0,000	0,000	0,000	0,000	0,000
ZWA	0,032	0,036	k.S.	k.S:	0,015	0,000
UNS	0,019	0,002	0,002	0,001	0,037	0,010
DEP	0,001	0,002	0,002	0,048	0,005	0,002
ÄNG	0,045	0,04	k.S.	k.S:	k.S.	0,001
AGG	0,132	0,005	0,002	0,037	0,001	0,002
PHO	0,032	0,005	0,002	k.S.	0,031	0,026
PAR	k.S.	0,004	0,004	0,005	0,018	0,001
PSY	k.S.	0,048	k.S.	k.S:	0,022	k.S.
GSI	0,000	0,000	0,000	0,001	0,000	0,000

k.S. = kein signifikanter Unterschied, d.h., p-Wert $\geq 0,05$

Nach Homogenisierung der Gruppen bzw. separater Auswertung der Teilstichproben zeigte sich für das Teilkollektiv 2 (keine Frauen mit deutschem Abitur / Hoch- oder Fachschulabschluß) in allen Skalen des SCL-90-R höhere Werte bei den Migrantinnen als bei den einheimischen Frauen. Gleiches gilt auch für
6 von 9 Skalen im Teilkollektiv 3 (nur Frauen der mittleren und unteren Erwerbsgruppen). Bei den Teilstichproben der erwerbstätigen Frauen (Abb. 4.9.6)
bzw. der Patientinnen mit gutartigen Erkrankungen (Abb. 4.9.7) ließen sich für 8
von 9 Skalen signifikant höhere Werte bei den befragten türkischstämmigen gegenüber den deutschen Frauen nachweisen.

Einfluß auf die psychische Befindlichkeit

Abb. 4.9.6: Skalenwerte des SCL-90-R, deutsch-türkischer Vergleich aller erwerbstätigen Patientinnen

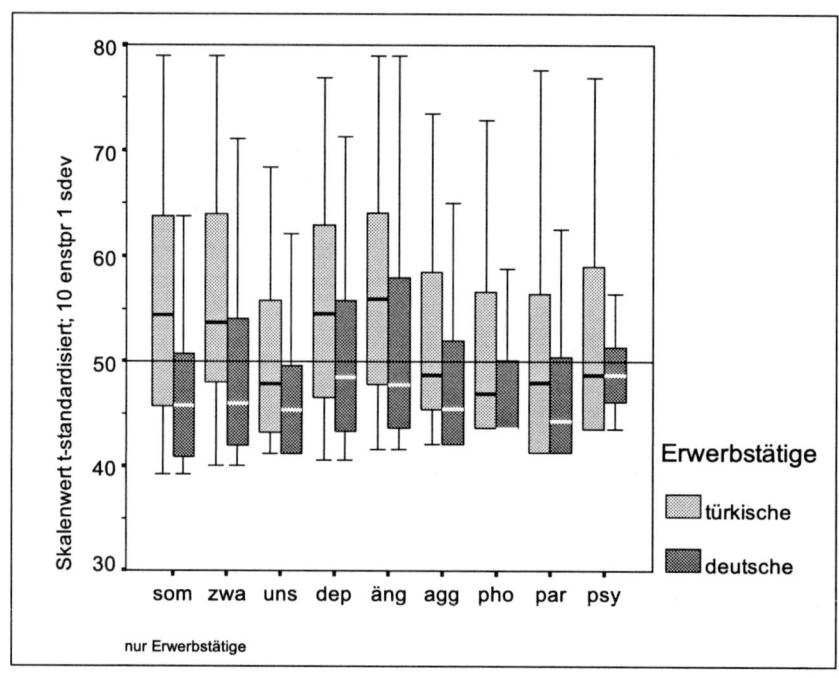

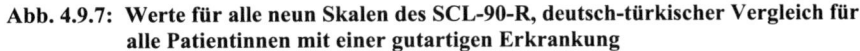

Abb. 4.9.7: Werte für alle neun Skalen des SCL-90-R, deutsch-türkischer Vergleich für alle Patientinnen mit einer gutartigen Erkrankung

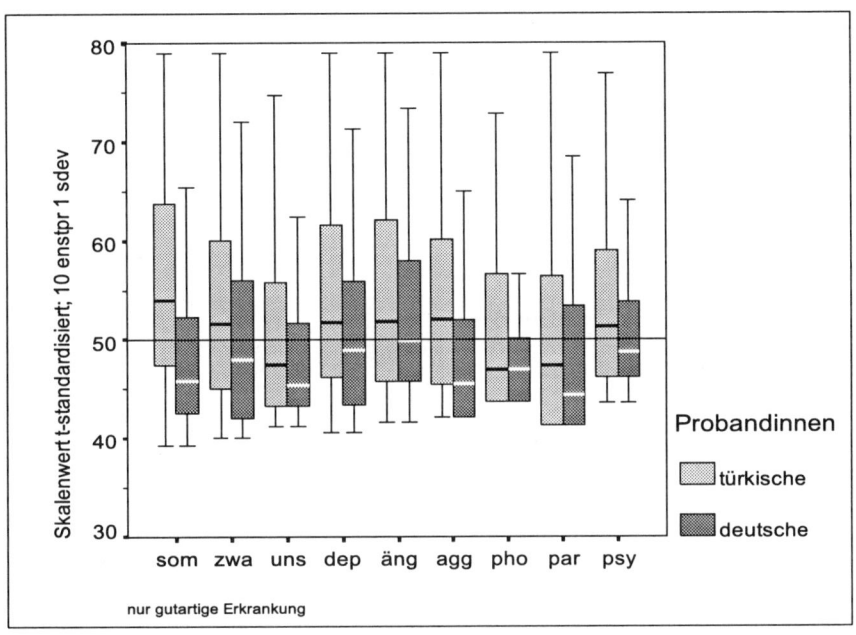

Für die Teilkollektive der Patientinnen mit Haupt- und Realschulabschluß bzw. der Frauen im Alter zwischen 30 und 50 Jahren waren für jeweils 5 bzw. 6 der Skalen des SCL-90-R signifikant höhere Werte bei den türkischen Migrantinnen festzustellen.

Zusätzlich wurde für alle Teilkollektive der GSI (global severity index) berechnet, der die grundsätzliche psychische Belastung mißt. Beim Vergleich aller sechs Subgruppen (siehe Tab. 4.9.2) zeigten sich signifikant höhere Werte bei den befragten türkischstämmigen Patientinnen (Abb. 4.9.8).

Abb. 4.9.8: GSI-Werte der 30- bis 50jährigen deutschen und türkischstämmigen Patientinnen

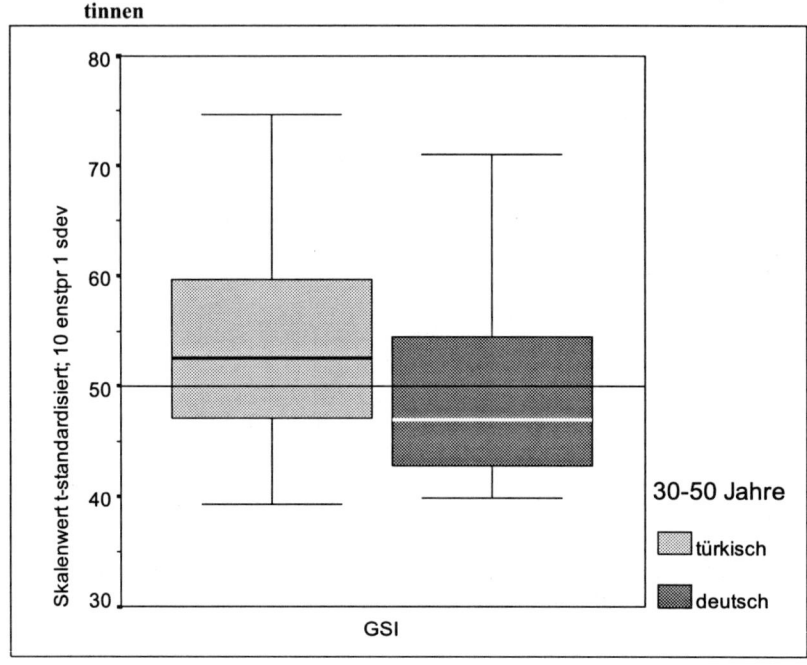

Zusammenfassend kann man damit sagen, daß beim Vergleich zwischen Frauen deutscher und türkischer Herkunft in der Gruppe der türkischstämmigen Patientinnen in den meisten Einzelskalen als auch global eine höhere psychische Symptombelastung registriert werden konnte. (Diese bewegte sich jedoch innerhalb der Grenzen der Standardabweichung einer deutschen Normierungsstichprobe.)

Für die Interpretation dieser Resultate sind keine aktuellen Vergleichsuntersuchungen aus dem deutschsprachigen Raum vorhanden, die zumindest auch Migrantinnen untersucht haben. Herangezogen werden kann praktisch nur die Untersuchung von Günay und Haag (1993), die aber den Gießener-Beschwerdebogen verwendeten. Sie führten eine Befragung von 80 türkischen und 53 deutsche Patientinnen aus allgemeinärztlichen Praxen durch. Festgestellt wurde ebenfalls eine eindeutig höhere Anfälligkeit türkischer Migrantinnen gegenüber psychosomatischen Störungen im Vergleich zur einheimischen weiblichen Bevölkerung.

Die Skalenwerte des von uns verwendeten SCL-90-R sind in erster Linie Ausdruck einer allgemeinen psychischen Belastung (Franke 1994). Der Fragebogen gibt den Zeitrahmen (die letzten 7 Tage) vor. In dieser Zeit wird aber - zumindest bei einer geplanten Klinikaufnahme – auch schon eine Auseinandersetzung mit der neuen Situation stattgefunden haben, so daß die Selbsteinschätzung mittels Fragebogen neben den Belastungen, die sich aus dem ,Alltag in der Migration' ergeben, wahrscheinlich auch diese Ängste und Befürchtungen widerspiegelt. Dies ist bei der Interpretation der Ergebnisse natürlich zu beachten.

Die Skala ,Somatisierung' des SCL-90-R fokussiert auf Distreß, der durch die Selbstwahrnehmung körperlicher Dysfunktionen entsteht. Die höheren Werte bei allen Teilgruppen türkischstämmiger Frauen deuten auf eine stärkere Belastung mit Störungen funktioneller Ätiologie hin.

Auch Koh (1998) stellte bei einer vergleichenden Befragung von 105 koreanischen Migranten mit 32 ,Nichtmigranten' aus Korea fest, daß die SCL-Skala ,Somatisierung' bei den Migranten signifikant stärker besetzt war. Koh meint, daß im – traditionellen fernöstlichen – Denken somatische Störungen ein effektiver Weg sind, um Schonung und Behandlung zu erlangen. Auch für die Aktivierung einer Unterstützung durch Familienmitglieder in Situationen, wo sich Streß, Spannungen und Konflikte angehäuft haben, ist das Klagen über somatische Beschwerden ein sozial akzeptiertes Muster (Koh 1998).

Masumbuku (1994) hat die festzustellende Tendenz zur Somatisierung an einer Beispielgruppe für eine Migrantenpopulation (russische Aussiedler) wie folgt begründet:

1. Es besteht eine Unfähigkeit zur Reflexion psychischer Vorgänge.

2. Menschen aus den unteren Sozialklassen tragen ihre Konflikte häufig als psychosomatische Reaktionen aus, was aber subjektiv seelisches Leiden nicht ausschließt.

3. Bei allen Formen der Depression (also auch bei den reaktiven als Folge der Migrationssituation) sind körperliche Beschwerden und funktionelle Symptome als Begleiterscheinung vorhanden, oft wird die psychische Problematik total auf die körperliche Erlebnisebene verschoben und beherrscht das Krankheitsbild.

Özelsel (1999) vermutet, daß die verbale Sprachlosigkeit bei einem Teil der Migrantinnen dazu führen könnte, sich (unbewußt) durch den Körper auszudrücken, also durch psychosomatische Beschwerden. Die zunehmende Somatisierung psychischen Leidens kann auch als eine ‚gelungene Anpassungsleistung' an die westliche, organmedizinische Sichtweise verstanden werden. Petersen (1995) formuliert überspitzt: "...die Türken somatisieren (auch) uns zuliebe..."

Die befragten türkischen Frauen erleben sich stärker zwanghaft als die befragten deutschen Patientinnen. Die entsprechende Skala 2 (Zwanghaftigkeit) des SCL-90-R berücksichtigt Symptome, die auf Gedanken, Impulse und Handlungen schließen lassen, die vom Befragten als konstant vorhanden und nicht änderbar erlebt werden. Dies könnte auf die starren Rollenmuster innerhalb der türkischen Migrationsgesellschaft in Deutschland zurückzuführen sein, denen sich die Befragten unabänderbar ausgesetzt fühlen.

Die Skala 3 bezieht sich auf Gefühle der persönlichen Unzulänglichkeit und Minderwertigkeit, vor allem im Vergleich mit anderen. Es ist zu befürchten, daß sich hier negative Erfahrungen mit der deutschen Mehrheitsgesellschaft ausdrücken, wohl weniger eine ‚Stigmatisierung' als Kranke in der türkischen *community*. In diesem Sinne sind u. U. auch die vergleichsweise höheren Werte bei den befragten türkischen Frauen in den Skalen ‚Paranoides Denken' und Skala ‚Phobische Angst', welche die verschiedenen Ausprägungen von Mißtrauen, Minderwertigkeitsgefühlen und des Gefühls, daß andere an den eigenen Schwierigkeiten Schuld sind, mißt. Nach Mitscherlich ist der soziale Wandel einer der wichtigsten Angstgründe für den Menschen. Eine chronische Untergrundsangst vor dem Verlust des definierten Rollensets dürfte bei vielen Migrantinnen eine Rolle spielen (zit. n. Masumbuku 1994). Cropley et al. (1994) weisen auf ein Dilemma der Migranten hin, das darin besteht, daß Erfolg im neuen Land die Angst weckt, vom Ursprungsland, d.h. von der eigenen Identität entfremdet zu werden.

Bei Skala 4 (Depression) geht es um die Bandbreite der Manifestation depressiver Zustände. Die auch hier beobachteten signifikant höheren Werte bei den Frauen türkischer Herkunft deuten auf eine dysphorische Stimmung bis hin zu Gefühlen der Hoffnungslosigkeit hin.

Nach Leyer (1991) gehen zumindest zwei der drei Phasen des Bewältigungsprozesses des sog. Kulturschocks mit einer depressiven Stimmung einher. In der ersten Phase nach der Zuwanderung, der Phase der kulturellen Begegnung, fühlt sich die Migrantin durch die erfahrenen Diskrepanzen zwischen inneren Erwartungen und äußeren Wahrnehmungen geängstigt und verunsichert. Sie reagiert mit Trauer, Feindseligkeit und u. U. Verzweiflung.

Auch Häfner et al. (1977) hatten in einer prospektiven Untersuchung von 200 männlichen türkischen ‚Gastarbeitern' als psychische Reaktionen auf die Einwanderung hauptsächlich depressive und psychosomatische Syndrome festgestellt, wobei die Mehrzahl der Migranten keinerlei psychische Reaktionen auf die Belastungen entwickelte. Die depressive Stimmungslage eines Teils der Untersuchten wird als Antwort auf die Trennung von Heimat und Familie interpretiert. Ein Fortbestehen dieser Trauerreaktion ist möglich, auch wenn eine innere Teilanpassung an die Trennung erfolgt, die aber tatsächlich nie überwunden wird (Häfner et al. 1977).

Die Skala 5 fokussiert auf manifeste Angst mit Nervosität und Spannung, Gefühle von Besorgnis und Furcht. Möglicherweise drücken sich hier unterdrückte Ängste vor der bevorstehenden (operativen) Behandlung aus, die von einigen türkischen Frauen ja kaum verstanden werden können.

Skala 6 bezieht sich auf Gedanken, Gefühle oder Handlungen, die charakteristisch für den negativen Gefühlszustand Ärger sind und sowohl Aggression, Irritierbarkeit als auch Verstimmung umfassen. Die höheren Skalenwerte weisen auf eine stärkere Reizbarkeit und Unausgeglichenheit bei den befragten türkischen Frauen.

Die 10 Items der Skala 9 (Psychozitismus) beschreiben verschiedene Ausprägungen von Gefühlen der Isolation und zwischenmenschlichen Entfremdung. Hier finden möglicherweise Gefühle, die durch die Isolation der türkischen Gemeinschaft außerhalb der Klinik einerseits und der Patientin selbst innerhalb des deutschen Krankenhauses andererseits verursacht werden, ihren Niederschlag.

Erwähnt sei eine Studie von Yüksel (1998), die im Rahmen einer größeren Untersuchung zur Problematik ‚Sterilität und Migration' u. a. die psychische Belastung steriler türkischer und deutscher Paare miteinander verglichen hat. Sie fand ebenfalls, daß die türkischstämmigen Frauen und Männer jeweils signifikant höhere Werte in allen neun Skalen des SCL-90-R aufwiesen als die Frauen und Männer des deutschen Kontrollkollektivs.

Zur Bedeutung von Migrationsstatus und Akkulturationsgrad für die psychische Befindlichkeit der Patientinnen türkischer Herkunft

Es erfolgte eine separate Auswertung innerhalb des Kollektivs der Migrantinnen hinsichtlich des Einflusses von Akkulturationsgrad und Migrationsstatus. Verglichen wurde zum einen die Gruppe der weniger mit dem Kollektiv der mehr akkulturierten Patientinnen und zum anderen das Kollektiv der Frauen der ersten mit dem der zweiten Migrationsgeneration sowie mit den sog. nachgezogenen türkischen Ehefrauen (Tab. 4.9.3).

Tab. 4.9.3: Vergleich der psychischen Belastung nach Akkulturations- und Migrationsstatus / p-Werte nach Chi^2-Test

Teilkollektive Skala	Akkulturationsgrad (mehr vs. weniger akkulturiert)	Migrationsstatus (1. vs. 2. Generation vs. nachgezogene Ehefrauen)
SOM	k.S.	k.S:
ZWA	k.S.	k.S.
UNS	k.S.	k.S.
DEP	k.S.	0,029
ÄNG	k.S.	0,034
AGG	k.S.	0,004
PHO	k.S:	0,014
PAR	0,01	k.S.
PSY	k.S.	0,028
GSI	k.S.	k.S.

k.S. = kein signifikanter Unterschied, d. h., p-Wert $\geq 0{,}05$

Es zeigte sich, daß es bei den meisten Skalen keine Unterschiede zwischen den Kollektiven der ,mehr' oder ,weniger' akkulturierten Patientinnen gibt. Dies betrifft auch die GSI-Werte (Abb. 4.9.9). Nur bei der Skala ,paranoides Denken' wiesen die mehr akkulturierten Frauen höhere Skalenwerte auf. Dies deutet auf ein stärkeres Mißtrauen und stärkere Minderwertigkeitsgefühle bei diesen mehr an die deutsche Mehrheitsgesellschaft ,angepaßten' Frauen hin.

Eine gute Adaptation im Aufnahmeland kann, wie Cropley et al. (1994) betonen, paradoxerweise nicht zu Gefühlen der Sicherheit und Geborgenheit, sondern zu Ambivalenz, Angst und Unsicherheit führen.

Abb. 4.9.9: GSI-Werte türkischstämmiger Frauen nach Akkulturationsgrad

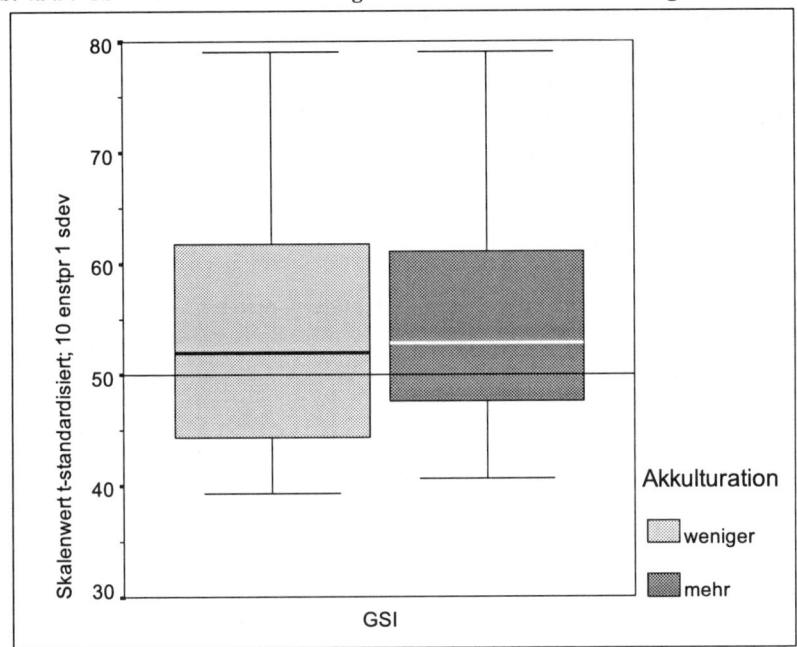

Günay und Haag (1993) fanden bei ihrer bereits erwähnten Befragung von 80 Türkinnen aus allgemeinärztlichen Praxen in Hamburg keine relevanten Unterschiede der Beschwerdehäufigkeit zwischen weniger und stärker akkulturierten Frauen. Die weniger akkulturierten Türkinnen gaben jedoch deutlich mehr und unterschiedliche Symptome an als die stärker akkulturierten. (Ein Faktor, der in der Auswertung des verwendeten Gießener-Beschwerdebogens als ‚allgemeine Klagsamkeit' beschrieben wird).

Die Analyse der ärztlichen Unterlagen zeigte, daß akkulturierte Frauen tendenziell häufiger beim Arzt waren und öfter und länger im Krankenhaus versorgt werden mußten als weniger akkulturierte. Obwohl weniger und mehr akkulturierte Frauen die gleiche Frequenz psychosomatischer Beschwerden haben, scheinen doch die psychologischen Hintergründe dafür unterschiedlich zu sein (Günay u. Haag 1993).

Für den Parameter ‚Migrationsstatus' konnten wir für fünf Skalen signifikante Unterschiede feststellen. Bei den Skalen ‚Depressivität', ‚Ängstlichkeit' und ‚Aggressivität' waren die Medianwerte bei der Subgruppe ‚nachgezogene Ehefrauen' am niedrigsten, es folgten die der Frauen der sogenannten ersten Migrationsgeneration und die relativ höchsten Werte hatte die Gruppe der Frauen türkischer Herkunft der zweiten Migrationsgeneration. Die Datenauswertung der Skala ‚Psychotizismus' zeigt bei nahezu gleich niedrigen Werten der Gruppe der nachgezogenen Ehefrauen und der befragten Patientinnen der ersten Migrationsgeneration signifikant höhere Skalenwerte im Kollektiv der Frauen der zweiten Migrationsgeneration (Abb. 4.9.10).

Abb. 4.9.10: Werte aller SCL-90-R-Skalen nach Migrationsstatus

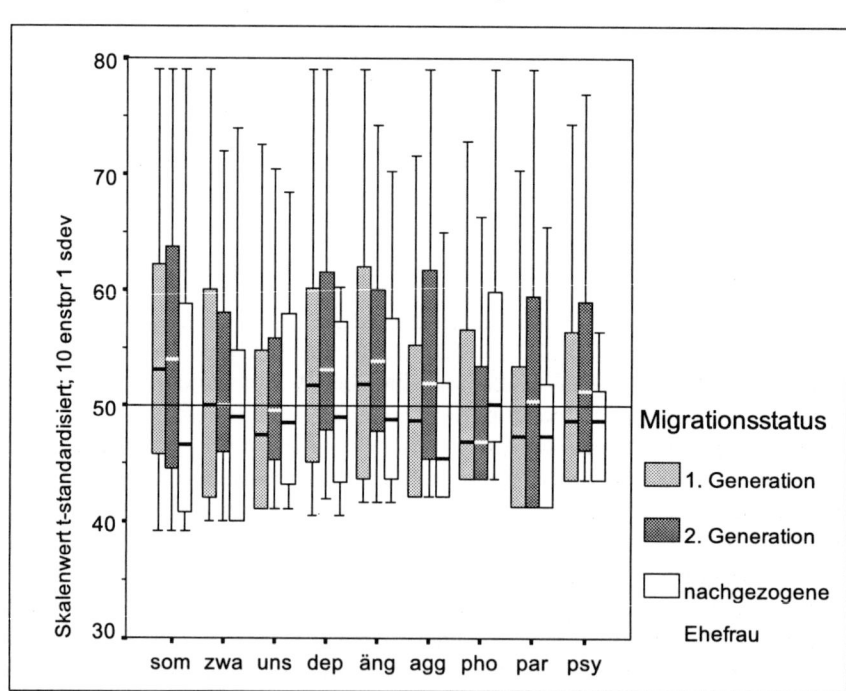

Die Frauen der zweiten Zuwanderergeneration befinden sich in einem Identitätskonflikt zwischen der Loslösung von ihrem Ursprung und den tradierten Normen auf der einen sowie der Anpassung an neue Lebensformen auf der anderen Seite. Schon allein die veränderte Frauenrolle führt zu einer Art Identitätskonfusion. In solchen Krisen können neurotisch-psychosomatische Störungen entstehen (Günay u. Haag 1993). Für die erste Migranten-Generation wird angenommen, daß sie sich aufgrund ihrer zum Migrationszeitpunkt abgeschlossenen Sozialisation in der Regel nur partiell in die Aufnahmegesellschaft eingliedert. Emotional und von der Identifikation her sind für sie weiterhin herkunftsorientierte Bezüge bestimmend. Die zweiten Generation dagegen erlebt im Alltag den Einfluß von zwei divergierenden Kulturen in einer Phase der noch nicht abgeschlossenen Persönlichkeitsbildung (Hill 1990).

Eine soziologische Untersuchung von Hill (1990) hat ergeben: Je stärker sich die Eltern in ihren Verhaltensweisen an der Herkunftskultur orientieren, desto geringer sind die Anzeichen von Streß bei den befragten türkischen Jugendlichen. Und: Mit steigender ‚identifikativer Assimilation' und durch die zunehmende ‚Endtraditionalisierung des Rollenverständnisses' nimmt der subjektiv empfundene Streß zu. Diese Gefühle werden, wie bereits erwähnt, auch als Akkulturationsstreß bezeichnet, der für die zweite Migrantinnengeneration motivierend aber auch psychisch belastend sein kann.

Bei der Skala ‚phobische Angst' hatte die Gruppe der nachgezogenen Ehefrauen signifikant höhere Werte als die Gruppen der türkischstämmigen Patientinnen der ersten und zweiten Migrationsgeneration. Die mit dieser Skala beschriebene Symptombelastung durch Gefühle der Bedrohung ist demnach am stärksten bei den nachgezogenen Ehefrauen, welche zumeist erst relativ kurze Zeit in Deutschland sind. Vermutlich spielt hier die Konfrontation mit der (doppelt) fremden Umgebung im Aufnahmeland (Gefühle der Bedrohung durch fremde Klinik und neue ‚deutsche Umgebung') eine Rolle.

Zusammenfassend läßt sich sagen, daß, anders als angenommen, sich die Frauen der zweiten Migrationsgeneration, für die eine am wenigsten unmittelbare Migrationserfahrung anzunehmen ist (sie wurden ja von ihren zugewanderten Müttern der ersten Migrationsgeneration in Deutschland geboren oder sind hier zumeist aufgewachsen), am meisten durch psychische Symptome belastet fühlten. Abschließend soll mit Leyer (1991) daran erinnert werden, daß psychische und psychosomatische Symptombildungen (wie auch die subjektiven Krankheitstheorien) eines Patienten die unter bestimmten Umständen beste und sinnvollste Lösung eines Konflikts darstellen. Weder das Symptom noch seine subjektive Erklärung sind daher gering einzuschätzen, sondern sollten in ihrer Bedeutung entschlüsselt werden, wobei Vertrautheit mit dem soziokulturellen Kontext des Patienten und seiner Krankheit das Verständnis erweitern und vertiefen hilft.

4.10 Besonderheiten bei der ambulanten Versorgung

Problembeschreibung

Nach Ete (2000) gibt es wie im stationären Bereich auch in der Praxis des niedergelassenen Arztes Besonderheiten und spezielle Probleme bei der Versorgung von Migrantinnen im allgemeinen bzw. türkischen Patienten im speziellen. Er faßt diese Schwierigkeiten in drei Gruppen zusammen: 1. Differenzen bei Krankheitsempfinden, Krankheitsverständnis und Schilderung der Beschwerden, 2. Interaktionsprobleme und 3. Probleme bei der Akzeptanz einer psychosomatischen Krankheitsgenese. Als weitere, die Arzt-Patientin-Beziehung möglicherweise beeinträchtigende Faktoren nennt Tilli (1989) im Ergebnis von 122 Interviews mit türkischen Frauen Mißtrauen, Sprachprobleme, kulturell- und schichtbedingte Fremdheit und den mit der Einbestellpraxis zusammenhängenden Zeitdruck in der Sprechstunde bei vielen niedergelassenen Ärzten. Alter und Geschlecht von Arzt bzw. Patient haben ebenfalls einen Einfluß auf die Qualität der Arzt-Patienten-Beziehung.

Mit der ärztlichen Sicht auf diese Probleme haben sich Wagner und Marreel (2000) beschäftigt. Sie führten 1998 eine schriftliche Befragung aller 206 in Berlin-Kreuzberg niedergelassenen Ärzte durch. Die Rücklaufquote der Fragebögen betrug schließlich knapp 70%. Die Bewertung von Kommunikationsproblemen zwischen Ärzten deutscher Herkunft und nicht-deutschstämmigen Patienten erstreckte sich auf vier Bereiche: die sprachliche Ebene, die Behandlungserwartungen, die kulturspezifische Darstellung von Krankheitssymptomen und die Compliance. In überwiegendem Maße (ca. je. 40%) wurden die bestehenden Probleme als ‚mittelmäßig‘ eingestuft. 30% der befragten Ärzte bewerteten sie als ‚gering‘ und etwa 15% als ‚groß‘, wobei die Nennungen zu sprachlichen Schwierigkeiten deutlich unter diesem Wert und zu Probleme bei Compliance und Behandlungserwartung etwa 3% über diesem Wert lagen (Wagner und Marreel 2000).

Auch wenn die Versorgung und Betreuung durch niedergelassene Ärzte in der von uns durchgeführten Befragung von 262 türkischen und 320 deutschen Patientinnen auf den gynäkologischen Stationen des Virchow-Klinikums nicht Schwerpunkt der Untersuchung war, widmete sich doch ein kleiner Teil des Fragebogens auch der Verzahnung zwischen ambulantem Bereich und Klinik, dem Anlaß der Untersuchung beim Frauenarzt, der Zufriedenheit mit der Behandlung u. ä. m.

Bevor Ergebnisse dieses Studienteils dargestellt werden, wird jedoch zunächst auf eine Pilotstudie eingegangen, die sich mit der unterschiedlichen Inanspruchnahme der gynäkologischen Erste-Hilfe-Stelle im Virchow-Klinikum durch Migrantinnen und deutsche Frauen beschäftigte (David 1998, Pette 1998). Sie wird als eine vom Bundesministerium für Bildung und Forschung geförderte prospektive Querschnittsuntersuchung von 2001 bis 2003 in größerem Umfang fortgesetzt.

In den Notfallambulanzen als Schnittstelle zwischen ambulanter und klinischer Versorgung wird durch die behandelnden Ärzte unter anderem eingeschätzt, wie akut und schwer erkrankt der jeweilige Patient ist und ob eine ambulante medizinische Behandlung ausreicht oder eine Hospitalisierungsbedürftigkeit besteht. Verschiedene Untersuchungen aus den USA, Kanada und einigen europäischen Ländern haben gezeigt, daß zwischen 60 und 80% der Patienten die Notfallambulanzen aus nicht schwerwiegenden Gründen aufsuchen, d. h., die meisten Besuche sind aus rein medizinischer Sicht eigentlich ungerechtfertigt, weil es keine Notfälle sind, die in einer Klinik hätten behandelt werden müssen (Blöchliger et al. 1998, Escobedo 1997, Padgett u. Brodsky 1992, Petersen 1998).

Im Ergebnis einer Literaturreview vor allem englischsprachiger Arbeiten ergaben sich als prädisponierende Faktor für Notfallambulanznutzer: Ethnizität (Minorität, Zuwanderer), niedrigeres Einkommen, ungünstiger Versicherungsstatus und Wohnung in der Nähe der Notfallambulanz (Malone 1995).

4.10.1   Inanspruchnahme einer gynäkologischen Notfallambulanz

Patientinnenkollektiv und Methodik

In einer retrospektiven Querschnittsanalyse wurden die Daten von 569 Patientinnen, die von Januar bis April 1996 die Notfallambulanz der Frauenklinik des Virchow-Klinikums in Anspruch nahmen, nach festgelegten Kriterien aus der archivierten Notfalldokumentation (sog. Erste-Hilfe-Scheine) erfaßt und statistisch ausgewertet (Pette 1997). Die Zuordnung der ethnischen Zugehörigkeit der Patientinnen erfolgte nach deren Vor- und Zunamen, insbesondere in Zweifelsfällen durch zwei unabhängige Untersucher. Neben den soziodemographischen Angaben wurden die von den Klinikärzten dokumentierten Anamnesen quantitativ und qualitativ ausgewertet.

Haupt- und Differentialdiagnosen wurden zu Diagnosegruppen zusammengefaßt, die Behandlungsart und -häufigkeit wurden erfaßt. Nach Abschluß der Erhebung wurde eine Plausibilitätsprüfung durchführt. Die Daten wurden mit Hilfe des Statistikpakets SPSS 6.0 für Windows ausgewertet. Es erfolgte ein Gruppenvergleich der Daten der Migrantinnen mit denen der deutschen Patientinnen. Für die statistische Auswertung und Abschätzung der Irrtumswahrscheinlichkeit wurde der Chi2- Test, für kleine Zahlen der exakte Test nach Fisher benutzt. Bei der Analyse der Altersgruppen wurde für den Vergleich der Medianwerte der Mann-Whitney U-Test angewandt. Als Signifikanzniveau wurde p< 0,05 festgelegt.

Ergebnisse und Diskussion

Inanspruchnahmehäufigkeit

Im Vergleich zur ethnischen Zusammensetzung des Patientinnenkollektivs in der Frauenklinik insgesamt ist die Inanspruchnahme der gynäkologischen Notfallambulanz im Virchow-Klinikum durch nichtdeutsche Patientinnen relativ hoch. – Die ausländischen Frauen, die mit Beschwerden die gynäkologische ‚Erste Hilfe‘ tagsüber oder in der Nacht in Anspruch nahmen, machten etwa 55% aller Patientinnen aus (auf den gynäkologischen Stationen beträgt der Migrantinnenanteil unter den Patientinnen etwa 20%).

Nach der anteilmäßig größten Gruppe – den deutschen Frauen mit 45% aller Patientinnen – sind die türkischen Frauen mit einem Anteil von über 28% die größte Gruppe unter den Notfallambulanznutzerinnen (Tab. 4.10.1).

Tab. 4.10.1: Verteilung der Nationalitäten (in%)

Herkunftsregion	n	%
Deutschland	258	45,3
Türkei	162	28,5
Ex-Jugoslawien	37	6,5
übrige Mittelmeerländer	12	2,1
westliche Industriestaaten	14	2,5
Osteuropa	28	4,9
arabische Länder	37	6,5
übriges Ausland	21	3,7
(gesamt)	569	100

Die ausländischen Patientinnen waren im Durchschnitt jünger als die deutschen, der Median betrug bei den Migrantinnen 25 Jahre, bei den deutschen Frauen 27 Jahre. Als ein Grund für die überproportional hohe Inanspruchnahmerate der Migrantinnen sind die im Vergleich zu deutschen Frauen stärker besetzten jüngeren Altersgruppen zu vermuten (Tab. 4.10.2).

Tab. 4.10.2: Deutsche und nichtdeutsche Frauen nach Altersgruppen in Berlin zum 31.12.1997 (lt. Statistisches Landesamt Berlin)

	deutsche Frauen	nichtdeutsche Frauen	darunter türkisch
A: 0 - ≥70 Jahre	1.548.270	198.800	63.514
B: 15 - 30 Jahre	256.739	57.541	19.153
C: 15 - 70 Jahre	1.113.862	155.331	46.489
Anteil B an C	23%	37%	41,2%

Aus der Altersgruppe zwischen 15 und 30 Jahren kam ein großer Teil der Patientinnen insgesamt und die Hälfte aller Frauen im Zusammenhang mit Schwangerschaftsbeschwerden, die einer der häufigsten Gründe für das Aufsuchen der Notfallambulanz waren.

Petersen et al. (1998) werteten 1.700 Erst-Hilfe-Fälle aus fünf Krankenhäusern im Nordosten der USA aus. Demnach kamen 50% der Patienten mit nichtdringlichen Beschwerden. Es fand sich nach Anpassung hinsichtlich soziodemographischer Faktoren und Comorbidität eine signifikante Korrelation dieser Gruppe zum Nichtvorhandensein eines eigenen (ständigen) Hausarztes. Solche Defizite in der ambulanten Versorgung durch niedergelassene Ärzte oder die Unkenntnis der Versorgungsstrukturen des deutschen Gesundheitswesen sind auch für unser Untersuchungskollektiv als mögliche Ursache für den überproportional hohen Anteil von Migrantinnen unter den Patientinnen der gynäkologischen Ersten Hilfe zu diskutieren. Ostermann (1990) berichtet über eine positive Einschätzung und die hohen Erwartungen gerade ausländischer Patienten hinsichtlich der technisch-apparativen und personellen Ausstattung im Krankenhaus, was ebenfalls ein Grund für die ‚großzügigere' Inanspruchnahme der Notfallambulanz durch Migrantinnen wäre.

Mangelnde sprachliche Verständigungsmöglichkeiten spielen möglicherweise ebenfalls eine Rolle. Aber auch im Krankenhaus ist ja meist keine entsprechende Fremdsprachkompetenz seitens des medizinischen Personals vorhanden. Andererseits sollte durch das zunehmende Versorgungsangebot fremdsprachiger niedergelassener Ärzte oder die Einstellung z. B. türkischsprechender Arzthelferinnen in den Berliner Arztpraxen die Inanspruchnahme der klinischen Notfallambulanz nicht mehr so selbstverständlich sein wie in den 1970er Jahren, als es für ausländische Patienten und Patientinnen an Alternativen mangelte. Die Notfallambulanz der Frauenklinik scheint sich im Arbeiterbezirk Wedding jedoch zu einer festen ‚Institution' entwickelt zu haben. U. U. sind in dieser Klinik nicht zuletzt die Wartezeiten kürzer, die Atmosphäre großzügiger, das medizinische Personal offener eingestellt als in den Praxen mancher niedergelassener Ärzte.

Für die USA stellten Padgett und Brodsky (1992) eine starke Erhöhung der Nutzung von Klinik-Notfallambulanzen seit 1950 fest. Ca. 85% der Patienten suchen sie jedoch aus nicht lebensbedrohlichen Gründen auf. Der häufigste Grund bei nicht-dringlichen Fällen war das Nichtvorhandensein anderer Hilfsmöglichkeiten sowie zusätzlich Faktoren wie sozioökonomischer Streß, psychiatrische Comorbidität und das Fehlen sozialer Unterstützung (Padget u. Brodsky 1992).

Blöchliger et al. (1998) untersuchten Probleme und Schwierigkeiten bei der Versorgung von Flüchtlingen und Asylsuchenden in drei städtischen Notfallstationen in der Schweiz. Aus ihrer Sicht beeinflussen folgende Variablen die Nutzung der Notfallambulanz: Krankheitsbild, geographische Verteilung medizinischer Versorgungseinrichtungen in einem Territorium, sozio-ökonomische Schichtung der Patientenklientel, Kenntnisse der Bevölkerung über Zweck und Zugang zu verschiedenen Versorgungseinrichtungen (z. B. der Notfallambulanz). Die Gruppe der Asylsuchende und Flüchtlinge unterschied sich von der schweizerischen ‚Normalbevölkerung' durch mangelnde Kenntnis des Versorgungssystems, sprachliche Probleme und ungünstige sozio-ökonomische Faktoren. Einen Beitrag zur höheren Inanspruchnahme mögen auch hohe Besuchsfrequenzen von Angehörigen und Freunden ausländischer Patienten leisten. Durch den wiederholten Kontakt steigt der Grad der Informiertheit über das Krankenhaus und Berührungs- und Schwellenängste werden gemindert.

Nutzungszeiten und Rahmenbedingungen

Insgesamt war die Inanspruchnahme der Notfallambulanz durch Patientinnen in der zweiten Tageshälfte deutlich höher als morgens oder in den späten Nachtstunden. Migrantinnen kamen häufiger in den späten Abendstunden, insbesondere auch am Wochenende, in die Notfallambulanz. Deutsche Patientinnen wiederum stellten sich signifikant häufiger in den Mittagsstunden in der ‚Ersten Hilfe' vor.

Vermutlich üben kulturbedingt unterschiedliche Lebensweisen Einfluß aus auf die bevorzugte Inanspruchnahme deutscher Patientinnen in den Mittags- und ausländischer Patientinnen in den Abendstunden aus. Erfahrungsgemäß spielt aber ebenfalls eine Rolle, daß insbesondere türkische Patientinnen von ihrem Mann begleitet werden, der oftmals arbeitsbedingt erst in den Abendstunden nach Hause kommt.

Da das Angebot klinischer Einrichtungen sich an der Nachfrage orientieren sollte, hieße das für Notfallambulanzen, daß für diesen sensiblen Bereich zu Tageszeiten mit erfahrungsgemäß hoher Inanspruchnahmefrequenz durch ausländische Patientinnen z. B. häufiger Ärzte mit entsprechender Berufserfahrung und ggf. auch Sprach- und Kulturkompetenz eingesetzt werden müßten, was in der Praxis jedoch kaum vorstellbar ist bzw. schwer realisierbar sein dürfte.

Anamneseerhebung und – dokumentation

Die Diagnose und Therapie betreffenden Informationen in den schriftlichen ärztlichen Aufzeichnungen, hier den sog. Erste-Hilfe-Scheinen, werden im allgemeinen als Dokumentation dessen angesehen, was in der Notfallambulanz tatsächlich erfragt bzw. getan wurde. Daraus schlußfolgern wir, daß auch aus der Anamnesedokumentation – zumindest tendenziell – eine Beziehung zur tatsächlichen Kommunikationssituation zwischen Arzt/Ärztin und Patientin abgeleitet werden kann.

Die verschiedenen Aspekte der Vorgeschichte der Patientinnen wurden je nach ethnischer Herkunft unterschiedlich häufig und in unterschiedlichem Umfang schriftlich festgehalten. Gemessen an der Anzahl der dokumentierten Worte fiel die Anamnese bei ausländischen Frauen signifikant kürzer aus als bei den deutschen.

Unterschiede wiesen aber nicht nur der Umfang sondern auch die Inhalte der erhobenen Vorgeschichte auf (Tab. 4.10.3).

Tab. 4.10.3: Vollständigkeit der Anamneseerhebung (in%) beurteilt anhand der Anzahl der dokumentierten Indikatorvariablen 1-4 *

	4 von 4 Indikatorvariablen	3 von 4 Indikatorvariablen	2 von 4 Indikatorvariablen
deutsche Patientinnen (n=258)	71,3	25,2	3,5
ausländische Patientinnen (n=311)	65	22,2	12,9

*1 = gynäkologische Vorgeschichte, 2 = zeitliche Entwicklung der aktuellen Beschwerden,

3 = Wortzahl der gynäkologischen Anamnese, 4 = Wortzahl der allgemeinen Anamnese

Bei ausländischen Frauen wurden zum Beispiel seltener die Entwicklung der aktuellen Gesundheitsstörung, sonstige körperliche Beschwerden oder frühere Krankheiten und Anmerkungen zum sozialen Umfeld dokumentiert. Das heißt, es wurde wahrscheinlich auch nicht bzw. seltener danach gefragt. Dabei enthalten gerade diese Informationen wichtige Hinweise auf die Gesamtsituation der Patientin.

Inhaltlich stark verkürzt bis unvollständig war die Anamnese bei etwa 10% aller Patientinnen dokumentiert: Die Unvollständigkeit der Dokumentation betraf hierbei in vier von fünf Fällen ausländische Patientinnen.

In der Literatur werden als Ursachen für kürzere Anamnesen Verständigungsprobleme (Collatz 1992) und vorgefaßte Einstellungen von Ärzten gegenüber ausländischen Patienten und Patientinnen (Rehbein 1986) beschrieben. Man kann darüber hinaus allgemein mangelnde Erfahrung und ungenügende Urteilsbildung als Ursache für Probleme bei der Anamneseerhebung ansehen (David et al. 1997). Auch der zu Papier gebrachte medizinische ‚Sprachcode' gibt u. U. unabhängig von der sprachlichen Verständigung die Anliegen der Patienten nur verschlüsselt oder verkürzt wieder.

Die Ergebnisse unserer Untersuchung deuten darauf hin, daß die Unterschiede in der verkürzten Dokumentation von Anamnesen ausländischer Patientinnen nicht allein auf mangelnder Erfahrung der untersuchenden Ärzte beruhen, denn es waren häufiger berufserfahrene Frauenärzte, die die Vorgeschichte bei ausländischen Patientinnen unvollständig darstellten. Gerade erfahrenere Ärzte sind dazu in der Lage, mit und aus einer kurzen Anamnese (und deren Dokumentation) die notwendige Information zu gewinnen und entsprechend zu intervenieren. Ein eindeutiges Krankheitsbild kann einem routinierten Arzt ausreichend aussagekräftige Gründe für eine entsprechende Therapie oder eine stationäre Einweisung bieten.

Die Funktion der Anamnese ist es, über die reine Informationsgewinnung hinaus eine vertrauensvolle Arzt-Patient-Beziehung aufzubauen. Eigene Beobachtungen und Gespräche mit untersuchenden Ärzten zeigten deutliche strukturelle Unterschiede in der Arzt-Patientin-Interaktion im Rahmen des Untersuchungsgeschehens. Von den Ärzten selbst wahrgenommen werden diese Differenzen zumeist bezüglich der alltäglichen Umgangsformen. Z. B. sind bei deutschen Patientinnen Auflockerungen der Untersuchungs- und Behandlungssituation durch Gespräche über Alltägliches und Belangloses möglich, was bei ausländischen Patientinnen dagegen in der Regel wegen der Verständigungsschwierigkeiten unterbleibt.

Diagnosespektrum und Therapie

Es ergaben sich keine signifikante Unterschiede im Diagnosenspektrum der gynäkologischen Notfallambulanz zwischen deutschen und ausländischen Frauen in der von uns untersuchten Stichprobe. Somatische und eher psychosomatische Diagnosen (die Zuordnung zu den Diagnoseklassen erfolgte erst während der Auswertung) waren in beiden Gruppen annähernd gleich häufig vertreten (Tab. 4.10.4).

Tab. 4.10.4: Anteil der Diagnoseklassen in der Notfallambulanz (in%)

Diagnoseklassen	deutsche Patientinnen (n=258)	ausländische Patientinnen (n=311)
• (eher) somatisch	47,7	45,4
Abortgeschehen	10,5	12,9
Unterbauchschmerz mit Organbefund	12,4	14,1
Blutung (ohne Gravidität)	5,8	3,9
Schwangerschaftsstörungen	4,3	3,2
Wochenbettstörungen	2,3	1,9
Mammabeschwerden	3,9	1,9
Karzinom	2,3	0
sonstiges	6,2	7,4
• eher funktionell / psychosomatisch	52,3	54,6
Dysmenorrhoe	4,3	5,5
Zyklusstörungen	2,3	2,6
Unterbauchschmerz ohne Organbefund	11,2	13,2
unspezifische Schwangerschaftsbeschwerden	22,9	25,7
Hyperemesis gravidarum	0,4	1,9
Ausfluß	2,3	0,6
sonstiges davon kein pathologischer Befund	8,9 8,1	5,1 3,9

Ausländischen Patientinnen wurde zwar etwas häufiger zu einer Therapie ge-
raten, ein signifikanter Unterschied hierbei ergab sich jedoch nur im Vergleich
von deutschen mit der Untergruppe der türkischen Patientinnen.

Tab. 4.10.5: Häufigkeit einer Therapieempfehlung nach Nationalität(* p <0,05)

	Therapie (%)	keine Therapie (%)
Patientinnen insgesamt (n=569)	69,8	30,2
deutsche Patientinnen (n=258)	65,9	34,1
ausländische Patientinnen (n=311)	73,0	27,0
türkische Patientinnen (n=162)	75,3*	24,7

Auch in der Art der Therapie ließen sich keine spezifischen Unterschiede
feststellen. Nur bei der Betrachtung einzelner Diagnosen ergab sich ein etwas
differenzierteres Bild: Patientinnen mit unspezifischen Schwangerschaftsbeschwerden, also etwa jede vierte Patientin der Stichprobe, erhielten am häufigsten den ärztlichen Rat, sich zu schonen. Hielten die Ärzte allerdings eine medi-
kamentöse Therapie für angebracht, so empfahlen sie diese doppelt so häufig bei
ausländischen Frauen wie bei deutschen Patientinnen.

**Tab. 4.10.6: Therapie der Wahl bei unspezifischen Schwangerschaftsbeschwerden
nach Nationalität (in%)**

Therapie	deutsche Frauen (n=59)	ausländische Frauen (n=80)	türkische Frauen (n=43)
keine	37,3	28,8	32,6
medikamentös	13,6	23,8	23,3
konservativ	49,2	47,5	44,2

Insgesamt jede vierte Patientin wurde nach einer ersten Untersuchung in der
Notfallambulanz im Untersuchungszeitraum stationär aufgenommen. Zwischen
deutschen und ausländischen Frauen ergaben sich hier keine signifikanten Unterschiede. Es überrascht, daß somatische und eher psychosomatische Diagnosen
bei deutschen Patientinnen und Migrantinnen annähernd gleich häufig vertreten
waren. Bei der in Kapitel 4.9 diskutierten stärkeren psychischen Belastung durch
den Migrationsprozeß aber auch in Folge der meist schlechteren psychosozialen

bzw. sozio-ökonomischen Situation wäre eine höhere Rate bei den nichtdeutschen Frauen zu erwarten gewesen.

Zu diskutieren sind hier jedoch folgende Einflußfaktoren:

- auf Seiten der Patientin: Zwar könnte sich, ähnlich wie bei deutschen Unterschichtpatienten, hinter der Präsentation organischer Beschwerden der Wunsch nach Anteilnahme und Zuwendung verbergen. Diesem Bedürfnis steht aber z.b. bei türkischen Patientinnen die Sprachbarriere als zusätzliches Problem entgegen. Diese Kommunikationseinschränkung zwingt die Frauen wiederum zur Somatisierung, um ihre Beschwerden verdeutlichen zu können und verstellt den Ärzten den Blick auf dahinterliegende Probleme (Tilli 1989);

- auf ärztlicher Seite: Vorurteile, daß ausländische Patientinnen häufiger ‚psychosomatisieren', dramatisieren und auch simulieren. Die Diagnose einer eher funktionell bedingten Gesundheitsstörung wird also deshalb möglicherweise gerade nicht gestellt.

- ebenfalls seitens des medizinischen Personals: Unverständliche Verhaltensweisen und Krankheitssymptome werden aus Unkenntnis eines anderen Krankheitsverständnis der Migrantinnen fehlgedeutet.

Wir registrierten bei unserer vergleichenden Untersuchung keinen deutlichen Unterschied hinsichtlich Art und Häufigkeit von Behandlungsmaßnahmen. Bei schwangeren ausländischen Patientinnen scheint aber eine andere Verordnungspraxis als bei deutschen zu bestehen. Speziell bei unspezifischen Schwangerschaftsbeschwerden wird schon in älteren Arbeiten eine häufigere Medikamentenverordnung bei Migrantinnen während der ersten drei Monate der Schwangerschaft beschrieben (Grottian zit. in Zink 1985).

Möglicherweise wird hier eine (vermutete) Erwartungshaltung der Migrantinnen durch die behandelnden Ärzte bedient oder diese Unterschiede sind Ergebnis eines Kommunikationsdefizits. Sprachliche Unsicherheit soll durch ‚therapeutische Sicherheit' kompensiert werden. Deutsche Frauen können eher im Gespräch über Verhaltensmaßnahmen informiert bzw. hinsichtlich der Ungefährlichkeit der Beschwerden beruhigt werden. Vielleicht spielt auch die weitverbreitete Skepsis gegenüber Medikamenten in der Schwangerschaft in der deutschen Bevölkerung eine Rolle, d. h., die Medikamente werden von den deutschen schwangeren Patientinnen eher abgelehnt.

Eine weitere Erklärung liefern Brucks et al. (1987), die 165 Tonbandprotokolle von Sprechstundengesprächen aus fünf verschiedenen Praxen (81 Gespräche aus Facharztpraxen und 84 Gespräche aus Praxen praktischer Ärzte mit deutschen und nichtdeutschen Patienten) ausgewertet haben. Vor allem die Gespräche mit den ausländischen Patienten lassen sich ihrer Ansicht nach am besten einer Beziehungsform zuordnen, die sie als ‚Einverständnis im Mißverständnis' bezeichnen und – bezüglich einer Verbesserung der Situation fast illusionslos – wie folgt charakterisieren:

„... ‚Mißverständnis' deshalb, weil beide um ihre Hilflosigkeit gegenüber den wirklichen Verursachungsbedingungen der Krankheit und um die Erfolglosigkeit der symptomorientierten Behandlung wissen. Sie bringen dieses Wissen aber nicht in das Gespräch miteinander ein. Sie tun dies nicht, weil sie nicht erwarten, von ihrem Gesprächspartner verstanden zu werden und weil sie beide keine Lösung für die sich dann ergebende, offen zutage tretende Problematik haben. Dabei scheint das Ausweichen auf medizinisch legitimierte Akte, insbesondere die Vergabe eines Medikamentes, ein häufig eingesetztes Mittel zu sein, um dieses Einvernehmen herzustellen. Es symbolisiert die Illusion von Heilung, an der beide interessiert sind. Hierauf beruht ihr ‚Einverständnis'. Es verschafft ihnen eine gemeinsame Handlungsbasis..." (Brucks et al. 1987, S. 53)

Als Ergebnisse unserer Pilotstudie zur Inanspruchnahme einer gynäkologischen Notfallambulanz kann man zusammenfassend feststellen, daß Migrantinnen diese überproportional häufig aufsuchen und zwar – wahrscheinlich aus familiären und/oder sozialen Gründen – häufiger am Wochenende und in den späten Abendstunden. Das in der Notfallambulanz erfaßte Beschwerdenspektrum und der diagnostizierte Anteil psychosomatischer Krankheitsbilder ist bei deutschen und ausländischen Frauen in etwa gleich. Bei ausländischen Patientinnen wird weniger schriftlich dokumentiert. Spärliche oder keine Dokumentation kann als Ausdruck für einen unterschiedlichen Umgang mit ausländischen Patienten gesehen werden und ungleiche Versorgungsbedingungen kennzeichnen. Die ungenügende bzw. geringere Anamneseerhebung bei Ausländerinnen führt aber offenbar nicht zu Qualitätseinbußen bei Diagnose bzw. Therapie. Migrantinnen erhielten bei Schwangerschaftsbeschwerden tendenziell häufiger Medikamente verordnet als deutsche Patientinnen.

4.10.2 Ambulante Versorgung beim niedergelassenen Frauenarzt

Methodik

Anders als im vorhergehenden Abschnitt beziehen wir uns nunmehr wieder ausschließlich auf die Fragebogenuntersuchung auf den gynäkologischen Stationen des Virchow-Klinikums bei 320 deutschen und 262 türkischstämmigen Patientinnen. Teil des Fragebogens T1 waren 13 Fragen zum Kontakt zu niedergelassenen Gynäkologen. Gefragt wurde nach dem Anlaß des Arztbesuchs, dem Geschlecht und der Nationalität des einweisenden Frauenarztes, den Kriterien für die Auswahl des betreuenden Gynäkologen und der Zufriedenheit mit dessen Behandlung. Es sollte außerdem eruiert werden, ob die Patientin in den letzten Jahren beim Frauenarzt war, wie oft und warum sie den Arzt gewechselt hat.

Es erfolgte ein Gruppenvergleich der Daten der Migrantinnen und der deutschen Patientinnen. Für die statistische Auswertung und Abschätzung der Irrtumswahrscheinlichkeit wurde der Chi^2- Test, für kleine Zahlen der exakte Test nach Fisher benutzt. Für den Vergleich der Medianwerte wurde der Mann-Whitney U-Test angewandt. Als Signifikanzniveau wurde wiederum $p < 0,05$ festgelegt.

Ergebnisse und Diskussion

Beim ersten Kontakt zum Gynäkologen waren die befragten türkischstämmigen Frauen im Durchschnitt 20,2 Jahre und die deutschen 17,5 Jahre alt. Das Alter der Migrantinnen beim Erstbesuch in der Praxis war um so geringer, je besser ihre Deutschkenntnisse waren (geringe Deutschkenntnisse: 22,6 Jahre / mittlere: 19,9 J. / gute: 18,6 J.).

Als Kriterien für die Auswahl eines Frauenarztes waren 11 Gründe vorgegeben. Es waren Mehrfachnennungen möglich und in einem zusätzlichen Feld konnten ergänzenden Eintragungen vorgenommen werden. Für die türkischstämmigen Frauen war, wie für die deutschen Patientinnen, die Nähe der Praxis zur eigenen Wohnung wichtig, an zweiter Stelle wird die Empfehlung durch andere Frauen genannt. Eine deutliche größere Bedeutung als für die deutschen Patientinnen haben bei den Migrantinnen Hinweise von Frauen aus der eigenen Verwandtschaft (Abb. 4.10.7).

Tab. 4.10.7: Kriterien für die Wahl eines Frauenarztes bzw. einer Frauenärztin

Anteil der Nennungen bei Mehrfachnennung	türk. Patientinnen (n=256) in %	dtsch. Patientinnen (n=308) in %
Praxis in Wohnungsnähe	63,3	52,9
Empfehlung anderer Frauen	33,6	35,4
weil Arzthelferin türkisch spricht	26,2	4,9
Empfehlung durch verwandte Frauen	21,9	13,6
Empfehlung vom Hausarzt	9,4	8,4
sonstiges	5,1	6,8
Praxis nah am Arbeitsplatz	3,9	9,1
Empfehlung durch andere Personen	7,5	4,4
Empfehlung durch Facharzt	2,7	5,4
weil Arzt/Ärztin türkisch spricht	4,3	0
per Zufall	2,3	7,1
Empfehlung von Institution(en)	0,8	3,2

Erwartungsgemäß spielen bei den Frauen türkischer Herkunft eine türkischsprechende Arzthelferin, jedoch seltener ein türkischsprechender Arzt eine Rolle für die Auswahl der Praxis. Anzumerken ist, daß es unter den insgesamt 36 niedergelassenen Gynäkologen der umliegenden Stadtbezirke Wedding und Tiergarten derzeit 4 gibt, die für das Praxisteam eine gewisse türkische Sprachkompetenz angeben.

Eine interessante Frage ist, ob sich türkische Frauen eher von einem Arzt oder einer Ärztin behandeln lassen bzw. lassen würden. Die islamischen Gesetze verlangen eine strikte Trennung von Männern und Frauen, die nicht durch Ehe oder Blutsbande verbunden sind, um insbesondere intime Körperteile (*awra*) vor den Blicken Fremder zu schützen. Ein weiteres Problem im Zusammenhang mit medizinischen Untersuchungen ist eine als *khalwa* bezeichnete Situation, die auftritt, wenn ein Mann und eine Frau allein an einem geschlossenen Ort sind und sexuelle Beziehungen zwischen ihnen möglich wären. Ungeachtet der religiösen Bedeutung und des sozialen Bedürfnisses, das *awra* zu schützen und die *khalwa* zu vermeiden, können Männer und Frauen, wenn es keine anderen Optionen gibt, auch von Ärzten des jeweils anderen Geschlechts nach dem Prinzip behandelt werden, daß ‚Bedürfnisse Verbote erlauben'. Für Patientinnen wird folgende Prioritätenreihenfolge bei Erkrankungen aus islam-rechtlicher Sicht empfohlen: 1. eine muslimische Ärztin aufsuchen; 2. wenn keine verfügbar ist, einen muslimischen Arzt, 3. Konsultation einer/eines (vertrauenswürdigen) nicht-muslimischen Ärztin oder Arztes (Rispler-Chaim 1993).

In den Kollektiven gaben nur 17% der deutschen und 4% der befragten türkischen Patientinnen an, einen Arzt als Behandler zu bevorzugen (Tab. 4.10.8).

Tab. 4.10.8: Bevorzugtes Geschlecht der Frauenärztin bzw. des Frauenarztes

	lieber eine Frau (%)	lieber ein Mann (%)	ist mir egal (%)
Gesamtkollektiv (n=553)	36,5	11,4	52,1
Ethnizität			
türk. Patientinnengruppe (n=245)	35,6	4,2	60,2
dtsch. Patientinnengruppe (n=293)	37,3	17,2	45,5
Migrationsstatus			
1. Migrantinnengeneration (n=80)	40,0	2,5	57,5
2. Migrantinnengeneration (n=99)	34,3	8,1	57,6
zugezogene Ehefrauen (n=45)	33,3	0	66,7

Bei den türkischen Frauen spielt der Migrationsstatus keine Rolle aber der Akkulturationsgrad. – Von den antwortenden, weniger akkulturierten Frauen würde keine einen Gynäkologen präferieren. Die türkischstämmigen Frauen hatten fast alle eine starke Verbundenheit mit ihrer (zumeist islamischen) Religion angegeben. Fast 92% dieser Patientinnen würden demzufolge auch eine Frauenärztin bevorzugen. In der Realität waren zum Befragungszeitpunkt aber nur 48% auch tatsächlich bei einer Gynäkologin in Betreuung.

Insgesamt war es jüngeren Frauen deutlich häufiger egal (< 30 Jahre 58,1% / 30-50 J.: 51,4% / > 50 J.: 45,1%), welches Geschlecht der sie betreuende Frauenarzt hat. Von den Frauen aller Altersgruppen, die sich festgelegt haben, würden die meisten eine Gynäkologin bevorzugen, und zwar zu ca. 70% die deutschen und zu 90% die türkischstämmigen Frauen. Mit zunehmendem Bildungsgrad präferieren die Frauen im Gesamtkollektiv deutlich seltener einen Mann.

Fragt man nach dem Geschlecht des derzeitigen Frauenarztes, zeigt sich eine gewisse Diskrepanz zu den zuvor angegebenen Präferenzen. Nahezu 50% aller Patientinnen sind nicht bei einer Frauenärztin (Abb. 4.10.1 und Tab. 4.10.9). Dies entspricht im Prinzip der derzeitigen Versorgungsrealität in Berlin, denn nach Auskunft des Berufsverbandes der Frauenärzte sind derzeit 256 männliche und 263 (50,7%) weibliche Frauenärzte in Berlin niedergelassen tätig.

Abb. 4.10.1: Präferenz für eine Frauenärztin

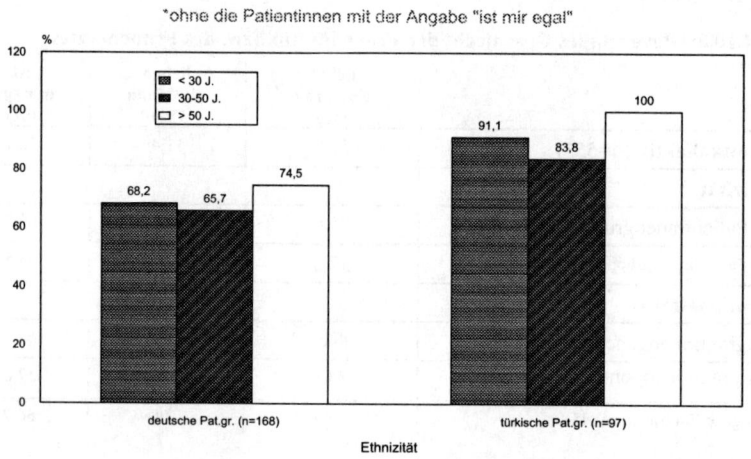

Tab. 4.10.9: Gegenüberstellung von tatsächlichem und im Prinzip bevorzugtem Geschlecht des Frauenarztes

in%		derzeitiger Gynäkologe ist	
Präferenz		**Ärztin**	**Arzt**
türkischstämmiger Patientinnen (n= 94)	**Ärztin**	100	13
	Arzt	0	10
Präferenz deutscher Patientinnen (n=165)	**Ärztin**	105	8
	Arzt	5	47

(ohne die 143 türkischstämmigen und 137 deutschen Patientinnen, die auf die Frage nach der Geschlechtspräferenz "ist mir egal" geantwortet hatten)

Die mehr akkulturierten türkischstämmigen Frauen hatten deutlich häufiger einen männlichen Gynäkologen als die weniger akkulturierten (63,5 versus 44%). Der Migrationsstatus spielte keine Rolle. Nur 7,4% der türkischen Frauen hatten einen niedergelassenen Arzt türkischer Nationalität, mit deutlichen Unterschieden je nach Migrationsgeneration (erste Generation 11,4% /zweite Generation 3% / nachgezogene Ehefrauen 9,4%). Dieser geringe Prozentsatz ist sicher durch das geringe Angebot an türkischsprachigen Ärztinnen und Ärzten in Berlin bedingt. 5-6% aller befragten Patientinnen waren seit Jahren nicht mehr beim Frauenarzt gewesen. Ca. jeweils 40% in beiden Befragungskollektiven wurden schon seit längerem durch den gleichen Gynäkologen betreut (Abb. 4.10.2).

Abb. 4.10.2: **Häufigkeit des Frauenarztwechsels in den vergangenen 5 Jahren**

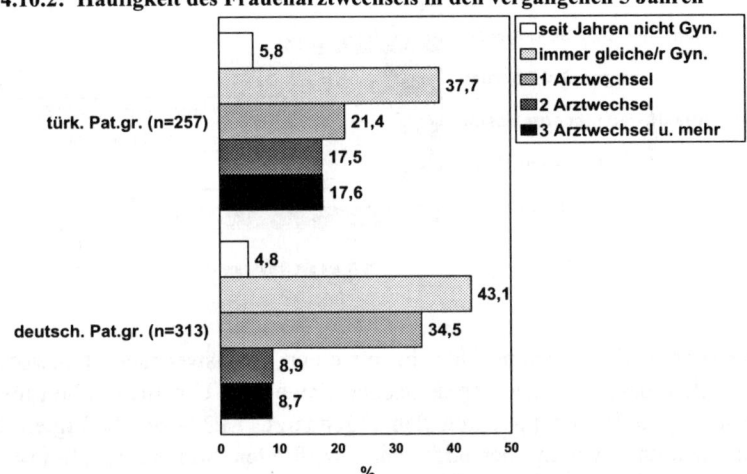

Die türkischstämmigen Patientinnen hatten signifikant häufiger zwei oder mehrmals innerhalb der vergangenen fünf Jahre den Gynäkologen gewechselt. Die Abbildung (Abb 4.10.3) gibt die genannten Gründe für den Wechsel wieder.

Abb. 4.10.3: Gründe für den Wechsel des/der Frauenarztes/in

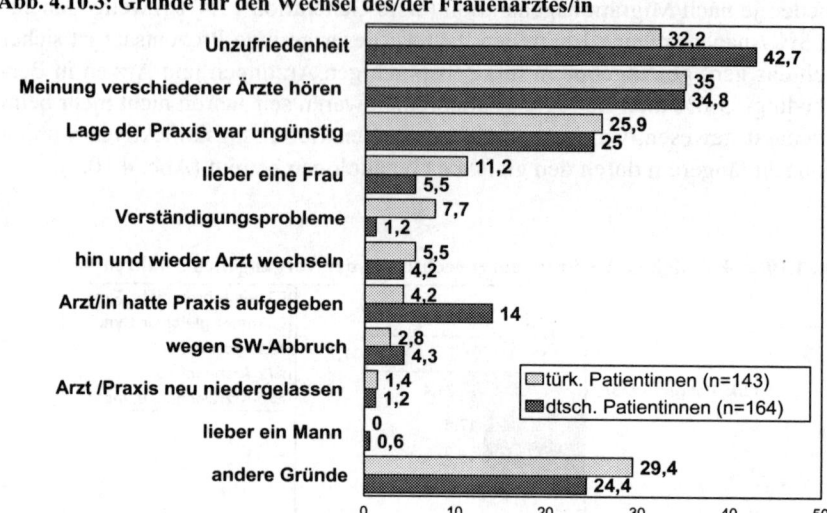

Eine sehr häufig genannte Ursache für einen Praxiswechsel ist sowohl bei den befragten türkischen wie den deutschen Frauen die Unzufriedenheit mit der Behandlung und Betreuung durch den Frauenarzt. 13,3% der befragten deutschen Patientinnen waren eher oder sehr unzufrieden, weitere 15,7% nur einigermaßen zufrieden mit ihrem Frauenarzt. Bei den türkischen Patientinnen waren es 5,6 bzw. 18,4%. Insgesamt waren damit 25-30% der befragten Frauen mit der Betreuung unzufrieden, wobei sich beide Prozentsätze in dem auch von Follmer (1999) mitgeteilten Bereich bewegen. Er berichtet im Ergebnis einer 1998 durchgeführten telefonischen Repräsentativbefragung von 2000 Bürgerinnen und Bürger in Hessen zum Thema „Zufriedenheit mit niedergelassenen Ärzten", daß 73%, der Befragten eher/sehr zufrieden mit Verfügbarkeit des Arztes waren, mit der Verständlichkeit der Information 72% mit der Ausführlichkeit der Befundbesprechung 70%, mit Erläuterungen der Behandlungsmethoden 61%, mit der Aufklärung über Ursachen der Beschwerden 57%, mit den Wartezeiten 55% und mit der Behandlung insgesamt 67% (Follmer 1999). Es ist dem Bericht nicht zu entnehmen, ob überhaupt und in welchem Maße Migranten in die Befragung einbezogen wurden.

Sowohl bei den von uns befragten deutschen wie auch bei den türkischen Patientinnen wurden am häufigsten Ursachen für die Unzufriedenheit genannt, die man in den drei Kategorien ‚mangelnde fachliche Kompetenz', ‚unbefriedigende Kommunikation' und ‚unzureichende Aufklärung' zusammenfassen kann. In diesem Zusammenhang gaben 6% der deutschen und 12,2% der türkischstämmigen Patientinnen an, die Erklärungen und Informationen im Zusammenhang mit der bevorstehenden Krankenhausaufnahme nicht oder kaum verstanden zu haben. Bei Migrantinnen mit guten bis sehr guten Sprachkenntnissen, gutem medizinischen Basiswissen, höherem Akkulturations- bzw. Bildungsgrad war es jeweils ein signifikant höherer Prozentsatz, der die Informationen gut und sehr gut verstanden hatte.

Nach Wasem (1999), der über Ergebnisse einer Repräsentativbefragung von 2.181 Personen berichtet (nach Geschlecht und Ethnizität wird in dem Bericht nicht unterschieden), besteht generell ein großes Vertrauen der Bevölkerung zu den niedergelassenen Ärzten. Die fachliche Kompetenz ist allerdings nur ein bestimmender Faktor für die Zufriedenheit mit den Ärzten. Ebenso wichtig ist die emotionale und soziale Kompetenz des Arztes. Diese Dimension ist so stark, daß die Aussage ‚es ist unwichtig, ob ein Arzt sympathisch ist, entscheidend ist sein Fachwissen' von weniger als der Hälfte der Befragten als zutreffend eingeschätzt wird. Für Männer ist das Fachwissen stärker relevant als für Frauen, für ältere mehr als für jüngere Befragte. Bei der Festlegung einer Rangfolge verwiesen die Befragten die fachlich gute Ausbildung auf den ersten und das gute Einfühlungsvermögen auf den zweiten Rang. Mit deutlichem Abstand folgen Aussagen wie Ausstattung mit modernsten Geräten, fachlich gut ausgebildetes Praxispersonal oder kurze Wartezeiten. Über 80% der Befragten beklagen einen Mangel an intensiven Gesprächen mit ihren Ärzten (Wasem 1999).

Für die von uns befragten deutschen Patientinnen rangierte der Aspekt ‚gute Kommunikation' auf Rang 1 unter den Zufriedenheitskriterien. Auf Platz zwei und drei der Liste folgten Faktoren, die sich unter den Begriffen ‚psychosoziale Orientierung' und ‚soziale Kompetenz' zusammenfassen lassen. Für die Türkinnen waren vor allem eine gewissermaßen ‚interkulturelle Ausrichtung' der Praxis und ‚fachliche Kompetenz' des niedergelassenen Arztes wichtig. Die Kriterien ‚soziale Kompetenz' und ‚gute Kommunikation' waren jedoch fast ebenso bedeutend für diese Patientinnengruppe.

Neben der Zufriedenheit bzw. Unzufriedenheit mit dem niedergelassenen Gynäkologen und dem Wunsch der Patientin nach einer ‚zweiten Meinung' als

Erklärung des deutlich häufigeren Praxiswechsel der türkischen Frauen müssen noch andere Faktoren ein Rolle spielen.

In diesem Zusammenhang sind zwei Überlegungen von Tilli (1989) interessant, die im Prinzip beide die Diskrepanzen zwischen türkischen Patientinnen und deutschen Ärzten bei den Krankheitsursachenvorstellungen betreffen: Innerhalb des deutschen Gesundheitssystems mit der für die meisten türkischen Frauen ungewohnten Zuständigkeit unterschiedlicher Fachärzte für verschiedene Beschwerden und einem ihnen fremden kulturellen Umfeldes komme es, so Tilli (1989), zu einer Dissoziation von individuellen ätiologischen Konzepten und einer diesen adäquaten Behandlungsstrategie. Ist den behandelnden Ärzten das spezifische Ursachenkonzept der Migrantin unbekannt, so kann hierüber keine Kommunikation erfolgen. Enttäuschungen und ggf. ein Arztwechsel sind die Folge. Als anderes Beispiel werden Fragen des Arztes nach bestehenden persönlichen und familiären Problemen z. B. im Zusammenhang mit chronischen Beschwerden angeführt.

Die Existenz und Bedeutung dieser Faktoren sind den türkischen Frauen wohl bewußt, eine mögliche psychosoziale Mitverursachung der Beschwerden wird jedoch negiert. Die Frage danach wird als kränkend empfunden, da ja schließlich jeder Sorgen und Probleme habe. Es besteht die Befürchtung, als Simulantin zu gelten. Auch hieraus können Behandlungsabbrüche und ein Arztwechsel resultieren (Tilli 1989).

4.10.3 *Self-management* bei allgemeinen gesundheitlichen Beschwerden

Angesichts der deutlichen Unterschiede im Inanspruchnahme- und dem Nutzungsverhalten in Bezug auf gynäkologische Versorgungseinrichtungen bei Immigrantinnen und deutschen Frauen, wurde in Interviews der Frage nach dem allgemeinen Gesundheitsverhalten und dem *self-management* bei Schmerzen oder anderen gesundheitlichen Beschwerden und Störungen nachgegangen.

Das Spektrum der Selbsthilfemaßnahmen, die die jeweils 50 interviewten Patientinnen der Vergleichsgruppen spontan nannten, waren sehr vielseitig, konnten aber verschiedenen Kategorien zugeordnet und hinsichtlich ihrer Häufigkeitsverteilung in den beiden Gruppen verglichen werden.

Von den befragten Frauen wurden insgesamt 208 Maßnahmen, die sie im Falle von Schmerzen oder Unwohlsein normalerweise anwendeten genannt. Dabei entfielen 103 auf die befragten Immigrantinnen und 105 auf die deutschen Interviewpartnerinnen (Abb. 4.10.6).

Abb. 4.10.6: Verhalten der Frauen bei Schmerzen und Unwohlsein

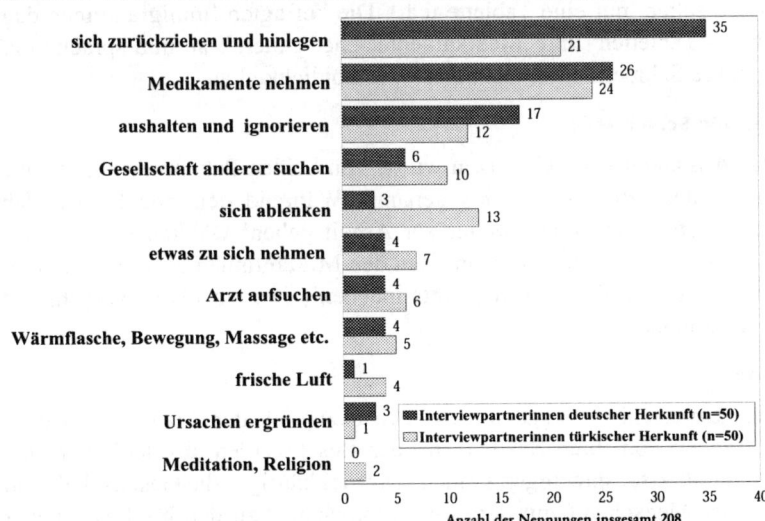

Die Patientinnen beider Gruppen sprachen in den Interviews häufig den Zusammenhang von Schmerzen und Beschwerden mit der eigenen psychischen Befindlichkeit an.

Die genannten bzw. praktizierten Selbsthilfemethoden der Frauen lassen sich zwar ähnlichen Kategorien zuordnen, dennoch werden hinsichtlich der Häufigkeit der Nennung und der inhaltlichen Dimensionen Unterschiede zwischen den Patientinnen deutscher und türkischer Herkunft erkennbar.

Ausruhen

Vorrangige Verhaltensweisen waren in beiden Gruppen zum einen ‚sich ausruhen' und ‚Medikamente nehmen'. Während der Aspekt ‚Medikamente nehmen' in beiden Gruppen gleich stark vertreten war, fiel auf, daß die deutschen Frauen den Aspekt der Ruhe und des Rückzugs (‚sich hinlegen', sich zurückziehen', abschalten', ‚schlafen' ‚ins Bett legen') wesentlich häufiger nannten.

Medikamente

Hinsichtlich der Einnahme von Medikamenten war interessant, daß die deutschen Patientinnen eine ganzen Reihe von medikamentösen Therapien aufzählen konnten (‚Aspirin', ‚Chinaöl', ‚Zäpfchen', ‚Schmerzmittel'), dabei aber häufig Einschränkungen hinsichtlich der Einnahmehäufigkeit und -menge erwähnten (manchmal, selten, nur eine Tablette u.ä.). Die befragten Immigrantinnen dagegen führten ‚Tabletten' und ‚Medikamente' eher generell an und sprachen z.T. gerade ‚starke Schmerzmittel' als Selbsthilfemöglichkeit an.

Aushalten von Schmerzen

Auch das Aushalten von Schmerzen wurde von beiden Patientinnengruppen als Möglichkeit des *self-managements* genannt. Während deutsche Frauen dabei Worte wie ‚ignorieren' oder ‚weiter zur Arbeit gehen' wählten und damit ein aktives ‚Wegstecken' betonten, wurde bei den Migrantinnen eher eine erduldende Haltung deutlich, die sich in ‚nichts machen', ‚warten bis es vergeht' oder ‚leiden' ausdrückte.

Ablenkung

Auffällige Unterschiede ergaben sich auch bezüglich der Art und Weise, wie sich die Frauen von ihren Schmerzen oder Beschwerden abzulenken suchten. Während die türkischsprachigen Frauen sehr viel häufiger die Gesellschaft anderer vertrauter Menschen (‚mit dem Mann sprechen', ‚zu den Nachbarn gehen', ‚'rausgehen und Leute sehen') als Möglichkeit über Schmerzen und Unwohlsein hinwegzukommen, erwähnten, war bei den deutschen Frauen der Rückzug zu sich selbst offensichtlich von größerer Bedeutung. Auch andere Formen der Ablenkung durch ‚Musik hören', ‚fernsehen', ‚einkaufen' wurden häufiger von den Patientinnen türkischer Herkunft genannt.

Ärzte

Die Möglichkeiten, einen Arzt oder eine Ärztin aufzusuchen - und zwar dann, ‚wenn es schlimmer wird' - wurde in beiden Gruppen etwa gleich oft genannt, entfiel aber insgesamt nur auf 10 Nennungen.

Andere Hilfsmittel

Zu Linderung von Beschwerden führten die Immigrantinnen ein breiteres Repertoire an anderen Hilfsmitteln (‚Massagen', ‚feuchtes Tuch auflegen', ‚Tuch stramm um den Kopf wickeln', ‚Gymnastik und Bewegung', ‚frische Luft' u.ä.) an, während sich die deutschen Frauen offenbar vor allem auf die Wirkung der ‚Wärmflasche' verlassen. Kulturspezifische Unterschiede ließen sich bei dem, was die Patientinnen außer Medikamenten noch zu sich nehmen, um sich besser zu fühlen, feststellen. Die Frauen türkischer Herkunft beschränkten sich auf ‚Zitronensaft', ‚Kaffee', und ‚Tee' trinken, während von einigen deutschen Frauen auch ‚Alkohol', genannt wurde. Von wenigen Immigrantinnen wurden auch ‚religiöse Betätigung', und meditative ‚Selbstgespräche' als Hilfsmittel gegen Unwohlsein genannt.

4.10.4 Zur Bedeutung und Bewertung informeller Heilersysteme

Angesichts der in der Literatur zum Thema Migration und Gesundheit häufig beschriebenen kulturspezifischen Krankheits- und Behandlungskonzepte wurde in der qualitativen Patientinnenbefragung der Frage nach der Bedeutung alternativer Heilungskonzepte und -methoden für Patientinnen deutscher und türkischer Herkunft nachgegangen. Dabei wurden ebenfalls frühere Erfahrungen der Patientinnen mit anderen Behandlungssystemen und ihre Einstellungen dazu thematisiert.

Bedeutung alternativer Heilungskonzepte für Patientinnen deutscher Herkunft

Von den 50 interviewten deutschen Patientinnen hatten sich die Hälfte der Frauen mit alternativen Behandlungsmethoden intensiver auseinandergesetzt und nahmen diese teilweise parallel zu der in der Klinik begonnenen Therapie in Anspruch. Insbesondere chronisch erkrankte Patientinnen, die in Zyklen stationär chemotherapeutisch behandelt wurden, erhofften sich von anderen zusätzlich angewendeten Heilungsmethoden Möglichkeiten zur Bewältigung ihrer Erkrankung und zur Linderung ihrer Beschwerden.

Vorrangig waren dabei die ‚Psychotherapie', die ‚Akupunktur' und die ‚Homöopathie'. Ebenfalls wurden von den deutschen Patientinnen ‚Massagen', ‚Bachblütentherapie' und ‚Fango-Anwendungen' sowie ‚Kräuter- und Hausrezepte der Mutter' und ‚Misteltherapie' im Zusammenhang mit alternativen Behandlungsmethoden erwähnt. Patientinnen, die derzeit selbst eine der von ihnen genannten Therapieformen begleitend zur schulmedizinischen Behandlung nutzten, hatten eine sehr positive Einstellung dazu. Insbesondere durch die begleitende psychotherapeutische Behandlung, die teilweise von Ärzten empfohlen worden waren, konnte der Anspruch dieser Patientinnen auf eine ‚ganzheitliche Behandlung' eher eingelöst werden.

Einige Patientinnen waren der Meinung, daß die ‚Schulmedizin ihren Horizont erweitern' und ‚psychologische Komponenten und psychosomatische Zusammenhänge' in die medizinische Therapie stärker einbezogen werden müßten. In der Konfrontation mit ihrer Erkrankung waren diese Patientinnen daran interessiert, auch bei Selbsthilfemaßnahmen eine ganzheitliche Perspektive in den Mittelpunkt zu rücken und formulierten im Zusammenhang mit der Frage nach alternativen Behandlungsmethoden z.B. Ziele wie ‚meine Lebensweise umbauen', ‚meine Ernährung umstellen', ‚mich intensiv um eine psychotherapeutische Behandlung kümmern' oder ‚mir eine Selbsthilfegruppe suchen".

Insgesamt äußerten sich im 67% der deutschen Interviewpartnerinnen positiv, 23% indifferent und 10% ablehnend gegenüber alternativen Heil- und Behandlungsmethoden.

Bedeutung alternativer Heilungskonzepte für Patientinnen türkischer Herkunft

Auch in der Gruppe der 50 Interviewpartnerinnen türkischer Herkunft hatten alternative Heilmethoden für 31% der Frauen Relevanz. Die Erfahrungen bezogen sich jedoch weniger auf den gegenwärtigen sondern vielmehr auf frühere Erfahrungen. Im Zusammenhang mit der aktuellen Erkrankung nahmen nur drei Immigrantinnen alternative Behandlungsweisen in Anspruch. Für eine Patientin mit Wechseljahresbeschwerden war dies eine ‚homöopathische Behandlung', für eine an Krebs erkrankte Frau der Besuch eines Heiligenschreins in der Türkei, wo sie ‚Kontakt mit der Heiligen' aufgenommen hatte, von der sie sich, angesichts ihrer von der Schulmedizin als unheilbar befundenen Erkrankung, Lebensrettung erhoffte.

Die alternativen Heilungskonzepte, die für die Immigrantinnen eine Rolle spielen oder in ihrer früheren Erfahrung gespielt haben, unterschieden sich insgesamt deutlich von denen der deutschen Patientinnen. So berichteten vier Frauen von der erfolglosen Behandlung eines unerfüllten Kinderwunsches durch einen Geistlichen (Hodja, türkisch: *hoca*). Eine Frau hatte früher einen Hodja in Anspruch genommen, um die Treue ihren Ehemannes wieder herzustellen. Vier weitere Frauen erzählten von spezifischen ‚Kräutermixturen heilkundiger Frauen' die ihnen in der Türkei für die Heilung von Blutungsstörungen oder Wechseljahresbeschwerden gegeben worden waren. Zwei Frauen, die aufgrund von Unterleibschmerzen Ärzte in der Türkei aufgesucht hatten, bekamen den ärztlichen ein weiteres Kind bekommen. Bei einer Patientin wurde in einem türkischen Dorf mit Hilfe von ‚Wasserbehandlungen' hohes Fieber gesenkt.

Die Einstellungen der Frauen zu den genannten und zum Teil selbst erfahrenen Heilbehandlungen waren auch bei den befragten Immigrantinnen unterschiedlich. Nur 22% äußerten sich positiv, 48% lehnten traditionelle Heilmethoden völlig ab und weitere 30% der Frauen gaben zu bedenken, daß es ‚darauf ankommt, was man habe'. So sei ein Hodja z.B. durchaus in der Lage zu helfen, wenn man durchdreht' oder ‚bei nervlichen Problemen' und ‚Eheproblemen'. Andere Frauen kommentierten die Wirkungsweise der alternativen Behandlung durch Geistliche positiv mit der Begründung, daß der Glaube eine psychologische Wirkung habe und damit auch die Heilung voranbringe und daß von der ‚Hoffnung eine psychologische Kraft' ausgehe.

Ablehnende Haltungen, die sich vor allem gegen die Heilung durch Geistliche richteten, wurden durch Argumente wie: ‚hat mir nicht geholfen', ‚alles Schwachsinn', ‚nur Einbildung', ‚alles Quatsch', ‚gegen das Fremdgehen hilft es nicht' oder ‚die beuten die Menschen aus und wollen nur deren Geld' untermauert

Diese Ergebnisse verdeutlichen, daß die alternativen Heilungsmethoden, die von deutschen und türkischen Patientinnen in Anspruch genommen werden, in ihrer Konzeption sehr unterschiedlich sind und an unterschiedlichen Traditionen anknüpfen. Nicht nur bei den in Deutschland lebenden Immigrantinnen aus der Türkei, sondern auch innerhalb des Herkunftslandes variieren die Einstellungen der Menschen zu laienmedizinischen Behandlungsmethoden und der Heilung durch Geistliche. Aus den Gesprächen mit den Frauen ging hervor, daß komplementärmedizinische Behandlungen dann in Anspruch genommen werden, wenn keine anderen Alternativen zur Verfügung stehen, sei es wegen geographischer oder infrastruktureller Problemen wie sie in bestimmten Gebieten der Türkei bestehen (Erreichbarkeit), aus finanziellen Gründen, weil eine medizinische Behandlung nicht bezahlt werden kann oder aufgrund des Wissens oder der Erfahrung über die Grenzen der Medizin, wie z.B. bei Kinderlosigkeit, Krebserkrankungen.

4.11 Erwartungen an die stationäre Versorgung

Die Erwartungen, Wünsche und Ansprüche der Patientinnen an die stationäre Versorgung wurden anhand eines quantitativen Untersuchungsinstruments der WHO-Studie in Wien (Wimmer-Puchinger 1994) am Tag ihrer Aufnahme auf den gynäkologischen Stationen erfragt. Der Fragebogen war auf der Grundlage einer vorgeschalteten qualitativen Pilotstudie hinsichtlich migrantinnenspezifischer Aspekte ergänzt worden. Für jede einzelne der insgesamt 33 Variablen wurde die Relevanz des Versorgungsaspekts für die Patientin mittels einer 5-stufigen Skala von 'gar nicht wichtig' bis 'sehr wichtig' abgefragt.

4.11.1 Universelle und spezifische Erwartungen

Ergebnisse der qualitativen Pilotstudie

Schon in der Pilotstudie zeigte sich die Tendenz, daß alle befragten Patientinnen unabhängig von ihrer Ethnizität sehr hohe Erwartungen an die fachliche Kompetenz und die Qualifikation der medizinischen Fachkräfte sowie an deren kommunikative Fähigkeiten im Umgang mit Patientinnen hatten. Als wichtigste Erwartungen beider Vergleichsgruppen ließen sich anhand der Interviews folgende Kriterien zusammenfassen:

Wichtigste Erwartungen an die stationäre Versorgung in beiden Vergleichsgruppen waren

- fachliche Kompetenz
- gründliche Untersuchung
- sorgfältige medizinische Betreuung
- genügend Zeit für Patientinnen
- individuelle Betreuung und Anteilnahme
- Ehrlichkeit bei der Aufklärung
- professionelle psychologische Betreuung
- guter Informationsfluß und Kooperation unter den Mitarbeitern

Für die interviewten Immigrantinnen kamen weitere Erwartungen an eine gute Versorgung hinzu, die in engem Zusammenhang mit ihren besonderen Bedingungen und bereits erlebten Schwierigkeiten als Ausländerinnen in einer deutschen Institution stehen.

Spezifische Erwartungen türkischsprachiger Patientinnen an die stationäre Versorgung waren:

- Gleichbehandlung mit Einheimischen

- gute sprachliche Verständigung mit Klinikpersonal

- Verständnis des Aufklärungsgesprächs

- Verständnis der schriftlichen Informationen

- Möglichkeit sich selbst sprachlich zu vermitteln

- selbst Fragen stellen können

- qualifizierte Sprachvermittlung

- Berücksichtigung kultureller Besonderheiten

Während das deutsche Medizinsystem hinsichtlich der Kompetenz der Ärzte, der technischen Ausstattung, einer guten zuvorkommenden Pflege, Hygiene u.a. in den Augen der türkischsprachigen Interviewpartnerinnen einerseits sehr positiv wahrgenommen wird - und von daher ein entsprechend hohes Ansehen genießt - wurde in Nebensätzen häufig Angst vor Diskriminierung als Ausländerin und die Sorge um nicht überwindbare Verständigungsprobleme deutlich, was wiederum Mißtrauen auslöste.

Ergebnisse der Fragebogenbefragung

Auch die mit dem Fragebogen ermittelten Ergebnisse, die auf der Stichprobe aller 562 Patientinnen basiert, bestätigte, daß es universelle Erwartungen an eine Krankenhausversorgung gibt, die für alle Patientinnen in gleichem Maße von Bedeutung sind.

Die von den Patientinnen durch ihre Bewertung gebildete Rangfolge zeigt, daß es kaum Unterschiede in Bezug auf die wichtigsten Versorgungsaspekte zwischen deutschen und türkischen Frauen gibt. Ganz oben in der Werteskala aller befragten Patientinnen standen:

- gute Ausbildung und Kompetenz der Ärzte und Ärztinnen

- sorgfältige Untersuchung und Behandlung

- Ehrlichkeit bei der Aufklärung

- größtmögliche Sicherheit

- Hygiene

- moderne medizinische Einrichtung

Ebenso wichtig und entsprechend hoch in der Rangliste sind auch Aspekte, die die menschliche Zuwendung und Kommunikation im Krankenhaus betreffen. Das sind vor allem:

- verständliche Informationen über die medizinische Maßnahme

- freundliches, hilfsbereites und fachkundiges Pflegepersonal

- freundliche und geduldige Erklärungen

- Informationen und Beratung durch die Ärzte und Ärztinnen

- kein Zeitdruck beim Pflegepersonal.

Insgesamt fiel auf, daß die Immigrantinnen bei fast allen abgefragten Versorgungsaspekten insgesamt häufiger die beiden höchsten Bewertungsmöglichkeiten wählten als deutsche Patientinnen (Tab.4.11.1).

Tab. 4.11.1: Erwartungen an die stationäre Versorgung - Rangliste der türkischen Patientinnen im Vergleich zur Bewertung der deutschen Patientinnen

Prozentualer Anteil der Bewertung 'wichtig'/'sehr wichtig'	türk. Pat. (n=255)	dtsch. Pat. (n=316)
sorgfältige Untersuchung und Behandlung	98,1	98,7
gute Ausbildung und Kompetenz der Ärzte	97,6	98,7
Hygiene	97,2	94,2
freundliche, geduldige Erklärungen, Info u. Beratung	95,7	92,1
freundliche u. geduldige Zuwendung d. Pflegepersonals	95,6	91,3
Ehrlichkeit bei der Aufklärung	95,2	96,2
verständliche Informationen ü. d. medizin. Maßnahme	94,9	93,3
freundliches und hilfsbereites Pflegepersonal	93,6	93,3
kein Zeitdruck beim Pflegepersonal	92.0	89,4
größtmögliche Sicherheit	91,9	94,9
fachkundiges Pflegepersonal	89,2	93,2
individuelle Betreuung der Patientinnen	87,7	87,9
Betreuung, Trost und Stützung bei Schwierigkeiten	**87,0**	76,5
gesundes Essen	**86,4**	74,3
maßvoller Einsatz von Medikamenten	86,2	89,6
moderne medizinische Einrichtung	86	**93,9**
professionelle psychologische Betreuung	**81,3**	71,3
hohe Mitbestimmung	**81,2**	75,1
qualifizierte Dolmetscher bei Sprachproblemen	80,6	39,8
professionel. Unterstützung in sozialen Angelegenheit	**77,9**	68,3
sanitäre Einrichtungen im Raum (Dusche, WC)	77,9	78,0
Berücksichtigung kultureller Besonderheiten	**73,6**	35,1
achten auf islamische Speiseregeln	**70,2**	16,9
guter Informationsfluß zw. verschied. Klinikbereichen	68,0	72,1
Sorgfalt bei der Zusammenlegung von Patientinnen	60,1	66,7
mehrere Menüs zur Auswahl	56,6	51,5
freie Besuchszeiten	53,8	**60,6**
Nähe zum Wohnort	**45,6**	20,5
angenehmer Aufenthaltsraum, Café	**37,0**	16,6
individuelle Weck- und Schlafzeiten	**32,4**	24,2
festgelegte Besuchszeiten	**31,1**	15,9
Zimmernachbarin gleicher Nationalität	14,5	**27,8**

Fettdruck: Unterschiede von statistischer Signifikanz (p < .05)

Spezifische Lebenslagen – spezifische Bedürfnisse und Erwartungen

Im Folgenden soll auf die Bereiche, bei denen sich statistisch signifikante Unterschiede zwischen verschiedenen Unterkollektiven, die auf der Grundlage weiterer soziodemographischer und migrationsbezogener Faktoren gebildet wurden, im einzelnen eingegangen werden, um unterschiedliche Erwartungen und Wünsche aber auch unterschiedliche Bedürfnisse verschiedener Patientinnengruppen genauer vergleichen und analysieren zu können. Die Darstellung orientiert sich dabei auf die Versorgungsbereiche medizinische Versorgung, Information und Aufklärung, Krankenpflege, psychosoziale Betreuung, Organisation und Tagesablauf, Komfort und Unterbringung sowie migrantinnenspezifische Aspekte.

Patientinnenerwartungen an die medizinische Versorgung

Bei den Erwartungen an die Qualität der medizinischen Versorgung, die anhand der sechs Variablen ‚gute Ausbildung und Kompetenz der Ärzte', ‚moderne medizinische Einrichtung', ‚größtmögliche Sicherheit', ‚maßvoller Einsatz von Medikamenten', individuelle Betreuung der Patientinnen' sowie ‚sorgfältige Untersuchung und Behandlung' von den Frauen im einzelnen bewertet werden konnten, wurde insgesamt ein sehr hoher Stellenwert für alle Patientinnen offensichtlich.

Unterschiede von statistischer Signifikanz zwischen Immigrantinnen und Deutschen ergaben sich nur hinsichtlich einer guten Ausbildung und Kompetenz der Ärzte und einer modernen medizinische Einrichtung, die von deutschen Patientinnen höher bewertet wurden.

Für das Verständnis der unterschiedlichen Ausprägung der Erwartungen zu beiden Aspekten ist zu berücksichtigen, daß im deutschen Patientinnenkollektiv der Anteil älterer sowie der Anteil lebensbedrohlich erkrankter Frauen höher war. Dieser Faktor steht in engem Zusammenhang mit höheren Erwartungen an eine spezialisierte, gut ausgestattete Klinik auf dem neuesten technischen Stand und mit dem Wunsch nach einer Behandlung durch besonders spezialisierte Ärzte.

Der Vergleich der Altersgruppen zeigte entsprechende signifikante Unterschiede, wobei 88% der über 50-jährigen Patientinnen für den Aspekt der ‚modernen medizinischen Einrichtung' und 96% für den Aspekt der ‚guten Ausbildung und Kompetenz der Ärzte' die höchste Kategorie 'sehr wichtig' wählten. Analog war festzustellen, daß auch die Versorgungsaspekte 'fachkundiges Pflegepersonal' und 'größtmögliche Sicherheit' für die älteren Patientinnen einen größeren Wert hatten.

Bei der Aufteilung des Gesamtkollektivs auf der Grundlage der Diagnosen in somatische versus psychosomatische Gesundheitsstörungen zeigte sich ebenfalls, daß Patientinnen dann eine moderne medizinische Einrichtung signifikant höher bewerten, wenn sie somatisch erkrankt waren.

Patientinnenerwartungen und Wünsche an Information und Aufklärung

Für den Bereich Information und Aufklärung wurden die Erwartungen an die Versorgungsaspekte ‚freundliche und geduldige Erklärungen, Informationen und Beratung', ‚verständliche Information über die medizinische Maßnahme', ‚Ehrlichkeit bei der Aufklärung' und ‚hohe Mitbestimmung' erfragt.

Auffällig war hier insbesondere die signifikant höhere Bewertung einer ‚hohen Mitbestimmung' im Immigrantinnenkollektiv. Dieses Ergebnis mag zunächst verwundern, vor allem wenn man eine hohe Erwartung an Mitspracherechte sofort mit dem Bild einer aufgeklärten - eher einheimischen Patientin - assoziiert. Es erklärt sich aber gerade mit einem gesteigerten Informationsbedürfnis aufgrund schlechterer Kommunikationsvoraussetzungen und dadurch geringerer Transparenz der Handlungsabläufe im Klinikkontext für Migrantinnen.

So wurde auch ein Zusammenhang zwischen der Ausprägung des Wunsches nach Mitbestimmung und dem Bildungsgrad der Patientinnen erkennbar, wobei sich korrespondierend mit einem höheren Bildungsgrad ein deutliches Absinken des Anteils der Patientinnen abzeichnete, die die höchste Bewertung 'sehr wichtig' wählten. Ebenfalls war festzustellen, daß der Aspekt der Verständlichkeit der Informationen und der medizinischen Aufklärung zwar für alle Patientinnen einen sehr hohen Stellenwert hatte, aber von Patientinnen, die nie eine formale schulische Ausbildung genossen haben, deutlich höher bewertet wurde.

Bei der genaueren Analyse der Bewertungen in den Unterkollektiven der türkischsprachigen Patientinnengruppe wird dies noch deutlicher: 77,9% der Frauen, die nie eine Schule besucht haben, und 68,8% der Patientinnen, die der ersten Migrantinnengeneration zugerechnet wurden, legten auf die Mitbestimmung besonders großen Wert, während nur ca. die Hälfte der Patientinnen der zweiten Migrantinnengeneration und der sog. neu zugezogenen Ehefrauen des türkischen Kollektivs die Mitbestimmung als 'sehr wichtig' bewerteten (Tab.4.11.2).

Tab. 4.11.2: Patientinnenerwartungen an Information und Aufklärung

Angaben in%		sehr wichtig	wichtig	einiger-maßen	kaum wichtig
Hohe Mitbestimmung	**Ethnizität**				p<.05
	deutsche Patientinnen (n=306)	48,0	27,1	19,6	5,3
	türkische Patientinnen (n=244)	57,3	23,8	14,8	4,1
	Bildungsgrad				p<.05
	nie Schule besucht (n=27)	77,8	11,1	7,4	3,7
	ohne Abschluß [incl. ilk okul] (n=109)	63,3	20,2	12,8	3,7
	Haupt/Realabschluß (n=249)	51,0	26,9	17,3	4,8
	Abitur/Univers. (n=157)	42,0	30,6	22.3	5,1
Verständliche Information u. Aufklärung	**Bildungsgrad**				p<.05
	ohne Abschluß (n=115)	82,6	14,8	2,6	0
	Haupt/Realabschluß (n=256)	82,4	13,3	3,5	0,8
	Abitur/Univers. (n=163)	81,6	8,0	9,2	1,2

Ebenfalls war festzustellen, daß der Aspekt der Verständlichkeit der Informationen und der medizinischen Aufklärung zwar für alle Patientinnen einen hohen Stellenwert hat, für solche Patientinnen aber, deren Bildungsvoraussetzungen minimal sind, einen besonders hohen hat.

Patientinnenerwartungen an die Pflege

Alle Variablen, die die Pflege betreffen, rangierten in der Bewertung des Gesamtkollektivs unter den wichtigsten 12 Versorgungsbereichen. Sowohl von Immigrantinnen als auch von deutschen Patientinnen wurden hohe Erwartungen an die fachliche Qualifikation, die Hilfsbereitschaft und Freundlichkeit der Pflegekräfte gestellt.

Signifikante Unterschiede zwischen einheimischen und türkeistämmigen Patientinnen wurden jedoch hinsichtlich der Variable ‚geduldige und freundliche Zuwendung des Pflegepersonals' deutlich, die für Immigrantinnen bedeutsamer war. Die größere Relevanz der Zuwendung bei Patientinnen mit Migrationshintergrund (79,9% ‚sehr wichtig' gegenüber 69,3%) kann darauf hinweisen, daß sie sich dessen bewußt sind, in besonderer Weise auf die Geduld und Freundlichkeit des Pflegepersonals (z.B. im Umgang mit Verständigungsschwierigkeiten) angewiesen zu sein. Bezüglich aller anderen Unterkollektive der Studie ließen sich bei den auf die Pflege bezogenen Variablen keine signifikanten Unterschiede feststellen.

Patientinnenerwartungen an die psychosoziale Betreuung

Hinsichtlich der Erwartungen an die psychosoziale Betreuung während des stationären Aufenthalts zeichnete sich bei allen drei abgefragten Aspekten eine deutlich höhere Relevanz für die Immigrantinnen ab (Tab.4.11.3).

Bezogen auf die allgemeine Frage zu ,Betreuung und Trost bei Schwierigkeiten' wählten ca. 70% der türkischen gegenüber ca. 48% der deutschen Patientinnen mit ,sehr wichtig' die höchste Bewertungsmöglichkeit. Auch eine ,professionelle psychologische Betreuung' und eine ,professionelle Unterstützung in sozialen Angelegenheiten' im Krankenhaus wurde von den türkischen Patientinnen deutlich höher bewertet. Während zu beiden Aspekten annähernd 60% der Immigrantinnen den Akzent auf ,sehr wichtig' legten, waren es in der Gruppe der einheimischen Frauen knapp über 40%.

Tab. 4.11.3 Patientinnenerwartungen an die psychosoziale Betreuung in der Klinik

nach Ethnizität der Patientinnen	sehr wichtig %	ziemlich wichtig %	wichtig %	kaum wichtig %	gar nicht wichtig %
Betreuung und Trost bei Schwierigkeiten			(p<.05)		
türkische Patientinnen (n=245)	69,4	17,6	10,2	2,8	0
deutsche Patientinnen (n=307)	48,2	28,3	19,9	3,3	0,3
Professionelle psychologische Betreuung			(p<.05)		
türkische Patientinnen (n=241)	58,5	22,8	13,3	5,4	0
deutsche Patientinnen (n=303)	43,2	28,1	23,4	4,0	1,3
Professionelle soziale Beratung/Unterstützung			(p<.05)		
türkische Patientinnen (n=240)	59,6	18,3	17,1	5,0	0
deutsche Patientinnen (n=306)	40,8	27,5	24,2	4,9	2,6

In beiden Vergleichskollektiven war der Anteil der Patientinnen, die keinen Wert auf eine psychosoziale Betreuung in der Frauenklinik legten, sehr gering. Die Tatsache der unterschiedlichen sozialen Lage der Frauen deutscher und türkischer Herkunft spiegelt sich in dem stärkeren Wunsch bzw. Bedarf an psychosozialer Betreuung bei den Immigrantinnen sowohl auf der Ebene der allgemeinen Zuwendung bei Schwierigkeiten durch das gesamte Personal als auch bezogen auf Unterstützung durch professionelle Psychologen und Sozialarbeiter wider.

Bezüglich des Wunsches nach psychosozialer Betreuung während eines Klinikaufenthalts wurde ein enger Zusammenhang mit der subjektiven Lebenszufriedenheit der befragten Frauen erkennbar. So hatten Patientinnen, die mit ihrer allgemeinen Lebenslage unzufriedener waren, signifikant höhere Erwartungen an die ‚Betreuung und Trost bei Schwierigkeiten', an eine ‚professionelle psychologische Betreuung' und an eine ‚professionelle Unterstützung in sozialen Angelegenheiten' als Frauen, die ihre Lebenssituation zufriedener bewertet hatten.

Auch hinsichtlich der Interaktion mit dem Pflegepersonal und den Ärzten waren in der Gruppe der (lebens-)unzufriedeneren Patientinnen höhere Ansprüche an ‚Freundlichkeit, Geduld, Hilfsbereitschaft und Zeit für Patientinnen' festzustellen, was auf einen größeren Bedarf an Zuwendung und Unterstützung während des Klinikaufenthaltes schließen läßt.

Die Annahme, daß Patientinnen mit schwereren gynäkologischen Erkrankungen mehr Bedarf an psychosozialer Betreuung und Zuwendung im Fragebogen zum Ausdruck bringen, konnten in dieser Analyse, die zwischen Schwangerschaftsstörungen, gutartigen und bösartigen gynäkologischen Erkrankungen unterscheidet, nicht bestätigt werden. Auch bei der Unterscheidung zwischen Patientinnen mit somatischen oder psychosomatischen Gesundheitsstörungen erbrachte der Vergleich auf der Basis der Art der Gesundheitsstörung keine signifikanten Unterschiede.

Patientinnenerwartungen an Komfort und Unterbringung

Mit Ausnahme der ‚Hygiene' (Platz 3 auf der Rangliste) nahmen die anderen Versorgungsaspekte aus dem Bereich Komfort und Unterbringung wie ‚sanitäre Einrichtung (Dusche, WC) im Raum', ‚Standort der Klinik in der Nähe zur Wohnung', ‚angenehmer Aufenthaltsraum' sowie ‚persönlicher Service' eine eher untergeordnete Bedeutung für die Patientinnen ein.

Für die befragten Immigrantinnen hatte aber ein ‚angenehmer Aufenthaltsraum' sowie die Unterbringung in einer ‚Klinik in der Nähe der Wohnung' im Vergleich zu den deutschen Patientinnen einen deutlich höheren Stellenwert. In den Patientinnengesprächen und Interviews wurde dies im Zusammenhang mit

günstigeren Besuchs- und Unterstützungsmöglichkeiten durch Angehörige erklärt.

Eine genauere Analyse innerhalb des türkischen Patientinnenkollektivs verdeutlicht, daß insbesondere Frauen, die ihre eigenen deutschen Sprachkenntnisse
als ‚einigermaßen' eingestuft hatten, (39% ‚sehr wichtig') größeren Wert auf die
örtliche Nähe der Klinik legten als Frauen mit ‚geringen oder keinen' Deutschkenntnissen (27,6% ‚sehr wichtig') oder Immigrantinnen mit ‚guten /sehr guten'
(20% ‚sehr wichtig') Deutschkenntnissen.

Patientinnenerwartungen an Organisation und Tagesablauf

Für den Bereich ‚Organisation und Tagesablauf' wurde deutlich, daß die Patientinnen insgesamt alle organisatorischen Aspekte eher im unteren Bereich der
Rangliste ansiedelten.

Während die ‚Sorgfalt bei der Zusammenlegung' der Patientinnen in den 2-
Bett-Zimmern in beiden Vergleichskollektive für etwa zwei Drittel der Patientinnen gleichermaßen bedeutsam war, zeigten sich bezüglich des Wunsches nach
einer ‚Zimmernachbarin der gleichen Nationalität' signifikante Unterschiede,
wobei in der Immigrantinnengruppe eine wesentlich größere Toleranz bezüglich
der Bettnachbarin erkennbar wurde. Während sich nur 10% der Patientinnen
türkischer Herkunft zu diesem Aspekt für die Bewertung ‚sehr wichtig' entschieden, waren es bei den deutschen Patientinnen mit 19% fast doppelt so viele
Frauen. Auffällig war, daß eine Zimmernachbarin gleicher Nationalität für Immigrantinnen mit geringen deutschen Sprachkenntnissen an Bedeutung gewinnt
(19% ‚sehr wichtig'), was angesichts der Angst vor einer sprachlichen und
kommunikativen Isolation im Krankenhaus verständlich wird.

Bezüglich der Besuchszeitenregelungen ließ sich insgesamt von der Mehrheit der Patientinnen in beiden Kollektiven eher der Wunsch nach ‚freien Besuchszeiten' ablesen. Jedoch waren ‚festgelegte Besuchszeiten' für 18% der
Immigrantinnen gegenüber 8% der deutschen Frauen ‚sehr wichtig'. Die Patientinnen türkischer Herkunft begründeten diesen Wunsch damit, daß so die Besucher, die häufig auch als Vermittler bei Arzt-Patient-Gesprächen benötigt werden, besser für diese Zwecke eingesetzt und organisiert werden könnten.

Patientinnenerwartungen an die Verpflegung

Auch bei den Wünschen an die ‚Verpflegung' wurden deutliche Unterschiede
zwischen Immigrantinnen und deutschen Patientinnen erkennbar. Dabei ließen
sich nicht nur signifikante Unterschiede bezüglich der Beachtung ‚islamischer

Regeln bei der Essenszubereitung' feststellen, die von 60% der Patientinnen türkischer Herkunft als sehr wichtig bewertet wurden. Im deutschen Kollektiv zeigte die Mehrheit mit zwar 62% kein Interesse bzw. keine Erwartung diesbezüglich, jedoch erkannte ein Drittel der einheimischen Patientinnengruppe den Bedarf einer Anpassung des Speiseplans an spezifische Wünsche von Patientinnen mit muslimischem Glauben als mehr oder weniger wichtig an.

Auf ‚Auswahlmöglichkeiten zwischen verschiedenen Gerichten' legten 71% der türkischsprachigen gegenüber 52% der deutschen Frauen sehr großen Wert. Auch legten die Frauen türkischer Herkunft (70,8% vs. 51,9% ‚sehr wichtig') deutlich mehr Wert auf ‚gesundes Essen' im Krankenhaus. In den Interviews konnte in Erfahrung gebracht werden, daß sie mit gesundem Essen vor allem aus frischen Zutaten zubereitete Speisen, Obst und frisches Gemüse assoziieren.

Patientinnenerwartungen immigrantinnenspezifischer Versorgungsaspekte

Um spezifische Bedürfnisse von Immigrantinnen genauer erfassen zu können, wurde der Fragebogen zu den Patientinnenerwartungen wie im Methodenteil erwähnt auf der Grundlage der Pilotstudie um verschiedene Aspekte erweitert. Da Sprachprobleme und kulturell geprägte Mißverständnisse häufig die Kommunikation zwischen Immigrantinnen und dem Klinikpersonal erschweren, wurde die Frage nach der Bedeutung des ‚Einsatzes qualifizierter Dolmetscher' und die ‚Berücksichtigung und Akzeptanz kultureller Besonderheiten' im Krankenhaus in den Fragebogen aufgenommen. Darüber hinaus wurde der Bereich Verpflegung um die Frage nach der Bedeutung der ‚Beachtung islamischer Regeln bei der Zubereitung des Essens' ergänzt. Alle genannten Aspekte waren für die befragten Patientinnen türkischer Herkunft von hoher Relevanz, während sie für die deutschen Patientinnen natürlich eher unbedeutend waren.

Dolmetscher

Der ‚Einsatz qualifizierter Dolmetscher' wurde von ca. 66% der Patientinnen türkischer Herkunft mit ‚sehr wichtig' bewertet. Bemerkenswert ist, daß sich bei den deutschen Patientinnen ein recht heterogenes Bild ergibt, wobei etwa ein Drittel sich deutlich für die Notwendigkeit Dolmetscher aussprach aber ein ebenso großer Anteil keinen Bedarf an qualifizierter Sprachvermittlung in der Klinik sah.

Die Bedeutung des Einsatzes ausgebildeter Dolmetscher nahm im Immigrantinnenkollektiv zwar korrespondierend mit eigenen guten deutschen Sprachkenntnissen tendenziell ab, aber auch in der Gruppe der gut deutschsprachigen Immigrantinnen betonten 54%, daß der Einsatz ausgebildeter Dolmetscher in der

Klinik sehr wichtig sei. Da Immigrantinnen, die sowohl über deutsche als auch über türkische Sprachkenntnisse verfügen, in der Klinik häufig zum Übersetzen von Arzt-Patient-Gesprächen herangezogen werden oder als Familienangehörige mit unzureichenden Lösungen für die Überwindung von Sprachproblemen im Krankenhaus konfrontiert sind, scheinen sie unabhängig von ihrer eigenen Situation den Handlungsbedarf in besonderem Maße zu erkennen (Tab.4.11.4).

Tab. 4.11.4: Bedeutung ‚migrantinnenspezifischer' Versorgungsbedürfnisse

Einsatz qualifizierter Dolmetscher		sehr wichtig	wichtig	einiger- maßen	nicht wichtig
	nach Ethnizität				p<.05
	deutsche Patientinnen (n=276)	26,4	13,4	27,2	33,0
	türkische Patientinnen (n=252)	66,2	14,3	13,1	6,4
	Immigrantinnen nach Deutschkenntnissen			p<.05	
	gering (n=82)	76,8	15,9	6,1	1,2
	einigermaßen (n=74)	73,0	14,8	8,1	4,1
	gut/sehr gut (n=91)	53,8	13,2	22,0	11,0

Berücksichtigung und Akzeptanz kultureller Besonderheiten

Für etwas mehr als die Hälfte der befragten Immigrantinnen (54%) war die ‚Berücksichtigung und Akzeptanz kultureller Besonderheiten im Krankenhaus von sehr großer Bedeutung, jeweils weitere 20% bewerteten diesen Aspekt als ‚wichtig' und ‚einigermaßen wichtig' und nur etwa 6%legten keinen Wert darauf. Im deutschen Patientinnenkollektiv waren es immerhin 22%, die die Berücksichtigung kultureller Besonderheiten für ‚sehr wichtig' hielten, während 33% diesem Patientinnenanspruch im Krankenhaus nur eine geringfügige bzw. keinerlei Bedeutung zusprachen.

Der Migrationsstatus der befragten Patientinnen türkischer Herkunft (erste Migrantinnengeneration, zweite Migrantinnengeneration, neu zugezogene Ehefrauen) hatte keinen signifikanten Einfluß. Trotz unterschiedlicher Akkulturations- bzw. Adaptationsstufen an die deutsche Gesellschaft bleibt die Erwartung an die Berücksichtigung migrantinnen- bzw. kulturspezifischer Bedürfnisse in der Klinik bzw. im Krankheitsfall für Patientinnen türkischer Herkunft von großer Bedeutung (Tab. 4.11.4 und 4.11.5)

Dabei sind die Akzeptanz des Schamgefühls insbesondere bei gynäkologischen Untersuchungen und beim Sprechen über Erkrankungen der Geschlechtsorgane in Anwesenheit anderer, die Berücksichtigung der Rolle der Familie und anderer Besucher als Unterstützung am Krankenbett, die Respektierung von unterschiedlichen Eßgewohnheiten sowie unterschiedlicher Umgangsformen mit Trauer und Tod wohl die relevantesten Aspekte.

Tab. 4.11.5: Bedeutung ,migrantinnenspezifischer' Versorgungsbedürfnisse

		sehr wichtig	wichtig	einigermaßen	nicht wichtig
Berücksichtigung und Akzeptanz kultureller Besonderheiten	**nach Ethnizität**				p<.05
	deutsche Patientinnen (n=276)	22,1	13,0	32,7	32,2
	türkische Patientinnen (n=246)	54,1	19,5	20,3	6,1
	Immigrantinnen nach Migrationsstatus			p>.05 (k. S.)	
	1. Migrantinnengeneration (n=76)	60,3	20,5	17,9	1,3
	2. Migrantinnengeneration (n=104)	43,6	19,8	27,7	8,9
	neu zugezogene Ehefrauen (n=45)	60,0	20,0	15,6	4,4

4.12 Patientinnenzufriedenheit im Krankenhaus

Die vorliegenden Ergebnisse zur Patientinnenzufriedenheit basieren sowohl auf quantitativen wie auf qualitativen Datenerhebungsverfahren, mit denen unterschiedlichen Fragestellungen nachgegangen wurde. Während sich anhand der Befragung der größeren Stichprobe (n=582) mittels quantitativer Verfahren repräsentative Zahlen zum Vergleich der Zufriedenheit von Patientinnen deutscher und türkischer Herkunft mit im Fragebogen vorgegebenen Aspekten aufzeigen lassen, ging es im qualitativen Ansatz auf der Grundlage von fokussierten Interviews darum, mehr über die inhaltlichen Dimensionen zu erfahren und herauszufinden, was im Einzelnen Patientinnen zufrieden oder unzufrieden macht.

Da Immigrantinnen bisher in Patientenbefragungen deutlich unterrepräsentiert sind und kaum Kenntnisse über die Versorgungsqualität für diese Gruppe vorliegen, wurde anhand der Interviews ein neues Feld exploriert. Da quantifizierende Methoden notgedrungen verallgemeinernd und darüber hinaus in stärkerem Maße durch die Vorgaben kulturgebunden sind, bieten die Patientinneninterviews, in denen die Frauen deutscher und türkischer Herkunft anhand offener Fragen ,zum Sprechen gebracht' wurden, detailliertere Kenntnisse über universelle und spezifische Kriterien der Zufriedenheit und Unzufriedenheit sowie über Ansprüche und Bedürfnisse von Patientinnen in der stationären Versorgung.

Die quantitativen Ergebnisse zur Patientinnenzufriedenheit basieren ebenfalls wie die zu den Erwartungen der Patientinnen (Kapitel 4.11) auf einem in der Ambulanzerhebung des WHO-Projekts in Wien verwendeten Untersuchungsinstrument (Wimmer-Puchinger 1994), das jedoch auf der Grundlage der eigenen qualitativen Pilotstudie im Hinblick auf die Zielgruppe der Immigrantinnen erweitert und leicht modifiziert wurde.

Die Zufriedenheit der Patientinnen in der Frauenklinik wurde in Bezug auf die acht verschiedenen Versorgungsaspekte Unterbringung, Verpflegung, Tagesablauf, medizinische Versorgung, Pflege, Aufklärung und medizinische Informationen, psychosoziale Betreuung sowie die Berücksichtigung migrantinnenspezifischer Versorgungsaspekte (Einsatz qualifizierter Dolmetscher, Akzeptanz kultureller Besonderheiten, spezifische Verpflegungsregeln) genauer analysiert (Abb. 4.12.1).

Abb. 4.12.1: Modell zur Erfassung der Patientinnenzufriedenheit im Krankenhaus

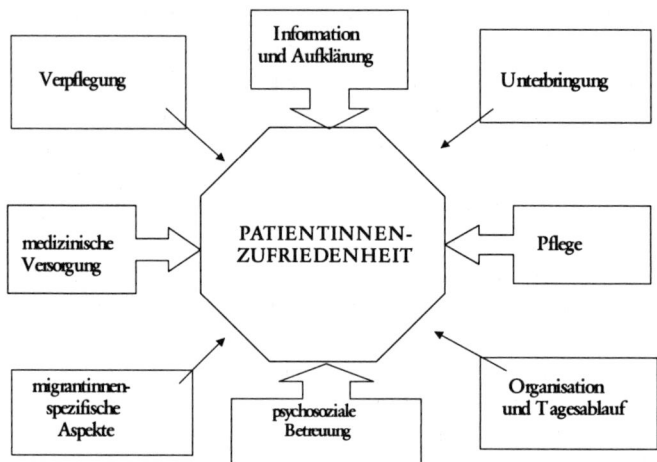

Die Patientinnen bewerteten die einzelnen Versorgungsbereiche auf dem Fragebogen anhand einer 5-stufigen Skala, die von 1 = gar nicht zufrieden bis 5= sehr zufrieden reichte.

4.12.1 Patientinnenzufriedenheit im interkulturellen Vergleich

Bewertung verschiedener Versorgungsaspekte

Die Auswertung der Zufriedenheitsskalen ergab, daß die befragten Immigrantinnen insgesamt bezüglich aller abgefragten Versorgungsaspekte mit Ausnahme des Tagesablaufs unzufriedener waren als das deutsche Vergleichskollektiv. Deutlich größere Unzufriedenheit zeigte sich bei den befragten Immigrantinnen in Bezug auf die medizinische Versorgung, die Pflege, die ärztliche Information und Aufklärung sowie die psychosoziale Betreuung. Auch die Aspekte ‚Verpflegung' und ‚Unterbringung' wurden von den deutschen Frauen tendenziell positiver bewertet. Ganz oben in der Bewertung der Versorgungsbereiche steht in beiden Vergleichskollektiven die Unterbringung in den komfortabel eingerichteten Patientinnenzimmern der Anfang der 1990er Jahre neu gebauten Frauenklinik, während die Verpflegung am untersten Ende der Liste angesiedelt wurde. Auffällig ist, daß die Zufriedenheit mit der Aufklärung bei den deutschen Patientinnen an dritter Stelle nach Unterbringung und medizinischer Versorgung steht, während die türkische Gruppe der medizinischen Aufklärung nur den fünften Platz zuweist. Die Bewertung der Berücksichtigung und Akzeptanz kultureller Besonderheiten wurde von zwei Drittel der deutschen Patientinnen ignoriert, da sie diesen Aspekt als für sich nicht zutreffend einstuften, während alle 239 Patientinnen der türkischen Gruppe auch diese Frage vollständig beantworteten.

Die folgende Grafik (Abb.4.12.2) stellt die Ausprägung der Unzufriedenheit mit den verschiedenen Versorgungsaspekten in beiden Kollektiven gegenüber, so daß eine Rangliste der Unzufriedenheit für die türkischsprachige Patientinnengruppe erkennbar wird. Für Darstellung der ‚Patientinnenunzufriedenheit' wurden die prozentualen Anteile der Patientinnen in den beiden Vergleichskollektiven, die ‚gar nicht' und ‚wenig zufrieden' waren, zusammengefaßt.

Abb. 4.12.2: Unzufriedene Patientinnen in der Frauenklinik

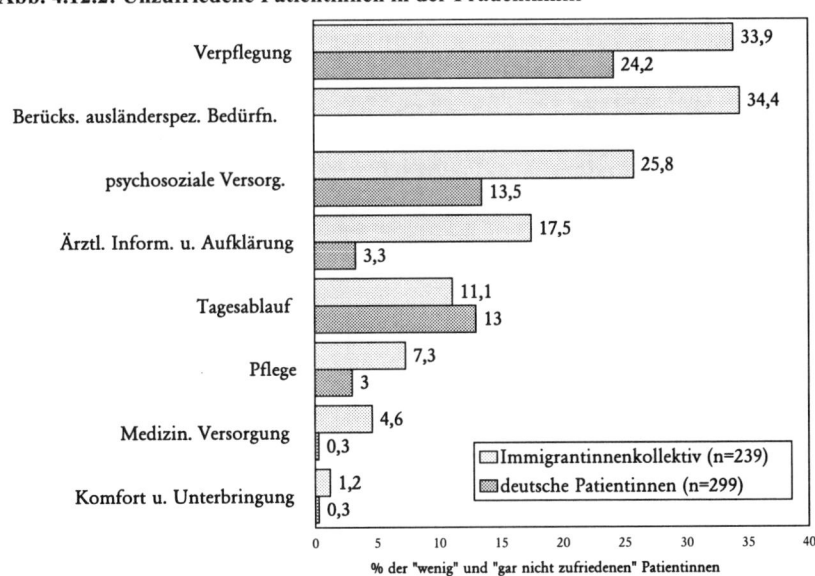

% der "wenig" und "gar nicht zufriedenen" Patientinnen

Etwa ein Drittel der befragten Immigrantinnen gab an, mit der Verpflegung und mit der Berücksichtigung migrantinnenspezifischer Bedürfnisse unzufrieden zu sein.

Mit der psychosozialen Betreuung waren mit ca. 26% fast doppelt so viele Frauen des türkischen Kollektivs im Vergleich zu ca. 14% der deutschen Vergleichsgruppe nicht zufrieden. Bei der Bewertung der ärztlichen Information und Aufklärung wird die Differenz in der subjektiven Zufriedenheit zwischen dem türkischsprachigen und dem deutschen Patientinnenkollektiv noch größer: hier waren nur ca. 3% der deutschen gegenüber ca. 18% der befragten Immigrantinnen unzufrieden.

Auch bezüglich der Krankenpflege und der medizinischen Versorgung, die insgesamt den Ansprüchen aller Frauen in größerem Maße gerecht wurden, ist der Anteil der unzufriedenen Patientinnen in der Immigrantinnengruppe mehr als doppelt so hoch als bei den deutschen Frauen.

Bewertung der Organisation, Kommunikation und Personal-Patienten-Beziehung

Weitere Aspekte der Patientinnenzufriedenheit zu verschiedenen Aspekten des organisatorischen Ablaufs, zur ärztlichen Information und Aufklärung, zur medizinischen Untersuchung, zur Zuwendungsbereitschaft des Personals und zur allgemeinen Stimmung auf der Station wurde mit Hilfe einer 4-gliedrigen Übereinstimmungsskala ermittelt. Die Patientinnen konnten dabei ihre volle oder teilweise Übereinstimmung bzw. Nicht-Übereinstimmung mit den vorgegebenen Aussagen angeben.

In der folgenden Grafik zur Versorgungszufriedenheit der Patientinnen (Abb.4.12.3) ist der prozentuale Anteil der Patientinnen, die eine zustimmendes Urteil ('trifft völlig zu'/'trifft zu') abgaben, für die beiden Vergleichsgruppen zusammengefaßt. Die oberen fünf Kriterien in der Abbildung stellen positive Aussagen zur Versorgungssituation dar, die unteren drei kritische.

Abb.4.12.3: Stimmen Sie mit den folgenden Aussagen überein?

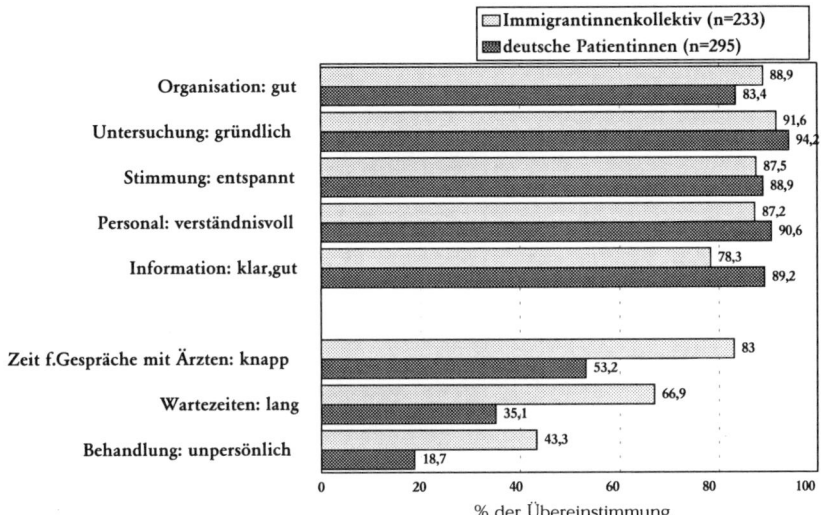

% der Übereinstimmung

Der Anteil der Übereinstimmung mit den positiven Aussagen ist in beiden Vergleichkollektiven relativ hoch, jedoch in der türkischen Patientinnengruppe mit Ausnahme der Bewertung des organisatorischen Ablaufs immer etwas geringer als in der deutschen Gruppe.

Bezüglich der kritischen Aussagen zeigt sich dagegen ein anderes Bild: Hier ist der Anteil der Immigrantinnen, die mit den Aussagen übereinstimmen, bei allen erfragten Aspekten wesentlich größer: ‚Zeit für Gespräche mit Ärzten zu knapp' (83% vs. 53%), ‚Wartezeiten zu lang' (ca. 67% vs. 35%) ‚Behandlung unpersönlich' (ca. 43% gegenüber 19%).

Weitere Aufschlüsse über die geringere Zufriedenheit der Patientinnen türkischer Herkunft ließen sich auf der Grundlage einer weiteren Übereinstimmungsskala ermitteln, die auch spezifische Bedürfnisse von Immigrantinnen einschloß (Abb. 4.12.4).

Abb.4.12.4: Stimmen Sie mit den folgenden Aussagen überein?

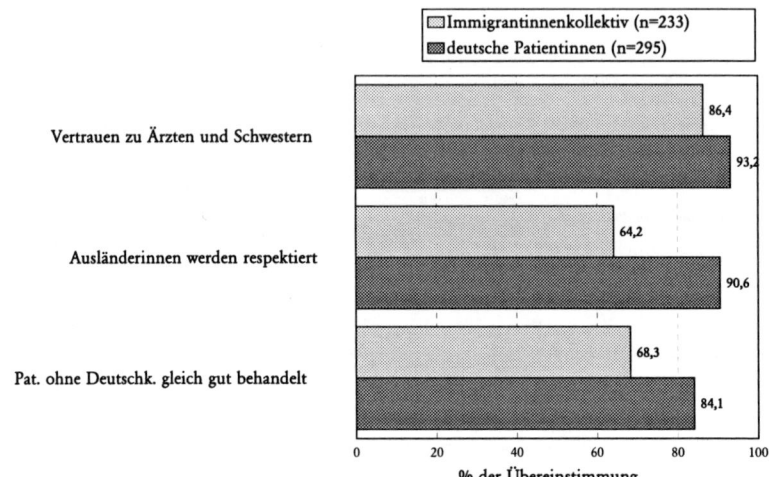

Patientinnen türkischer Herkunft haben offensichtlich im Vergleich zu deutschen Patientinnen weniger Vertrauen zu Ärzten und Pflegekräften (ca. 93% vs.
86%). Während ca. 91% der deutschen Patientinnen der Ansicht sind, daß spezifische Bedürfnisse von ausländischen Patientinnen in der Klinik berücksichtigt
werden, stimmen nur ca. 64% der betroffenen Frauen mit dieser Aussage überein.

Daß Patientinnen ohne Deutschkenntnisse in der Klinik gleich gut versorgt
werden, bestätigten ca. 84% der deutschen gegenüber ca. 68% der befragten
Immigrantinnen.

4.12.2 Verständnis der ärztlichen Aufklärung

Bedarf an Dolmetschern aus der Sicht der Immigrantinnen

Am Tag vor ihrer Entlassung aus der Klinik wurden alle Patientinnen des Immigrantinnenkollektivs nach ihrem persönlichen Bedarf an Dolmetschern während der stationären Aufenthalts befragt.

Dabei gaben 40% der befragten türkischsprachigen Frauen an, daß ihre Kompetenz in der deutschen Sprache für die Kommunikation mit dem Personal nicht ausreichte, so daß sie auf eine sprachliche Übersetzung angewiesen waren. Frauen, die antworteten, keinen Bedarf an Dolmetschern gehabt zu haben, begründeten dies unterschiedlich. So gaben ca. 2% der Frauen an, in der Klinik von einer Ärztin in türkischer Sprache ausreichend informiert und aufgeklärt worden zu sein, ca. 35% verfügten selbst über gute deutsche Sprachkenntisse und ca. 22% begnügten sich mit einer reduzierten Kommunikation auf der Grundlage ‚einigermaßen guter' eigener Deutschkenntnisse.

Berücksichtigt man dabei den Migrationsstatus der Immigrantinnen, zeigt sich, daß 80,5% der neu nachgezogenen Ehefrauen sowie 65% der Immigrantinnen der ersten Generation nach eigener Einschätzung für die Verständigung Dolmetscher benötigten (Tab. 4.12.1).

Tab. 4.12.1: Bedarf an Dolmetschern während des Klinikaufenthalts

Angaben in %	türk. Pat. insgesamt (n=228)	2. Migranten-generation (n=92)	1. Migranten-generation (n=75)	nachgezog. Ehefrauen (n=42)
Ja, ich brauchte einen Dolmetscher	40,4	6,5	65,3	80,5
Nein, ich kann selbst gut Deutsch	35,4	6,5	65,3	80,5
Nein, ich kann selbst einigermaßen gut Deutsch	22,4	22,6	21,3	19,5
Nein, eine Ärztin in der Klinik sprach Türkisch	1,8	1,1	4,0	0

Trotz der hohen Erwartungen an den Einsatz qualifizierter Dolmetscher bei Verständigungsproblemen im Krankenhaus waren die Patientinnen ausländi-

scher Herkunft im Krankenhaus in der Regel sich selbst überlassen oder gezwungen, sich selbst um Sprachmittler zu bemühen. Ein professioneller Dolmetscher wurde während des gesamten fast zweijährigen Erhebungszeitraum auf
den gynäkologischen Stationen nur zweimal vom Klinikpersonal angefordert.

Betrachtet man genauer, wer die Übersetzungen und Sprachmittlungen tatsächlich durchgeführt hat, so zeigt sich ein sehr heterogenes Bild, das auf individuelle, spontan organisierte Notlösungen für die interkulturelle Kommunikation hinweist, denn sowohl Familienangehörige als auch medizinisches Personal
der Klinik und andere ‚Zufallsdolmetscher' übernahmen die Sprachvermittlung.

Auf die Frage: *„ Wer hat für Sie im Krankenhaus übersetzt? ",* nannten 92 Patientinnen eine oder mehrere Personen, die an der Übersetzung beteiligt waren
(insgesamt 203 Nennungen) (Abb. 4.12.5)

Abb. 4.12.5. "Wer hat für Sie übersetzt, wenn es nötig war?" (n=92)

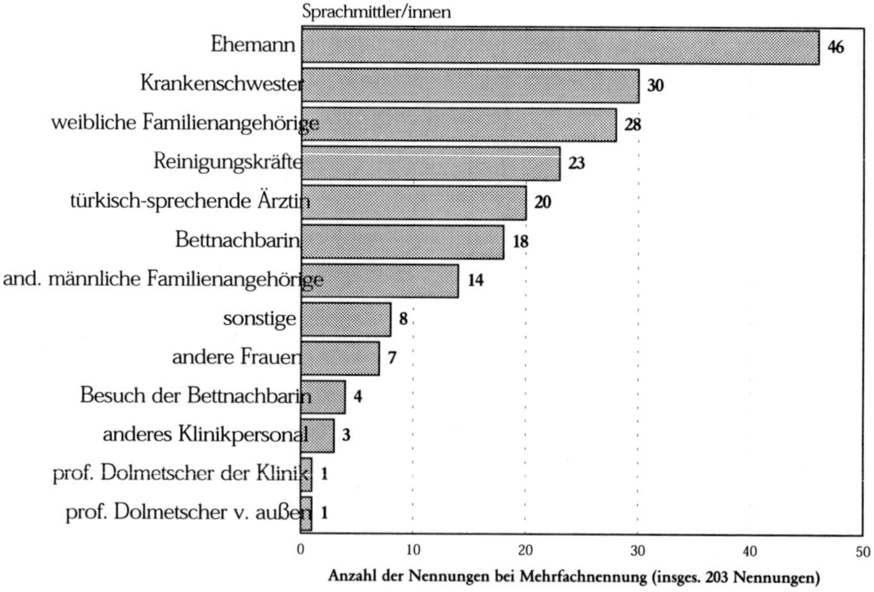

Anzahl der Nennungen bei Mehrfachnennung (insges. 203 Nennungen)

Die genannten Personen, die zu verschiedenen Zeitpunkten an der Übersetzung beteiligt sind, stehen in unterschiedlicher Beziehung zur Patientin. Sie bringen ebenso wie die Patientinnen selbst unterschiedliche Voraussetzungen für das Verständnis der ärztlichen Information und der medizinischen Aufklärung mit. Das Verständnis medizinischer Fachbegriffe, das Wissen des Sprachvermittlers über Anatomie und Körperfunktionen, die Übersetzungs- und Vermittlungsfähigkeit der einzelnen zum Dolmetschen herangezogener Laien variiert und beeinflußt selbstverständlich wiederum das Verständnis der ärztlichen Aufklärung für die Patientin (siehe auch Kapitel 4.6).

In einer solchen Sprachvermittlungskonstellation wird der Patientinnenanspruch auf korrekte Information über die Erkrankung und die medizinische Therapie nicht immer eingelöst, denn was bleibt übrig z. B. von einer ärztlichen Information über die Vorgehensweise bei der Entfernung der Gebärmutter, wenn Ehemänner, Kinder, Söhne, Schwiegersöhne oder gar der Besuch der Bettnachbarin übersetzen? Kontrollmöglichkeiten für die Zuverlässigkeit der Sprachvermittlung durch solche ‚Zufallsdolmetscher' bestehen nicht.

Ebenfalls können Patientinnenansprüche bezüglich der Vertraulichkeit und der ärztlichen Schweigepflicht so nicht eingelöst werden. In der Gynäkologie werden relevante Informationen darüber hinaus bei der Vermittlung durch Angehörige oder Bekannte möglicherweise durch Schamgefühle und Tabus verzerrt und reduziert.

Ergänzende Ergebnisse der Patientinneninterviews zur Informationsvermittlung durch Dritte

20% der deutschen Interviewpartnerinnen gaben an, im Zusammenhang mit dem Aufklärungsgespräch auf zusätzliche Informationsquellen zurückgegriffen zu haben, um mehr zu erfahren. Partner bzw. Ehemänner hätten ‚zur richtigen Zeit die richtigen Fragen gestellt' und für die Klärung gemeinsam besprochener Unsicherheit im Gespräch mit dem Klinikarzt gesorgt sowie wichtige ‚Rückendeckung' und ‚moralische Unterstützung' geboten. Auch auf ‚Bücher' wurde zurückgegriffen, um ‚besser auf die Gespräche mit den Ärzten vorbereitet' zu sein und sich relevante Informationen selbst zu beschaffen.

Die Hälfte der interviewten Immigrantinnen gab an, für das Verständnis der medizinischen Aufklärung und bei der Verständigung mit dem Klinikpersonal auf Unterstützung durch Dritte angewiesen zu sein. Bücher wurden in dieser Gruppe nicht als Hilfsmittel genannt.

Die Interviews bestätigten, daß meist mehrere Personen (1-5) zum besseren Verständnis der Informationen beigetragen hatten. Diese waren Angehörige, bilinguale Mitarbeiter sowie Bettnachbarinnen und andere Patientinnen oder deren Besuch. Dabei übernahmen die verschiedenen beteiligten Personen jeweils zu unterschiedlichen Zeitpunkten des stationären Aufenthalts unterschiedliche Unterstützungsleistungen.

Immigrantinnen, die aufgrund von Sprach- und teilweise Lese- und Schreibschwierigkeiten Hilfe beim ‚Ausfüllen der Formulare' und beim ‚Lesen und Verstehen der schriftlichen Aufklärungsbögen' benötigten, gaben an, diese schriftlichen Materialien dann den Angehörigen meist ganz überlassen und selbst kaum verstanden zu haben, worum es ging.

Familienangehörige nahmen bei der Verständigung besonders für die Immigrantinnen der ersten Generation und die nachgezogenen Ehefrauen eine sehr wichtige Vermittlungsfunktion ein. Allerdings war den Patientinnen klar, daß sie nicht über die notwendigen Vermittlungskompetenzen verfügten, selbst wenn sie das Vertrauen der Patientin genossen. So sind Angehörige mit der Vermittlung von lebensbedrohlichen Diagnosen einerseits psychisch überfordert, andererseits besteht die Tendenz, daß schlechte Nachrichten von ihnen gefiltert werden und die Patientinnen in Ungewißheit belassen werden.

Die interviewten Frauen berichteten über ihre eigenen Schamgefühle und Schwierigkeiten ihre Fragen zu stellen, wenn männliche Angehörige übersetzten – ein Problem, das insbesondere in der Gynäkologie auftritt. Ehemänner, Söhne, Töchter aber auch andere Verwandte waren in gleichem Maße und häufig parallel an der Kommunikation zwischen den befragten Immigrantinnen und Ärzten bzw. Pflegekräften beteiligt, so daß sich für die Patientinnen eine Vielfalt unterschiedlichster und teils widersprüchlicher Informationen präsentierte.

Patientinnen, die angegeben hatten, die deutsche Sprache ‚einigermaßen gut' zu beherrschen, waren in verstärktem Maße mit dem Problem des ‚Halb-Verstehens' konfrontiert. Mehrere Frauen berichteten, daß sie sich schämten, im Gespräch mit Klinikärzten zuzugeben, daß sie die Information nicht richtig verstanden hatten. Mehrere Patientinnen berichteten, daß sie von Ärzten mit Worten wie: *„Sie sind ja schon so lange in Deutschland, da müssen Sie ja gut Deutsch können,"* in die Defensive und zum Schweigen gebracht worden seien. Diese Frauen nannten vor allem die verwendeten medizinischen Fachbegriffe sowie die Tatsache, daß die Informationen zu schnell und zu knapp übermittelt wurden, als Grund für ihre Verständnisschwierigkeiten.

Verständnis und Verständlichkeit der ärztlichen Aufklärung

Das Verständnis der medizinischen Aufklärung wurde am Tag vor der Entlassung der Patientinnen aus der Klinik anhand verschiedener Fragestellungen aus der Sicht der Patientinnen erhoben. Abgefragt wurde das allgemeine Verständnis der ärztlichen Informationen über die aktuelle Gesundheitsstörung und die durchgeführte Therapie in der Klinik, die mündlichen und die schriftlichen Informationen, die Verständlichkeit der Informationen sowie die Möglichkeiten zur Nachfrage bei Verständnisschwierigkeiten. Die Ergebnisse wurden dann unter Berücksichtigung der verschiedenen Unterkollektive der Studie analysiert und verglichen.

Während fast 95% der deutschen Patientinnen angaben, die medizinische Aufklärung durch die Ärzte gut verstanden zu haben, waren es in der Gruppe der Patientinnen türkischer Herkunft insgesamt nur ca. 66%. Zwar wurde deutlich, daß ein gutes Verständnis der Aufklärung mit besseren deutschen Sprachkenntnissen korrelierte, aber auch unter den Immigrantinnen, die die deutsche Sprache beherrschten, gaben im Vergleich zum deutschen Patientinnenkollektiv fast doppelt so viele Frauen an, die Aufklärung nicht gut verstanden zu haben. Auch bezüglich des Migrationsstatus der Immigrantinnen ergaben sich statistisch signifikante Unterschiede zwischen den Vergleichsgruppen (Tab.4.12.2).

Tab. 4.12.2: Verständnis der medizinischen Aufklärung im Allgemeinen (in%)

	‚selbst gut verstanden'	‚nicht gut verstanden'
Ethnizität		$p < .05$
Patientinnen deutscher Herkunft (n=299)	94,5	5,5
Patientinnen türkischer Herkunft (n=235)	65,8	34,2
Immigrantinnen nach Deutschkenntnissen		$p < .05$
sehr gute/gute Sprachkenntnisse (n=84)	90,5	9,5
einigermaßen gute Sprachkenntnisse (n=71)	69,0	31,0
geringe Sprachkenntnisse (n=71)	31,0	69,0
Immigrantinnen nach Migrationsstatus		$p < .05$
1. Migrantinnengeneration (n=77)	55,8	44,2
2. Migrantinnengeneration (n=95)	84,2	15,8
nachgezogene Ehefrauen (n=38)	34,2	65,8

Zu ihrer Beurteilung der Verständlichkeit der Informationen und der medizinischen Aufklärung insgesamt befragt, gaben 90% der deutschen Patientinnen, aber nur 52% der Immigrantinnen positive Antworten. Als Grund für die Unverständlichkeit wurde im türkischen Kollektiv vor allem die Tatsache genannt, daß die Informationen auf deutsch waren (ca. 33%), bzw. daß sie selbst die deutsche Sprache nicht ausreichend beherrschten. Für 10,5% der Immigrantinnen vs. 5,2% der deutschen Frauen waren die Erklärungen zu medizinisch. In der Gruppe der Immigrantinnen mit guten Deutschkenntnissen, lag der Anteil der Frauen, die medizinische Fachausdrücke als Grund für die Unverständlichkeit angaben, mit 15,5% dreimal so hoch wie im deutschen Vergleichskollektiv (Tab.4.12.3).

Tab. 4.12.3: Verständlichkeit der medizinischen Aufklärung und Informationen

	nach Ethnizität		Immigrantinnen nach Deutschkenntnissen		
	dtsch. Patient. (n=294)	türk. Patient. (n=230)	gering (n=73)	einigermaßen (n=68)	gute/sehr gut (n=84)
Information war verständlich	90,1	51,7	21,9	51,5	75
unverständlich, weil....					
...schlecht übersetzt	0	0,4	1,4	0	0
...ich zu wenig deutsch kann	0,3	32,6	71,2	33,8	0
...ich zu aufgeregt war	4,4	4,8	1,4	2,9	9,5
...zu medizinisch	5,2	10,5	4,1	11,8	15,5
		p<.05			p<.05

Nachfrageverhalten bei Unklarheiten

Obwohl die Patientinnen türkischer Herkunft die Informationen weniger gut verstanden, war der Anteil der Frauen, die bei Verständnisschwierigkeiten, Unklarheiten oder Unsicherheiten nachgefragt haben, in dieser Gruppe mit 58% wesentlich kleiner als bei den deutschen Frauen mit ca. 88%. Vor allem Sprachprobleme standen der Kommunikation und dem Verständnis der Aufklärung im Wege. Je geringer die deutschen Sprachkenntnisse der Patientinnen, um so geringer war der Anteil der Frauen, der Unklarheiten mit einer gezielten Nachfrage aus dem Weg zu räumen versuchte oder ein weiteres Gespräch mit dem informierenden Arzt bzw. der Ärztin initiierte (Abb. 4.12.6).

Abb. 4.12.6: „Haben Sie nachgefragt bei Unklarheiten?"
Ethnizität / deutsche Sprachkenntnisse der Immigrantinnen

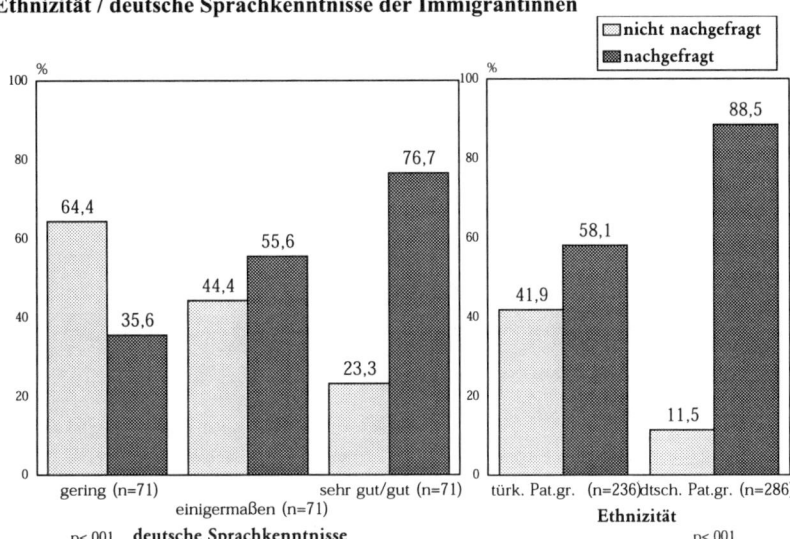

Offen gebliebene Fragen der Patientinnen - Ergänzungen aus den Patientinneninterviews

Den inhaltlichen Dimensionen der Fragen, die im Klinikkontext unbeantwortet blieben, wurden anhand des qualitativen Untersuchungsansatzes nachgegangen.

Die direkten Gespräche mit den Patientinnen am Tag vor ihrer Entlassung aus der Klinik offenbarten vielfältige unbeantwortete Fragen. Nur 13 der 100 interviewten Frauen gaben an, überhaupt keine Fragen mehr zu haben, da in der Klinik alle Ungewissheiten befriedigend geklärt werden konnten (Abb.4.12.7)

Abb.4.12.7: **Offene Fragen deutscher und türkischsprachiger Frauen am Tag vor der Klinikentlassung**

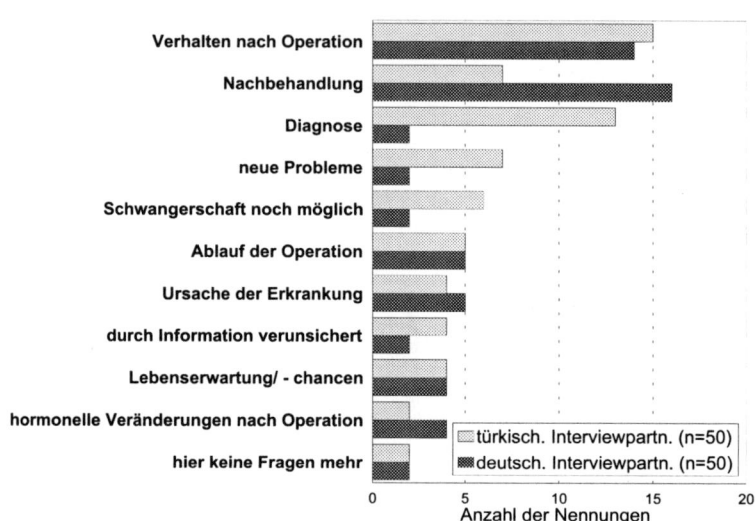

Nachbehandlung

Vorrangiges Thema der offenen Fragen bei den deutschen Patientinnen waren Fragen zur Nachbehandlung durch Chemotherapie, Bestrahlungen und zur psychotherapeutischen Unterstützung zur Bewältigung ihrer Erkrankung. Wie an anderer Stelle angemerkt, war der Anteil der an Krebs erkrankten Patientinnen im deutschen Sample höher als im türkischen, so daß sich die Gewichtung der Fragen damit erklärt. Fragen wie ‚Muß eine Chemotherapie gemacht werden?', ;Was ist der Sinn und Zweck der Bestrahlung nach der Operation und nützt sie etwas?' standen für die an Krebs erkrankten Patientinnen beider Vergleichsgruppen im Vordergrund, was zum Teil mit dem noch nicht festgelegten Konzept der Nachbehandlung zusammenhing und von daher auch für die behandelnden Ärzte noch nicht geklärt war.

Auch Fragen zu den persönlichen Lebenserwartungen und -chancen konnten für einige Frauen im Klinikkontext nicht ausreichend beantwortet werden, wobei ihre Fragen auch den Nutzen der Therapie umfaßten. Die Interviews verdeutlichten, daß Fragen hinsichtlich der psychischen Komponente zur Bewältigung der Erkrankung und der Suche nach psychologischer Unterstützung in der Klinik kaum zur Sprache gekommen waren und sich die Klinikärzte schwer getan hatten, mit den Patientinnen Gespräche auf dieser Ebene zu führen.

Verhaltensweisen nach der Entlassung

Auffällig groß war der Anteil der Fragen, die sich bei beiden Gruppen auf die Verhaltensweisen nach der Entlassung aus der Klinik bezogen. Die Patientinnen hatten sich mehr Gespräche oder auch Anweisungen und Verhaltensregeln der Ärzte über daß, was sie nach der medizinischen Therapie - die in der Regel eine gynäkologische Operation war - tun dürfen oder lieber lassen sollten, gewünscht. So bestanden bei einem großen Teil der Patientinnen am Tag vor der Entlassung große Ungewißheiten darüber, ob sie ,wieder alles ganz normal tun' könnten. Vor allem die Immigrantinnen brachten ihre Fragen zum Verhalten nach dem medizinischen Eingriff auf den Punkt der Sexualität. Aber auch Fragen in Bezug auf Verhaltensweisen wie körperliche Belastungen blieben für einen Teil der Patientinnen offen. Des weiteren hätten sich die Patientinnen mehr Information über gesundheitsförderliches Verhalten und Vorbeugemöglichkeiten gewünscht.

Fragen zur Diagnose

Gravierende Unterschiede zwischen Patientinnen deutscher und türkischer Herkunft zeigten sich hinsichtlich der Häufigkeit und der Ausrichtung der Fragen zur Diagnose. Von den 50 interviewten Patientinnen türkischer Herkunft hatten 12 Frauen trotz erfolgter medizinischer Aufklärung in der Klinik kurz vor der Entlassung aus der Klinik noch grundlegende Fragen zu ihrer Erkrankung (,warum wurde ich operiert?', ,wie schlimm war der Tumor?, ,ist es Krebs?').

Ganz anders ausgerichtet waren die Fragen der zwei deutschen Frauen, die, mehr Wissen über die Zellveränderungen' und über die Gefahr, ob ,sich daraus Krebs entwickeln könne' erfahren wollten. Der hohe Anteil von 24% der Migrantinnen im Sample, denen Basisinformationen über ihre Krankheit fehlten, mag verwundern, ist aber, wie auch die quantitativ erhobenen Daten belegen, in der klinischen Versorgung von Immigrantinnen, in dem sprachliche Kommunikationsschwierigkeiten nur unzureichend oder gar nicht gelöst sind, keine Seltenheit.

Fragen zur Kliniktherapie

Hinsichtlich des medizinischen Eingriffs konzentrierten sich die Fragen der deutschen Patientinnen eher auf den technischen Ablauf der Operation, während die Immigrantinnen, die sich zu diesem Themenkomplex äußerten, die gesamte Maßnahme nicht verstanden hatten.

Neue Gesundheitsstörungen nach der Operation

Fragen zu neuen Problemen, die sich nach der Behandlung ergeben hatten, wie Schmerzen, Komplikationen oder körperliche Veränderungen an ihren Genitalien blieben vor allem für Immigrantinnen offen. Die Frauen berichteten, daß sie den behandelnden Ärzte aus Scham oder auch aus Verständigungsschwierigkeiten nicht mitteilen konnten, daß ihrer Ansicht nach etwas nicht stimmte. Eine Patientin türkischer Herkunft, die im Interview die Befürchtung äußerte, nach der Operation sei ihre ‚Blase heruntergerutscht', dies aber den Ärzten aufgrund ihrer Sprachprobleme nicht mitteilen konnte, mußte zwei Wochen nach ihrer Klinikentlassung wieder stationär aufgenommen werden. Das Auftauchen neuer Probleme, die in der Klinik nicht zur Sprache gebracht werden konnten, lösten bei den Patientinnen heftiges Mißtrauen gegenüber der durchgeführten Behandlung aus.

Unterschiedliche Informationen

Für einige Patientinnen waren unterschiedliche Informationen von verschiedenen Ärzten sowie die Aufklärung über die mit dem medizinischen Eingriff verbundenen Risiken die Quelle von Fragen und Unsicherheiten, die sie während ihres Klinikaufenthalts nicht klären konnten.

Möglichkeiten einer Schwangerschaft

Bei jüngeren Frauen bleiben Fragen nach den Konsequenzen des Eingriffs auf ihre Reproduktionsfähigkeit offen, das sie offensichtlich nicht ausreichend erörtert wurden.

Hormonelle Veränderungen nach der medizinischen Maßnahme

Überwiegend von deutschen Patientinnen wurden Fragen zu den Konsequenzen des medizinischen Eingriffs auf den Hormonhaushalt des Körpers genannt. Zwar sei das Thema von den Klinikärztinnen angesprochen aber nicht ausreichend und verständlich genug erklärt worden.

Ursachen der Erkrankung

Auch Fragen zu den Ursachen der Erkrankung konnten für einige Patientinnen in der Klinik nicht in ausreichendem Maße erläutert und erklärt werden. Die Analyse der offen gebliebenen Fragen der Patientinnen weist darauf hin, daß spezifische Themenbereiche, die für Patientinnen relevant sind, in den Arzt-Patient-Gesprächen nur wenig Berücksichtigung finden.

Die meisten der offenen Fragen der Patientinnen - an der Schnittstelle zwischen Klinik und dem ‚wieder nach Hause gehen' - bezogen sich auf Anleitungen zum Verhalten nach dem medizinischen Eingriff, auf die Konsequenzen der medizinischen Maßnahme und vor allem bei den Immigrantinnen Fragen auf zur Erkrankung selbst. Über die spezifische Problematik der unzureichenden Aufklärung für nichtdeutschsprachige Patientinnen hinaus ist festzuhalten, daß die Klinikärzte in ihrem Aufklärungsgespräch offenbar zu wenig über die Grenzen der Klinik hinausgehen und damit wichtige Aspekte der Krankheitsbewältigung und der Gesundheitsförderung vernachlässigen. Nur sehr wenige Frauen äußerten, daß sie ‚alles weitere lieber später mit ihrem Gynäkologen besprechen' wollten.

Relativierend sei jedoch angefügt, daß hier ausschließlich die Patientinnensicht wiedergegeben wurde. Im Kapitel ‚Basiswissen und Informiertheit' (4.6) wurde bereits erwähnt, daß Kommunikation immer ein mindestens zweiseitiger Vorgang ist und daß der Erfolg eines Informationsprozesses stets von mehreren Faktoren, die in der informierenden und informierten Person sowie in der vermittelten Interaktion selbst liegen können, bestimmt wird.

4.12.3 Patientinnenzufriedenheit und Lebenslage

Die Ethnizität der Patientinnen erwies sich in der vergleichenden Betrachtung als ein maßgeblicher Einflußfaktor auf die Zufriedenheit bzw. Unzufriedenheit der Patientinnen in der Klinik.

Um zu prüfen, ob die subjektive Zufriedenheit der Patientinnen im Krankenhaus durch weitere Faktoren beeinflußt wird, wurden die quantitativ erhobenen Daten einer weiteren Analyse unterzogen, die Lebensalter, Bildungsgrad, Gesundheitswissen, Schweregrad und Art der Gesundheitsstörung sowie ihre Lebenszufriedenheit in der Auswertung berücksichtigte. Für die Patientinnen türkischer Herkunft wurden darüber hinaus deren deutsche Sprachkenntnisse (nach Selbsteinschätzung), ihre Lese- und Schreibfähigkeit in deutscher und türkischer Sprache und der Migrationsstatus in die Betrachtung einbezogen. Denn neben dem Kriterium der Ethnizität stellen die soziale Lage, die Bildungssituation und migrationsbezogene Aspekte aber auch die aktuelle gesundheitliche Situation spezifische Voraussetzungen dar, die sich auf die Inanspruchnahme medizinischer Leistungen und die subjektive Zufriedenheit auswirken können.

Die Darstellung der Ergebnisse orientiert sich an den acht Versorgungsaspekten, die der Analyse der Versorgungszufriedenheit zu Grunde lagen. Zwecks Übersichtlichkeit wurden die prozentualen Anteile der ‚sehr zufriedenen' und ‚zufriedenen' sowie die Anteile der ‚gar nicht zufriedenen' und ‚wenig zufriedenen' Patientinnen zusammengefaßt. Der Anteil der Patientinnen, die sich indifferent äußerten sind in den folgenden Tabellen ebenfalls aufgeführt.

Zufriedenheit mit der medizinischen Versorgung und der Pflege

Gleich nach dem Bereich ‚Komfort und Unterbringung' erreichte die ‚medizinische Versorgung' in der Frauenklinik den zweit- und die Pflege den dritthöchsten Platz in der Zufriedenheitsrangliste der Patientinnen. Neben der Ethnizität der Patientinnen erwiesen sich das Lebensalter der Frauen, der Schweregrad ihrer Erkrankung sowie ihre allgemeine Lebenszufriedenheit als wichtige Einflußfaktoren auf ihre Zufriedenheit mit der medizinischen Versorgung und mit der Pflege (Tab.4.12.3).

Tab. 4.12.3: Zufriedenheit mit der medizinischen Versorgung und der Pflege

Prozentualer Anteil der zufriedenen Patientinnen		Medizin. Versorgung	Pflege
Ethnizität (p<.05)	deutsche Patientinnen (n=295)	95,9	84,5
	türkische Patientinnen (n=236)	83,9	72,1
Altersgruppen (p<.05)	<30 Jahre (n=151)	85,4	73,0
	30-50 Jahre (n=270)	92,2	80,4
	>50 Jahre (n=110)	93,6	84,4
Schweregrad der Erkrankung (p<.05)	Schwangerschaftsstörung (n=106)	84,0	71,0
	gutartige Erkrankung (n=310)	91,3	81,8
	bösartige Erkrankung (n=115)	94,8	79,3
Lebenszufriedenheit (p<.05)	eher unzufrieden (n=80)	87,4	71,2
	einigermaßen zufrieden (n=91)	92,4	82,3
	eher zufrieden (n=324)	91,4	80,8

Dabei waren jüngere Frauen, Patientinnen, die aufgrund von Schwangerschaftsstörungen in der Klinik waren, sowie Frauen, die ihr Leben im Allgemeinen kritischer sahen, mit der medizinischen Versorgung und der Pflege signifikant unzufriedener. Während sich in allen anderen verglichenen Unterkollektiven bzgl. der Zufriedenheit mit der medizinischen Versorgung auch innerhalb des Immigrantinnenkollektivs keine statistisch signifikanten Unterschiede ergaben, korrelierte eine geringere Schulbildung deutlich mit geringerer Zufriedenheit mit der Pflege.

Ärztliche Information und Patientinnenaufklärung

Da im Vergleich zu allen anderen Versorgungsaspekten die Differenzen in der Bewertung der ärztlichen Information und Aufklärung zwischen dem deutschen und dem Immigrantinnenkollektiv am Größten waren, drängt sich die Frage nach dem Einfluß der deutschen Sprachkenntnisse der Patientinnen türkischer Herkunft auf ihre Unzufriedenheit auf. Denn, wie in den vorangegangenen Kapiteln beschrieben, geschieht die Informationsvermittlung in der Regel in deutscher Sprache, während nur etwa ein Drittel der befragten Immigrantinnen ihre eigenen Deutschkenntnisse als ,gut/sehr gut' einschätzte.

Korrespondierend mit dem Grad der deutschen Sprache der Patientinnen stieg ihre Zufriedenheit mit der Aufklärung durch die Klinikärzte. Allerdings erschließt ein Blick auf die genauen Zahlen, daß bessere Deutschkenntnisse zwar die Zufriedenheit mit der Aufklärung steigern, aber nicht allein ausschlaggebend sind, denn in der Gruppe der gut deutsch sprechenden Immigrantinnen war der Anteil der mit der Aufklärung unzufriedenen Patientinnen viermal so hoch wie im deutschen Patientinnenkollektiv (Tab.4.12.4).

Tab. 4.12.4: Zufriedenheit mit der ärztlichen Information und Aufklärung

Angaben in%	sehr/ zufrieden	einiger- maßen	unzu- frieden
Ethnizität (p<.001) deutsche Patientinnen (n=297)	85,8	10,9	3,3
türkische Patientinnen (n=234)	60,7	21,8	17,5
türkischsprachige Patientinnen gering (n=74)	49,9	23,0	27,1
nach Deutsch- einigermaßen (n=70)	65,7	22,9	11,4
kenntnissen (p<.05) gut/sehr gut (n=85)	64,7	21,2	14,1

Da der Bildungsgrad der Patientinnen deutscher und türkischer Herkunft deutlich differierte, wurde eine gesonderte Analyse zum Einfluß des Bildungsgrades auf die Zufriedenheit mit der Aufklärung in der Klinik für beide Vergleichskollektiven vorgenommen.

Innerhalb der deutschen Patientinnengruppe ließen sich nur geringfügige Unterschiede feststellen, während innerhalb des Immigrantinnenkollektivs deutlich wurde, daß Frauen mit höheren Bildungsabschlüssen wesentlich zufriedener waren als Frauen mit geringer oder ohne Schulbildung. Die Gegenüberstellung der Zufriedenheit mit der Aufklärung bei Patientinnen deutscher und türkischer Herkunft mit mittleren Bildungsabschlüssen zeigt deutlich die höhere Zufriedenheit bei den deutschen Frauen (Tab.4.12.5).

Tab. 4.12.5: Zufriedenheit mit der ärztlichen Information und medizinischen Aufklärung / Bildungsgrad

Angaben in%	sehr/ zufrieden	einiger- maßen	unzufrieden
türkisches Patientinnenkollektiv			$p<,05$
keine Schule (n= 25)	36	40	24
ilk okul/kein Abschluß (n= 29)	58,6	20,7	20,7
Haupt-/Real-/Berufschulabschluß (n=152)	63,2	21,7	15,1
Fach-, Abitur, Hochschulabschluß (n= 28)	71,5	7,1	21,4
deutsches Patientinnenkollektiv			$p>,05$
kein Abschluß (n= 12)	75	25	0
Haupt-/Real-/Berufschulabschluß (n=154)	84,4	12,3	3,3
Fach-, Abitur, Hochschulabschluß (n=124)	87,9	8,1	4,0

Da Bildungsgrad und Gesundheitswissen der Patientinnen eng zusammenhingen, war auch hinsichtlich der spezifischen Kenntnisse der Patientinnen über die Anatomie und Funktionen des weiblichen Körpers die Tendenz zu beobachten, daß grundlegendes Gesundheitswissen für das Verständnis und damit auch für die Zufriedenheit mit der medizinischen Aufklärung relevant ist.

Die Ergebnisse zur Patientinnenzufriedenheit mit der Aufklärung lassen den Schluß zu, daß die derzeit praktizierte Art der Vermittlung medizinischer Informationen vor allem den Patientinnen nutzt, die ohnehin gut aufgeklärt und informiert sind, während Frauen, die mehr Aufklärungsbedarf haben, mit den gängigen Methoden nicht adäquat erreicht werden können.

Psychosoziale Betreuung

Die psychosoziale Betreuung der Patientinnen während des Klinikaufenthalts wird sowohl von Ärzten und Pflegekräften als auch von dem an die Klinik angebundenen Sozialdienst und einem psychosomatischen Konsilardienst für die psychologische Beratung und Betreuung der Patientinnen der Frauenklinik geleistet.

In der Regel wird die professionelle Betreuung dann hinzugezogen, wenn Patientinnen diesen Wunsch äußern, wenn den Ärzten und Pflegekräften auf andere Weise ein besonderer psychosozialer Betreuungsbedarf signalisiert wird oder wenn Ärzte oder Schwestern den Eindruck haben, daß eine Beratung oder Betreuung ratsam erscheint.

Von den Patientinnen wurde die psychosoziale Betreuung in der Frauenklinik im unteren Drittel der Rangliste der Zufriedenheit plaziert. Immigrantinnen wiesen mit einem Anteil von 25,8% unzufriedener Patientinnen ebenso wie Frauen, die mit ihrer allgemeinen Lebenslage eher unzufrieden waren (35,5%), und Patientinnen mit psychosomatischen Gesundheitsstörungen (29%) überdurchschnittlich hohe Unzufriedenheitswerte auf. Die Beurteilung der psychosozialen Betreuung in der Klinik zeigte keine signifikanten Unterschiede bei einem Vergleich des Schweregrades der diagnostizierten Erkrankungen und der Altersgruppen. Im Immigrantinnenkollektiv hatten weder der Migrationsstatus noch die deutschen Sprachkenntnisse Einfluß auf die Zufriedenheit der Patientinnen.

Offensichtlich war für die befragten Patientinnen während des Klinikaufenthalts ein großer Betreuungsbedarf auf der psychosozialen Ebene vorhanden, der mit den in der Klinik bereitgestellten Betreuungsangeboten nicht in ausreichendem Maße gedeckt werden konnte. Für die Immigrantinnen und Patientinnen mit psychosomatischen Gesundheitsstörungen läßt sich schlußfolgern, daß sich der Bedarf an psychosozialer Betreuung in spezifischen Lebenslagen nochmals verstärkt, die vorhandenen Angebote diese Gruppen aber kaum erreichen bzw. keine bedarfsgerechten Versorgungskonzepte existieren.

Berücksichtigung spezifischer Versorgungsbedürfnisse von Immigrantinnen

Die Berücksichtigung sprachlicher, religiöser und kultureller Besonderheiten als wichtiger Versorgungsaspekt in einer Gesundheitseinrichtung, die in großem Maße Patientinnen unterschiedlicher Herkunftsländer medizinisch behandelt, wurde gezielt in die Untersuchung einbezogen. Der Sammelbegriff ‚migrantinnenspezifische Bedürfnisse' umfaßt sowohl Angebote zur Überwindung sprachlicher Kommunikationsbarrieren, die Berücksichtigung von spezifischen soziokulturell oder religiös geprägten Verhaltensmustern sowie Umgangsformen bzw. Rituale im Zusammenhang mit Krankheit und Sterben.

Da insgesamt nur ein Drittel des deutschen Patientinnenkollektivs diese Frage beantwortete, wird von einem direkten Vergleich der Zufriedenheitsskala auf der Basis der Ethnizität der Patientinnen abgesehen. Von den Immigrantinnen wurde die ‚Berücksichtigung migrantinnenspezifischer Versorgungsaspekte in der Klinik' am Negativsten von allen abgefragten Aspekten beurteilt. Gute deutsche Sprachkenntnisse verringern zwar die Abhängigkeit von interkulturell orientierten Versorgungsangeboten und -konzepten in der Klinik, machen sie aber nicht gänzlich unnötig, denn auch in der Gruppe der Immigrantinnen mit ‚guten' Deutschkenntnissen äußerten 27% der Frauen vs. 45% in der Gruppe mit geringen Deutschkenntnissen ihre Unzufriedenheit.

Statistisch signifikante Unterschiede innerhalb des Immigrantinnenkollektivs brachte auch die Betrachtung des Bildungsgrades der Frauen hervor. Dabei ist zu berücksichtigen, daß die Frauen je nachdem, in welchem Land sie ihre Schulbildung erhielten, jeweils die deutsche oder die türkische Sprache besser beherrschten, so daß hier beide Einflußfaktoren zusammenwirken. Von den Patientinnen, die nie eine Schule besuchen konnten und damit die schlechtesten Voraussetzungen für die Kommunikation und das Zurechtfinden in der Klinik mitbrachten, äußerten 50% ihre Unzufriedenheit mit der Berücksichtigung immigrantinnenspezifischer Aspekte (Tab. 4.12.6).

Tab. 4.12.6: Zufriedenheit mit migrantinnenspezifischen Versorgungsaspekten

Angaben in%		sehr/ zufrieden	einigermaßen	unzufrieden
Bildungsgrad	nie zur Schule (n=26)	30,8	19,2	50,0
(p<.05)	ohne Abschl. /ilk okul (n=93)	40,9	24,6	34,5
	Haupt- Realabschluß (n=91)	52,5	27,6	19,9
	lise/Abitur/Univers. (n=10)	41,2	27,5	31,3

4.12.4 Stärken und Schwächen der Klinik aus Patientinnensicht

Gegenüberstellung der Patientinnenerwartungen und -zufriedenheit

Auf der Grundlage eines Modells, das Patientinnenerwartungen und Patientinnenzufriedenheit zueinander in Beziehung setzt (vgl. Thill 1997), lassen sich zu den einzelnen Versorgungsaspekten ‚Kern-Schwächen' und ‚Kern-Stärken' eines Krankenhauses ermitteln, die eine Grundlage für die Initiierung patientenorientierter Maßnahmen der Qualitätssicherung darstellen.

Die Ergebnisse der quantitativen Erhebung zu den Erwartungen und zur Zufriedenheit von Patientinnen deutscher und türkischer Herkunft in der gynäkologischen Klinik wurden zusammengeführt und für beide Vergleichskollektive auf der Basis der Ethnizität gegenübergestellt. Für Immigrantinnen und deutsche Patientinnen werden deutliche Unterschiede hinsichtlich der wahrgenommenen Stärken und Schwächen für die untersuchten Teilaspekte der stationären Versorgung für sichtbar. Da sich die in die Untersuchung einbezogenen Patientinnenkollektive deutscher und türkischer Herkunft bzgl. der Altersstruktur unterschieden, beschränkt sich der Vergleich auf die Altersgruppe der 30 bis 50-jährigen Patientinnen, die insgesamt 250 Frauen umfaßte und im deutschen und Immigrantinnenkollektiv etwa gleich stark war. Ebenfalls wurde eine Gegenüberstellung der Patientinnenerwartungen und der -zufriedenheit innerhalb des Immigrantinnenkollektivs vorgenommen, um die Unterschiede in der Bedarfslage von Immigrantinnen der ersten und der zweiten Migrantengeneration sowie der neu nachgezogenen Ehefrauen aus der Türkei graphisch zu verdeutlichen.

Im oberen rechten Feld der folgenden Abbildungen (4.12.10 und 4.12.11) lassen sich jeweils die ‚Kern-Stärken', die durch eine hohe Wichtigkeit und eine hohe Zufriedenheit bei den Patientinnen gekennzeichnet sind, ablesen. Aspekte, die im oberen linken Feld angesiedelt sind, lassen sich als ‚Kern-Schwächen' erkennen, da sie für die Patientinnen eine hohe Relevanz hatten, sie aber nur geringfügig zufriedengestellt hatten. In den unteren Feldern sind rechts die ‚Null-Stärken' (niedrige Wichtigkeit/hoher Zufriedenheit) und links die ‚Null-Schwächen' (niedrige Wichtigkeit/niedrige Zufriedenheit) festzustellen.

Hinsichtlich der Qualitätssicherung besteht vor allem für die Aspekte, die für die Patientinnen eine hohe Bedeutung haben aber nur geringe oder mittlere Zufriedenheitswerte aufwiesen, dringender Handlungsbedarf, wogegen Punkte, die im Bereich der ‚Null-Schwächen' angesiedelt sind, nicht unwichtig aber nachrangig sind.

Abb. 4.12.10: **Erwartungen und Zufriedenheit von Patientinnen der Altersgruppe 30-50 Jahre im interkulturellen Vergleich**

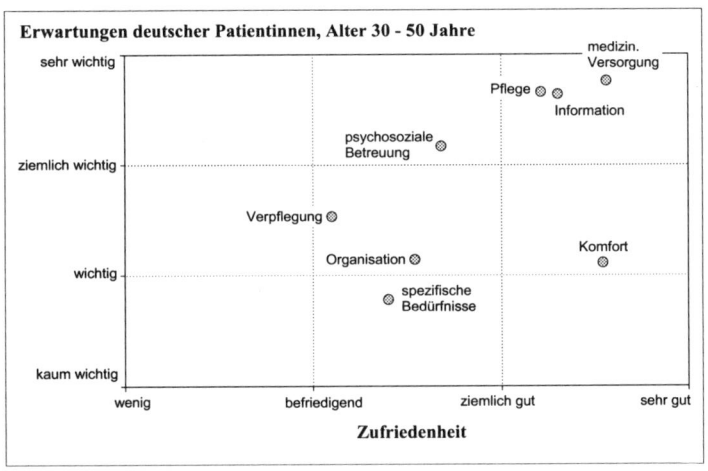

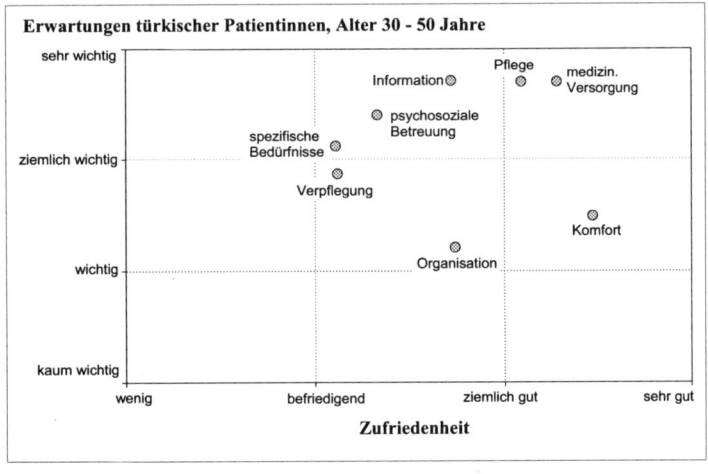

Für die deutschen Patientinnen zeigt sich, daß die medizinische Versorgung, die Pflege sowie die Information und Aufklärung im Bereich der ‚Kern-Stärken' plaziert sind. Hinsichtlich der psychosozialen Betreuung während des stationären Aufenthalts ist dagegen eine Lokalisation in Richtung der ‚Kern-Schwächen' erkennbar.

Zwar sind die medizinische Versorgung und die Pflege auch für die befragten Immigrantinnen noch im Bereich der ‚Kern-Stärken' angesiedelt, im Vergleich zu den Bewertungen der deutschen Patientinnen aber deutlich nach links verschoben. Die Information und Aufklärung kann dagegen für die Immigrantinnen nicht mehr zu den ‚Kern-Stärken' gezählt werden.

Hinsichtlich der psychosozialen Betreuung besteht ebenso wie für den Aspekt der Berücksichtigung immigrantinnenspezifischer Bedürfnisse für Patientinnen nichtdeutscher Herkunft offensichtlich Handlungsbedarf. Da eine zufriedenstellende Vermittlung der medizinischen Aufklärung und eine adäquate psychosoziale Betreuung für etwa zwei Drittel der befragten Immigrantinnen u.a. von einer qualifizierten Sprachvermittlung abhängt, sollten diese Bereiche im Kontext betrachtet werden.

Da die Erwartungen an die Verpflegung im Immigrantinnenkollektiv höher waren als in der deutschen Vergleichsgruppe, ergibt sich hier für die Immigrantinnen eine ‚Kern-Schwäche' und für die deutschen Patientinnen eine ‚Null-Schwäche'. Von den Versorgungsbereichen, die für die Patientinnen beider Kollektive eine nachgeordnete Relevanz hatten, wurde der Komfort in der Klinik eindeutig positiv bewertet, ist aber nur als ‚Null-Stärke' zu identifizieren. Der Bereich der Organisation und des Tagesablauf tendierte in der Bewertung beider Kollektive dagegen in Richtung der ‚Null-Schwächen'.

Der Vergleich der Patientinnenerwartungen und ihrer Zufriedenheit innerhalb des Immigrantinnenkollektivs ergab, daß sich die Erwartungen und Beurteilungen der zweiten Immigrantinnengeneration am ehesten der deutschen Vergleichsgruppe annäherten, während sich sowohl für die erste Immigrantinnengeneration und die neu nachgezogenen Ehefrauen eindeutig ein dringender Handlungsbedarf in Bezug auf die Verbesserung der Information und Aufklärung, der Berücksichtigung der migrantinnenspezifischen Bedürfnisse sowie der psychosozialen Betreuung und der Verpflegung ergab (Abb. 4.12.11).

Abb. 4.12.11: Erwartungen und Zufriedenheit der Immigrantinnen/Migrationsstatus

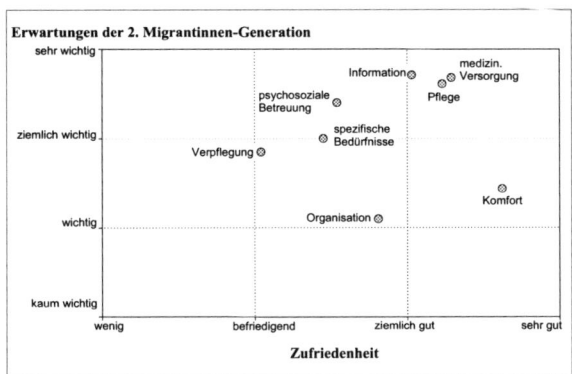

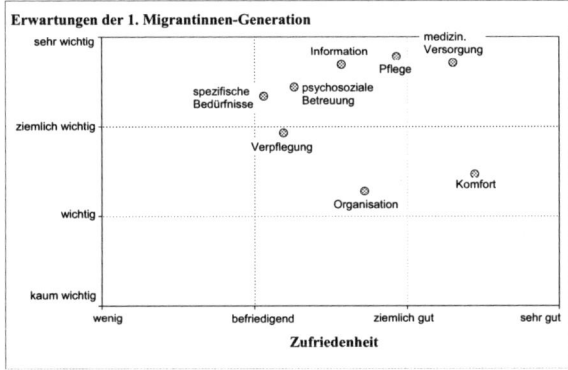

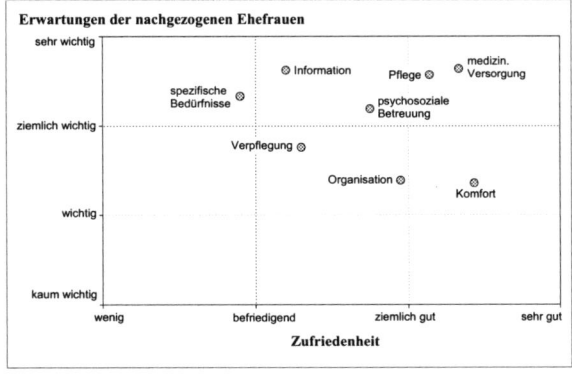

Universelle und spezifische Erwartungen an die stationäre Versorgung

Die in der Fragebogenbefragung vorgenommene Rangfolge der Patientinnen zeigte, daß es universelle Erwartungen an die stationäre Versorgung im Krankenhaus gibt, die sowohl für deutsche und als auch für türkischsprachige Patientinnen von grundlegender Bedeutung sind und als selbstverständliche Qualitätsmerkmale einer Klinik vorausgesetzt werden.

Hohe Erwartungen wurden an eine ‚sorgfältige Untersuchung und Behandlung', ‚gut ausgebildete und kompetente Ärzte', ‚Hygiene', ‚freundliche und geduldige Erklärungen und Beratung', ‚Ehrlichkeit bei der Aufklärung', ‚verständliche medizinische Aufklärung', ‚Freundlichkeit', ‚Hilfsbereitschaft und Kompetenz des Pflegepersonals', ‚größtmögliche Sicherheit' sowie ‚Zeit und Zuwendung des Klinikpersonals' gestellt. Die Bedeutung der einzelnen Aspekte war für Immigrantinnen insgesamt etwas höher ausgeprägt, allerdings wurden signifikante Differenzen erst im mittleren und unteren Bereich der Ranglisten erkennbar.

Als offensichtliche immigrantinnenspezifische Erwartungen lassen sich Aspekte wie ‚qualifizierte Dolmetscher bei Verständigungsproblemen', ‚Berücksichtigung kultureller Besonderheiten' und die ‚Beachtung islamischer Regeln bei der Essenszubereitung' aufzeigen. Darüber hinaus ließen sich auch die signifikant höheren Erwartungen an eine ‚hohe Mitbestimmung', ‚Zuwendung und Trost bei Schwierigkeiten', ‚professionelle psychologische Betreuung', ‚professionelle Unterstützung in sozialen Angelegenheiten' und ein ‚angenehmer Aufenthaltsraums' als Spezifikum türkischsprachiger identifizieren. In einer Befragung des Zentrums für Türkeistudien (Essen) und der AOK Essen (1999) zu den Erwartungen an den Krankenhausbereich zeigte sich eine große Bedeutung der Kompetenz und Freundlichkeit des Personals, der Ausstattung der Zimmer sowie der Qualität des Essens für die türkischen Bevölkerung. Im Unterschied zu unserer Untersuchung ist zu berücksichtigen, daß die Befragten zum Befragungszeitpunkt keine stationären Patienten waren. Insbesondere Ältere, Frauen und Befragte, die erst kurz in der Bundesrepublik leben, erachteten darüber hinaus Personal türkischer Herkunft, die Berücksichtigung religiöser Vorschriften sowie Beratung und Betreuung in der Muttersprache als wichtig.

Unsere qualitative Teilstudie bestätigte die universellen Erwartungen und die besonders hohen Erwartungen aller Patientinnen an kommunikative und psychosoziale Aspekte in der Personal-Patient-Interaktion. Darüber hinaus verdeutlichte sie, daß Immigrantinnen eine Gleichbehandlung mit Einheimischen im Krankenhaus und damit verbunden strukturelle Lösungen für die Überwindung von Sprach- und Verständnisproblemen in der Klinik erwarten.

Bei Immigrantinnen und deutschen Patientinnen mit niedrigerem Bildungsgrad hatten die Erwartungen an die Information, Verständigung und Mitbestimmung sowie die psychosoziale Betreuung durch das Klinikpersonal eine überdurchschnittlich große Bedeutung. Die unterschiedliche Ausprägung der Erwartungen in verschiedenen Patientinnengruppen erlauben Rückschlüsse auf spezifische Bedürfnisse, die nicht nur durch die Ethnizität sondern auch durch besondere Lebenslagen begründet sind. Bei älteren und an Krebs erkrankten Patientinnen, die die Universitätsklinik vor allem wegen ihrer Spezialisten aufgesucht hatten, zeichneten sich höhere Erwartungen an die ‚fachliche Kompetenz des medizinischen Personals', eine ‚moderne medizinische Einrichtung' und eine ‚größtmögliche Sicherheit' ab.

4.12.5 Patientinnenzufriedenheit in der Klinik - Diskussion

Die Patientinnenzufriedenheit wurde in dieser Studie anhand quantitativer und qualitativer methodischer Verfahren am Tag vor der Entlassung aus der Klinik untersucht. Es ist nicht davon auszugehen, daß sich die Patientinnenzufriedenheit oder -unzufriedenheit im Laufe der Zeit stark verändert, denn bei Kosinski u. Raspe (1998) zeigten sich keine statistisch signifikanten Unterschiede hinsichtlich des Ausmaßes der geäußerten Kritik der Patienten in Befragungen, die nach vier, acht, und zwölf Wochen nach der Rehabilitation durchgeführt wurden. Möglicherweise sind die vorliegenden Ergebnisse aber durch den Zeitpunkt der Patientinnenbefragung noch während des stationären Aufenthalts und durch die direkte Konfrontation mit der Situation beeinflußt.

In den persönlichen Gesprächen äußerten sich die befragten Patientinnen wesentlich kritischer zu ihrer Zufriedenheit mit der Versorgung als im Fragebogen. Die generelle Tendenz der höheren Erwartungen und der größeren Unzufriedenheit bei den Patientinnen türkischer Herkunft bestätigte sich in beiden methodischen Zugängen. Während den Patientinnen im quantitativ angelegten Erhebungsinstrument immer eine zusammenfassende Gesamteinschätzung abverlangt wird, die dann möglicherweise positiver ausfällt, ergab sich in der *face-to-face*-Gesprächssituation die Möglichkeit die Details anzusprechen, welche die Unzufriedenheit oder auch Zufriedenheit hervorriefen.

Es ist bekannt, daß sich Patienten in Befragungen über ihre Zufriedenheit mit der Behandlung erstaunlich positiv äußern (Raspe et al. 1996), wobei dieses

Phänomen besonders dann auftritt, wenn die Zufriedenheitsfragen eher unspezifisch gestellt sind (Kohlmann 1998). Die deutschen Patientinnen waren mit fast allen im Fragebogen erfaßten Versorgungsbereichen der gynäkologischen Stationen deutlich zufriedener als die befragten Immigrantinnen. Eine Ausnahme stellte nur der Tagesablauf dar, der von beiden Vergleichsgruppen etwa gleich beurteilt wurde.

In der Untersuchung von Klotz (1996) erreichte die Dimension der ‚ärztlichen Betreuung', die mit der ‚medizinischen Versorgung' in dieser Studie vergleichbar ist, den höchsten Zufriedenheitsindex, wogegen sich bei der ‚Verpflegung und Unterbringung' die geringste Zufriedenheit zeigte. An dieser Stelle zeigt sich ein methodisches Problem der Begrifflichkeit bzw. dessen, was Patienten jeweils unter den vorgegebenen Aspekten verstehen. Da ‚Unterbringung' und ‚Verpflegung' in der vorliegenden Studie getrennt erfragt wurden, konnte für die Unterbringung die höchste und für die ‚Verpflegung' der geringste Zufriedenheitswert bei deutschen und türkischsprachigen Patientinnen ermittelt werden. Im Begriff der ‚medizinischen Versorgung' war dagegen sowohl die medizinisch technische als auch die persönliche ärztliche Betreuung enthalten, die in den Interviews von allen befragten Patientinnen am meisten bemängelt wurde. Deutliche Unterschiede ließen sich hinsichtlich der Zufriedenheit mit der Information und der psychosozialen Betreuung in der Klinik erkennen, wobei Immigrantinnen, Patientinnen mit schlechteren Bildungsvoraussetzungen und geringeren deutschen Sprachkenntnissen deutlich höhere Unzufriedenheitswerte aufwiesen als deutsche Patientinnen mit höherem Bildungsgrad. Ähnlich wie bei der Beurteilung der eigenen Lebenszufriedenheit zeigte sich auch in Bezug auf die Patientinnenzufriedenheit eine klare Wahrnehmung von spezifischen Problembereichen und eine Beurteilung die den objektiv unterschiedlichen Bedingungen für die jeweiligen Gruppen entsprach.

Leimkühler u. Müller (1996) verweisen auf eine ältere Studie von Ipsen (1978), in der sich auch bei Problemgruppen eine hohe Zufriedenheit bei objektiv ungünstigen Bedingungen ergab, merken aber an, daß sich die Rolle des Patienten gewandelt hat. Immigrantinnen stellen heute genauso hohe Ansprüche an die stationäre Versorgung wie deutsche Patientinnen. Dem Klinikpersonal ist diese Entwicklung nicht immer bewußt oder befremdlich. Ansprüche von Immigrantinnen werden als zu hohe und ‚ungerechtfertigte' Erwartungen wahrgenommen.

Es zeigte sich, daß Versorgungsbereiche, an die hohe Erwartungen gerichtet wurden, hinsichtlich der Beurteilung kritischer ausfielen, so daß ein Zusammenhang zwischen einem höheren Anspruchsniveau, das eher weniger zufriedenheitsfördernd und einem geringeren Anspruch, der möglicherweise eher Zufriedenheit hervorruft (Leimkühler u. Müller 1996), gegeben ist.

Cleary et. al. (1991) fanden bei jüngeren Patienten, Angehörigen nicht weißer Ethnien und Patientinnen mit niedrigerem sozioökonomischen Status eine geringere Zufriedenheit, während sich bei Klotz (1996), der auf eine geringe Repräsentanz von Immigrantinnen in seiner Untersuchung hinweist, Patientinnen mit höherer Schulbildung in Befragungen durchschnittlich unzufriedener zeigten als Patientinnen mit geringer Schulbildung. Migrationsrelevante Aspekte scheinen die Korrelation von geringerer Schulbildung und größerer Patientinnenzufriedenheit bei einer Berücksichtigung von Immigrantinnen in der Stichprobe deutlich zu überlagern.

Daß ältere Patientinnen eine größere Zufriedenheit zum Ausdruck brachten (Cleary et al. 1991, Finkelstein et al. 1998, Klotz et al. 1996) konnte in dieser Studie nur in Bezug auf die Aspekte ‚medizinische Versorgung' und ‚Pflege' bestätigt werden, wobei in der Gruppe der älteren Patientinnen der Anteil der deutschen und der an Krebs erkrankten Frauen überdurchschnittlich hoch war. Patientinnen mit psychosomatischen Gesundheitsstörungen waren mit der ‚psychosozialen Betreuung' in der Klinik deutlich unzufriedener. Bei Klotz (1996) zeigte die Schwere des Eingriffs keinen signifikanten Einfluß auf die Patientinnenzufriedenheit.

Die Analyse der Patientinneninterviews zeigte eine hohe Patientinnenunzufriedenheit in Hinblick auf die Kommunikation und Interaktion zwischen Ärzten und Patientinnen und weist auf erhebliche Mißstände und Defizite hin. Während die Patientinnen hohe Erwartungen an die Gespräche mit Ärzten, eine ausführliche Information und Aufklärung und eine umfassende ganzheitliche Betreuung - die auch die psychosoziale Situation berücksichtigt - hervorhoben, erlebten die Patientinnen in starkem Maße unzureichende menschliche Zuwendung, Mangel an Zeit und Kontaktmöglichkeiten mit Ärzten, Anonymität des Klinikpersonals, defizitäre organisatorische Regelungen, schlechte Informationsflüsse, unpersönliche Visiten und spezifische Probleme bei der Aufklärung. Da in den Patientinneninterviews nach der Empfehlung von Leimkühler u. Müller (1996) Zufriedenheits- und Unzufriedenheitsfaktoren getrennt erhoben wurden, zeichneten sich auch bei den deutschen Patientinnen in den qualitativen Daten eine deutliche Kritik an der ärztlichen Versorgung und der Aufklärung ab, die weder den Informationsbedürfnissen noch den generellen Betreuungs- und Zuwendungsbedürfnissen gerecht wurde.

Während deutsche Patientinnen detailliertere und ausführlichere Informationen wünschten, nahmen die interviewten Immigrantinnen die als unzureichend erlebte Aufklärung als unverständlich, zu medizinisch und teilweise als ‚gar keine Aufklärung' wahr, wodurch verstärkt ein Gefühl der Vernachlässigung, der Ausgrenzung und des Mißtrauens hervorgerufen wurde, daß sich gewissermaßen auch auf die Unzufriedenheit mit einer ‚undurchschaubaren' medizinischen Behandlung übertrug.

Immigrantinnen der ersten Generation, die häufig auch nach erfolgter Aufklärung in der Klinik nicht mehr als ‚Frauenkrankheit' über ihre Diagnose und ‚Operation' über die Kliniktherapie wußten, gaben sich damit nicht zufrieden. Im Gegenteil wurde beklagt, daß auf die Sprachvermittlung keine besondere Mühe verwendet wurde, Dolmetscher und verständliches Informationsmaterial fehlten und daß das Klinikpersonal mit deutschen Patientinnen mehr gesprochen hätte. Auch türkischsprachige Patientinnen der zweiten Generation und ‚neu zugezogene Ehefrauen' kritisierten die institutionelle Diskriminierung, die durch die mangelnde Berücksichtigung soziokultureller Unterschiede bei den Patientinnen charakterisiert ist. Eher vereinzelt wurde von individuellen Diskriminierungen durch einzelne Mitarbeiter berichtet. Auch einige Patientinnen deutscher Herkunft beklagten, daß das ärztliche Personal unter Bezugnahme auf die nicht mehr vorhandene Reproduktionsfähigkeit die psychischen Belastungen älterer Frauen im Zusammenhang mit einem Organverlust bagatellisierten.

Von deutschen und zugewanderten Patientinnen wurde eine professionelle Unterstützung durch psychologisch geschulte Mitarbeiter oder Ärzte vermißt. Insbesondere die Patientinnen der onkologischen Station waren mit der Bewältigung ihrer Diagnose bzw. ihrer Erkrankung häufig allein gelassen und zeigten schon am Tag der Aufnahme in der Klinik starken Gesprächsbedarf, der über die reine Informationsvermittlung hinaus ging.

Hinsichtlich der Pflege wurde eine uneinheitliche Linie kritisiert, die sich einerseits in fürsorglichen und zuvorkommenden und andererseits in vernachlässigenden und unfreundlichen Umgangsformen einzelner Pflegekräfte gegenüber den Patientinnen ausdrückte.

Die Ergebnisse der Patientinneninterviews zeigen deutlich, daß psychosoziale Versorgungsaspekte wie individuelle Behandlung und Autonomie, positive Beziehungen zum Pflegepersonal und positive Arzt-Patient-Kommunikation vor den professionellen und materiellen Aspekten für die Patientinnen die wichtigsten Zufriedenheitsquellen darstellen, was in vorliegenden Untersuchungen aus dem US-amerikanischen Raum deutlich wird (vgl. Leimkühler u. Müller 1996)

Patientinnen, für die Empathie, Zuverlässigkeit, Kommunikation, Verständnis und Betreuung vorrangig vor den technischen Qualitäten sind, bewerten die medizinische Behandlung anders als die im Gesundheitswesen tätigen Professionellen (Bowers et al. 1994).

Zwar schätzten die meisten Patientinnen und insbesondere die Frauen mit bösartigen Erkrankungen die fachliche medizinische Kompetenz der im Universitätsklinikum tätigen Ärzten und Pflegekräfte, doch kam die menschliche Zuwendung zu kurz. Konkurrenz unter den Ärzten störten die Patientinnen ebenso wie die Anwesenheit vieler unbekannter Ärzte und Studenten bei den gynäkologischen Untersuchungen und bei den Visiten. Finkelstein et al. (1998) stellten beim Vergleich der Patientenzufriedenheit in unterschiedlichen Kliniken fest, daß die Patientinnenzufriedenheit in Krankenhäusern, in denen nicht gelehrt wurde, größer war.

Literaturverzeichnis

ACOG Committee Opinion Nr. 144 (November 1994): Sexuelle Übergriffe in der geburtshilflich-gynäkologischen Praxis: Ethik. Ref. von E. Schlicht in: Frauenarzt 41 (2000) 976-978

Agha, T. et. al.: Einführung in Aspekte der Migrationssoziologie I. In: Beratung im interkulturellen Kontext. Hrsg. IAF – Verband binationaler Familien und Partnerschaften, Berlin 1999

Antonovsky, A.: Salutogenese, Entmystifizierung der Gesundheit. Dt. erweiterte Herausgabe von A. Franke. Dgvt, Tübingen 1997

Ausländerbeauftragte des Senats von Berlin: Bericht zur Integrations- und Ausländerpolitik 1996/1997. Berlin 1998

Ayalan, S., P. Fischer, R. Naske: Verhaltensprobleme türkischer Gastarbeiterkinder in Wien. Z. Kinder-Jugendpsychiat. 21 (1993) 226-232

Baader, G.: Türken, Juden, Polen. Probleme der Assimilation und Integration ethnischer Minderheiten in Deutschland im 19. und 20. Jahrhundert. In: Zwischen zwei Kulturen. Was macht Ausländer krank? Hrsg. von H. Kentenich, P. Reeg, K.-H. Wehkamp. Verlagsgesellschaft Gesundheit, Berlin 1984

Becker, H.: Die Bedeutung der subjektiven Krankheitstheorie des Patienten für die Arzt-Patienten-Beziehung. Psychotherap. Med. Psychol. 34 (1984) 313 - 321

Beckmann, M.W., Y. Werner, S.P. Renner, P.A. Fasching, D. Jap, B. Kuschel: Krebsfrüherkennung in der frauenärztlichen Praxis. Aktuelle Aspekte der wissenschaftlichen Diskussion. Gynäkologe 33 (2000) 474-482

Bengel, J., R. Strittmatter, H. Willmann : Was erhält Menschen gesund? Antonovskys Modell der Salutogenese - Diskussionsstand und Stellenwert. Forschung und Praxis der Gesundheitsförderung, Band 6. Bundeszentrale für gesundheitliche Aufklärung (BZgA) Köln 1998

Berg, G.: Subjektive Krankheitskonzepte - kommunikative Voraussetzungen für die Arzt-Patienten-Interaktion? In: Migration und Gesundheit. Zustandsbeschreibung und Zukunftsmodelle. Hrsg von M. David, Th. Borde, H. Kentenich, Mabuse, Frankfurt/M. 1998

Berg, G: Ausländische Frauen und Gesundheit. Migration und Gesundheit. Bundesgesundheitsblatt 38 (1995) 46-51

Birsl, U., S. Ottens, K. Sturhan: Männlich - Weiblich, Türkisch - Deutsch: Lebensverhältnisse und Orientierungen von Industriebeschäftigten. Leske + Budrich, Opladen 1999

Bischoff, C., H. Zenz: Patientenkonzepte von Körper und Krankheit. H. Huber, Bern, Stuttgart, Toronto 1989

Blaxter, M. : Health an lifestyles. London: Travistock 1990

Blöchliger, C., J. Osterwalder, C. Hatz, M. Tanner, T. Junghanss: Asylsuchende und Flüchtlinge in der Notfallstation. Soz. Präventivmed. 43 (1998) 39-48

Blöchliger, C., N. Ries, M. Gonon, L. Loutan, K. Mark, S. Vetterli, M. Tanner, C. Hatz, T. Junghanss: Asylsuchende und Flüchtlinge in der medizinschen Poliklinik: Ein Vergleich zwischen den Polikliniken Basel, Bern und Genf. Soz. Präventivmed. 43 (1998) 29-38

Blum, K.: Patientenzufriedenheit bei ambulanten Operationen. Einflußfaktoren der Patientenzufriedenheit und Qualitätsmanagement im Krankenhaus. Juventa, Weinheim und München 1998

Bodden-Heidrich, R.: Psychosomatische Aspekte der operativen Gynäkologie. In: Psychosomatische Geburtshilfe und Gynäkologie. Hrsg. von M. Stauber, H. Kentenich u. D. Richter. Springer, Berlin, Heidelberg 1999

Böhnke, P.: Bildung und Kompetenzen. In: Datenreport 1999. Zahlen und Fakten über die Bundesrepublik Deutschland. Hrsg. vom Statistischen Bundesamt, Schriftenreihe Bd. 365 der Bundeszentrale für politische Bildung, Bonn 2000

Boos-Nünning, U.: Migrationsforschung unter geschlechtsspezifischer Perspektive. In: Chancen und Risiken der Migration. Deutsch-türkische Perspektiven. Hrsg. von E. Koch, M. Özek, W.M. Pfeiffer, R. Schepker. Lambertus, Freiburg i.Br. 1998

Borde, Th., M. David, H. Kentenich: Analyse der Versorgungssituation gynäkologisch erkrankter türkischer und deutscher Frauen im Krankenhaus. Schlußbericht. Eigendruck, Berlin 2000

Bowers, M.R., J.E. Swan, W.F. Koehler: What Attributes Determine Quality and Satisfaction with Health Care Delivery? Health Care Manage Rev 1994, 19(4), S. 49-55

Brähler E., H. Felder, I. Florin, B. Tuschen: Soziodemographischer Fragebogen SozioDat (West- und Ostversion). Unveröffentlichtes Arbeitspapier, Leipzig 1993

Brezinka Ch., O. Huter, G,. Busch, S. Unus: Kommunikation, Compliance und perinatale Risiken bei türkischen Frauen in Tirol. Geburtsh. Frauenheilk. 49 (1989) 472-476

Brucks, U., E. von Salisch, W.-B. Wahl: Soziale Lage und ärztliche Sprechstunde. Deutsche und ausländische Patienten in der ambulanten Versorgung. EBV-Rissen, Hamburg 1987

Bulmahn, Th., R. Habich: Subjektives Wohlbefinden und Einstellungen. In: Datenreport 1997. Zahlen und Fakten über die Bundesrepublik Deutschland. Hrsg. vom Statistischen Bundesamt, Schriftenreihe Bd. 340 der Bundeszentrale für politische Bildung, Bonn 1997

Bulmahn, Th.: Globalmaße des subjektiven Wohlbefindens. In: Datenreport 1999. Zahlen und Fakten über die Bundesrepublik Deutschland. Hrsg. vom Statistischen Bundesamt. Schriftenreihe Bd. 365 der Bundeszentrale für politische Bildung, Bonn 2000

Bundesministerium für Arbeit und Sozialordnung: Entwicklung von Konzepten und Handlungsstrategien für die Versorgung älter werdender und älterer Ausländer. Bonn 1996

Bundesministerium für Arbeit und Sozialordnung: Forschungsbericht 133: Situation der ausländischen Arbeitnehmer und ihrer Familienangehörigen in der Bundesrepublik Repräsentativuntersuchung. Bonn 1986

Bundesministerium für Familie, Senioren, Frauen Und Jugend: Familien ausländischer Herkunft in Deutschland. Leistungen. Belastungen. Herausforderungen. Sechster Familienbericht. Berlin 2000

Carballo, M., J. Divino, D. Zeric: Migration and Health in the European Union. Tropical medicin and international Health 12 (1998) 936-944

Christeiner, S.: Frauen im Spannungsfeld zwischen Gesundheit und Krankheit. Subjektive Befindlichkeitseinschätzungen und Ursachen Attribuierungen von Laien. Kleine, Bielefeld 1999

Chronologie der türkischen Zuwanderung seit 1955. In: Fremde Heimat. Eine Geschichte der Einwanderung aus der Türkei. Klartext Verlag Essen 1998, S. 391 ff

Cicek, H.: Psychische und psychosomatische Störungen unter besonderer Berücksichrigung psychosexueller Störungen bei Arbeitsmigranten aus der Türkei. VWB Verlag für Wissenschaft und Bildung, Berlin 1989

Cleary, P. D. S. E. Levitan, M. Roberts et al.: Patients evaluate their hospital care: A national survey. Health Affairs (1991)10 S. 254

Cleary, P.D., S. Edgman-Levitan, M. Roberts, T.W. Moloney, W. McMullen, J.D. Walker, T.L. Delbanco: Patient evaluate hospital care:A naotional survey. Health affairs, Winter 1991, 254-267

Collatz, J., A. Brandt, R. Salman, S. Timme (Hrsg.): Was macht Migranten in Deutschland krank? Zur Problematik von Rassismus und Ausländerfeindlichkeit und von Armutsdiskriminierung in psychosozialer und medizinischer Versorgung. EBV Rissen, Hamburg 1992.

Collatz, J., G.C. Fischer: Krankheit, Kranksein und häufige Erkrankungsverläufe. In: Erkrankungen bei Immigranten. Diagnostik, Therapie, Begutachtung. Hrsg. von G.-D. Burchard. G. Fischer, Stuttgart, Jena, Lübeck, Ulm 1998

Collatz, J.: Lebensbedingungen und Gesundheit von Migranten und Migrantinnen. 2. Fachtagung ,Migration und Gesundheit. Perspektiven der Gesundheitsförderung in einer multikulturellen Gesellschaft'. (Internet-Version), Stiftung Deutsches Hygienemuseum, Dresden 1999

Collatz, J.: Zur Realität von Krankheit und Krankheitsversorgung von Migranten in Deutschland. In: Gesundheitskult und Krankheitswirklichkeit. Jahrbuch für kritische Medizin, Bd 23, Argument, Hamburg 1994

Crane, J.A.: Patient comprehension of doctor-patient communication on discharge from the emergency department. J. Emergency Medicine 15 (1997) 1-7

Cropley, A.J., F. Lüthke: Psychologische Aspekte der Adaptation von Zuwanderern In: Probleme der Zuwanderung. Band 1. Herausgegeben von A. J. Cropley, H. Ruddat, D. Dehn, S. Lucassen. Verlag für angewandte Psychologie, Göttingen, Stuttgart 1994

Csitkovics, M., A. Eder, H. Matuschek: Die gesundheitliche Situation von MigrantInnen in Wien. Dokumentationsreihe des WHO-Projekts Wien - Gesunde Stadt, Nr. 12, Dezember 1997

Dag, I.: Belirti tarama listesi (scl-90-r) 'nin üniversite ögrencileri icin güvenirligi ve gecerligi. Türk. Psikiyatri Dergisi 2 (1991) 5-11

Dalyan, M., A. Güner, S. Tuncer, A. Bilgic, T. Arasil: Disability in ankylosing spondylitis. Disability and Rehabilitation 21 (1999) 74-79

David, M., A. Ebert, H. Kentenich: Die Anamnese In: Gynäkologischer Untersuchungskurs. Ein Leitfaden für Studenten. Hrsg. von. A. Ebert und H.K. Weitzel. W.de Gruyter, Berlin 1997.

David, M., G.M. Pette, H. Kentenich: Unterschiedliche Inanspruchnahme einer gynäkologischen Notfallambulanz durch deutsche Patientinnen und Migrantinnen. Zeitschrift für Geburtshilfe und Frauenheilkunde 58 (1998) 319-323

Debong, B., M. Andreas, G. Siegmund-Schultze.: Aufklärung ausländischer Patienten nur noch unter Hinzuziehung eines Dolmetschers? Die Schwester/Der Pfleger 29 (1990) 532

Derogatis, L.R., L. Covi, R.S. Lipman, D. M. Davis, K. Rickels Social class and races as mediator variables in neurotic symtomatology. Archives of General Psychiatry 25 (1977) 31-40

Derogatis, L.R: SCL-90-R, administration, scoring & procedures manual-I for R(evised) Version. Johns Hopkins University School of Medicine (Eigendruck) 1977

Deutsche Krebsgesellschaft: Information. Info. Onkologie. 3 (2000) 236

Die Ausländerbeauftragte des Senats von Berlin: Bericht zur Integrations- und Ausländerpolitik. Berlin 1998

Die Ausländerbeauftragte des Senats von Berlin: Türkische Berlinerinnen und Berliner. Berlin (Pressemitteilung vom 13.01.2000)

Die Beauftragte der Bundesregierung für Ausländerfragen: Bericht über die Lage der Ausländer in der Bundesrepublik Deutschland. Bonn 1995

Die Beauftragte der Bundesregierung für Ausländerfragen: Bericht über die Lage der Ausländer in der Bundesrepublik Deutschland. Bonn 1997

Die Beauftragte der Bundesregierung für Ausländerfragen: Daten und Fakten zur Ausländersituation. Bonn 1999

Die Beauftragte der Bundesregierung für Ausländerfragen: Bericht über die Lage der Ausländer in der Bundesrepublik Deutschland. Berlin 2000

Donabedian, A.: Evaluating the Quality of Medical Care. Milbank mem. Ed. Quart. 44 (1966), 166-203

Ebert-Hampel, B., C. Hölzle: Wissen und Befinden von Patientinnen vor und nach dem präoperativen Aufklärungsgespräch am Beispiel von gynäkologischen Eingriffen. Geburtsh. Frauenheilk. 43 (1983) 746-754.

Effmert, U.: Wissen von Frauen über die Besonderheiten ihres Körpers unter Beachtung der gynäkologischen Anamnese. Inauguraldissertation, Universität Leipzig, Leipzig 2000

Eichler, M.: Non-sexist research methods. A practical guide. Routledge, New York, London 1991

Engelhardt, K.: Kranke im Krankenhaus. Thieme, Stuttgart 1973.

Erbil, P., D. Razavi, C. Farvacques, N. Bilge, M. Paesmans, P. Van Houtte: Cancer patients psychological adjustment and perception of illness: cultural differences between Belgium and Turkey. Support Care Cancer 4 (1996) 455-461

Eryilmaz, A., M. Jamin (Hrsg.): Fremde Heimat. Eine Geschichte der Einwanderung aus der Türkei. Klartext, Essen 1998

Escobedo F., L. Gonzales-Gil, M. Salarichs, A: Manzano, I. Lopez, J.A. Martin, C. Albaladejo: Evaluacion de las urgencies hospitalarias desde un area basica de salud (ABS). Aten Primaria 19 (1997) 169-175

Ete, E.: Ethnomedizinische und transkulturelle Aspekte bei türkischstämmigen psychisch kranken Patienten in einer Schwerpunktpraxis. In: Transkulturelle Beratung, Psychotherapie und Psychiatrie in Deutschland. Hrsg. Th. Heise, VWB Wissenschaft und Bildung, Berlin 2000

Faller, H.: Subjektive Krankheitstheorien: ihre praktische Relevanz für die psychosoziale Versorgung somatisch Kranker. curare 14 (1991) 53-602

Finkelstein, B. S., J. Singh, J.B. Silver, D. Neuhauser, G. E. Rosenthal: Patient And Hospital Characteristics Associated With Assessment of Hospitals Obstetric Care. IN: Medical Care Volume 36, Number 8, pp AS68-As78 suppl. 1998 Lippincott-Raven Publishers

Flick, U., B. Hoose, P. Sitta: Gesundheit und Krankheit gleich Saude & Doenca Gesundheitsvorstellungen bei Frauen in Deutschland und Portugal. In: Flick, U. (Hrsg.) Wann fühlen wir uns gesund? Subjektive Vorstellungen von Gesundheit und Krankheit. Juventa, Weinheim und München 1998, S. 141-159

Flick, U.: Qualitative Forschung. Theorie, Methoden, Anwendung in Psychologie und Sozialwissenschaften. Rowohlt Taschenbuch Verlag, Reinbek 1995

Flick, U.: Subjektive Vorstellungen von Gesundheit und Krankheit. Überblick und Einleitung. In: Wann fühlen wir uns gesund? Subjektive Vorstellungen von Gesundheit und Krankheit. Hrsg. von U. Flick, Juventa, Weinheim und München 1998

Follmer, R.: Wie zufrieden sind die Kunden? Gesundheitsdienstleistungen im Urteil der hessischen. In: Qualität nachgefragt. Hrsg. von der AOK Hessen. Bad Homburg 1999

Franke, G.H.: Eine weitere Überprüfung der Symptom-Check-List (SCL-90-R) als Forschungsinstrument. Diagnostica 38 (1992) 160-167

Franke, G.H.: Handbuch zur Symptom-Check-Liste: SCL 90-R. Institut für Medizinische Psychologie Universitätsklinikum, Essen 1994

Franke, G.H.: Möglichkeiten und Grenzen im Einsatz der Symptom-Checkliste SCL-90-R. In: Zur Qualitätssicherung in der Psychotherapie, Hrsg. von H. Vogel. 2000 (in press)

Franz, K., K. Hansen: Aufklärungspflicht aus ärztlicher und juristischer Sicht. 2. erw. Aufl. H. Marseille, München 1997.

Frick, J., G. Wagner: Zur sozio-ökonomischen Lage von Zuwanderern in West-Deutschland (Tabellenanhang). SOEP - Sozio-ökonomisches Panel 1995. Diskussionspapier Nr. 140 des Deutschen Instituts für Wirtschaftsforschung, Berlin 1996

Frigessi Castelnuovo, D., M. Risso: Emigration und Nostalgia: Sozialgeschichte, Theorie und Mythos psychischer Krankheit von Auswanderern. Cooperative, Frankfurt am Main 1986

Frogner, E.: Probleme der Migrationssoziologie aus der Lebenslaufperspektive. In: In: Probleme der Zuwanderung. Band 1. Herausgegeben von A. J. Cropley, H. Ruddat, D. Dehn, S. Lucassen.Verlag für angewandte Psychologie, Göttingen, Stuttgart 1994

Garden, A. L., A.F. Merry et al.: Anaesthesia information - what patients want to know. Anaesth. Intens. Care 24 (1996) 594-598.

Gartner, D.: Die psychosoziale Situation von Patientinnen der Frauenheilkunde im Krankenhaus. Teil B. Eine Vergleichsstudie zu differentiellen Aspekten des Erlebens von Patientinnen in der Gynäkologie. Diplomarbeit, Salzburg 1996.

Gille, G.: „...denn trotz meiner 16 Kinder weiß ich rein gar nichts." Von der besonderen Problemlage zum besonderen Aufklärungsbedarf von Frauen". In: Der Frauenarzt, 28. Jahrgang, 12/1997 - Seminar des Frauenarztes, S. 1727

Glaser, B.G., A.L. Strauss: The discovery of grounded theory. Strategies for qualitative research. Aldine, New York 1967

Görtz, V.: Physische und psychische Erkrankungen bei Arbeitsmigranten in der BRD. Ein soziologischer Erklärungsversuch. Verlag Andreas Müller, Gelsenkirchen 1986

Günay, E., A. Haag: Gesundheitsprobleme türkischer Frauen aus psychosomatischer Sicht. Hamburger Ärzteblatt 47 (1993) 4, 115-119

Günay, E., A. Haag: Krankheit in der Emigration - Eine Studie an türkischen Patientinnen in der Allgemeinpraxis aus psychosomatischer Sicht. PPMP Psychother. Psychosom. Med. Psychol 40 (1990) 417-422

Gunkel, St., St. Priebe: Psychische Beschwerden nach Migration: Ein Vergleich verschiedener Gruppen von Zuwanderern in Berlin. PPMP Psychother. Psychosom. Med. Psychol. 42 (1992) 414-423

Häfner, H., G. Moschel, M. Özek: Psychische Störungen bei türkischen Gastarbeitern. Eine prospektiv-epidemiologische Studie zur Untersuchung der Reaktion auf Einwanderung und partielle Anpassung. Nervenarzt 48 (1977) 268-275

Haisch, J., R. Weitkunat, M. Wildner (Hrsg.): Wörterbuch Public Health. H. Huber, Ber, Göttingen, Toronto, Seattle 1999

Hampel, K.E.: Aufklärung des Patienten aus der Sicht des Arztes. In: Haftpflichtfragen im ärztlichen Alltag. Hrsg. von W. Heim, Deutscher Ärzteverlag, Köln 1980

Han, P.: Soziologie der Migration. Lucius & Lucius. Stuttgart 2000

Hansen, G.: Integration und Segregation. In: Ethnische Minderheiten in der Bundesrepublik Deutschland. Ein Lexikon. Hrsg. von C. Schmalz-Jacobsen und G. Hansen. C.H.Beck, München 1995

Hasen, Ch., O. Yagdiran, R. Maß, M. Lampert, M. Krausz: Erhöhte Schizophrenierate bei türkischen Migranten: Hinweise für Fehldiagnosen? In: Transkulturelle Beratung, Psychotherapie und Psychiatrie in Deutschland. Hrsg. von Th. Heise, VWB Wissenschaft und Bildung, Berlin 2000

Haug, S., E. Pichler: Soziale Netzwerke und Transnationalität. Neue Ansätze für die historische Migrationsforschung. In: 50 Jahre Bundesrepublik - 50 Jahre Einwanderung. Nachkriegsgeschichte als Migrationsgeschichte. Hrsg. von J. Motte, R. Ohliger, A. von Oswald. Campus, Frankfurt, New York 1999

Heinemann, H.: Migration und öffentliche Gesundheit - besser spät als nie. In: Transkulturelle Beratung, Psychotherapie und Psychiatrie in Deutschland. Hrsg. von Th. Heise. VWB Wissenschaft u. Bildung, Berlin 2000

Hessel, A., M. Geyer, J. Schumacher, E. Brähler: Symptomcheckliste SCL-90-R: Normierung an einer bevölkerungsrepräsentativen Stichprobe. Diagnostica (2001) 47, in press

Hill, P.B.: Kulturelle Inkonsistenz und Streß bei der zweiten Generation. In: Generation und Identität. Theoretische und empirische Beiträge zur Migrationssoziologie. Hrsg. von H. Esser und J. Friedrichs. Westdeutscher Verlag, Opladen 1990

Hinze, L., K. Tomaszewski, A. Merfert: Der Umgang mit den Wechseljahren - Ergebnisse einer bevölkerungsbezogenen Studie in der Stadt Magdeburg. In: Freiräume und Zwänge. Tagungsbeiträge des IX. Symposiums der Ostdeutschen Gesellschaft für Psychosomatische Gynäkologie und Geburtshilfe. Hrsg von C. Dietrich u. M. David. Akademos, Hamburg 1999, 141-158

Huismann, A., C. Weilandt, A. Geiger (Hrsg.): Country reports on migration and health in europe, Bonn 1997

Hunter, M.S.: Predictors of menopausal symptoms: psychosocial aspects. Baillieres Clinical Endocrinology Metabolism (1993) 33-45

Jordan, E.: Forschungsdefizite und methodologische Schwierigkeiten. In: Migration und Gesundheit: Perspektiven für Gesundheitssysteme und öffentliches Gesundheitswesen. Herausgegeben von J. Gardemann, W. Müller, A. Remmers. Akademie für öffentliches Gesundheitswesen (Berichte und Materialien Band 17), Düsseldorf 2000

Kannengießer, W. Zukunftssicherung: Qualifizierte Ausländer sollen den Wohlstand sichern helfen. In: Deutsches Ärzteblatt 98, Heft 27 vom 06.07.01, Seite A-1804

Katz, C.: Schriftliche und mündliche Aufklärung vor Operationen. Untersuchungen zur präoperativen Stufenaufklärung nach Weißauer. In: Laienkommunikation. Vertikalitätsuntersuchungen zu medizinischen Experten-Laien-Kommunikationen. Hrsg. von A. Busch. Peter Lang, Frankfurt/Main 1994, S. 154-158

Kauth-Koshoorn, E.M. et. al.: Älter werden in der Fremde. Wohn- und Lebenssituation älterer ausländischer Hamburgerinnen und Hamburger. Behörde für Arbeit, Gesundheit und Soziales Hamburg,1998

Kellnhauser, E., S. Shewior-Popp unter Mitarbeit von H. Jung-Heintz, A. Lieser, U. Schleich: Ausländische Patienten besser verstehen. Thieme Verlag, Stuttgart, New York 1999

Kennedy, B.J., A. Lillehaugen.: Patient recall of informed consent. Medical and Pediatric Oncology 7 (1979) 173-178.

Kirpinar, I.: Erzurum yetistirme yurdunda kalan genclerde ruhsal belirti dagilimi. Türk. Psikiyatri Dergisi 3(1992) 265-268

Kleinman, A.: Patients and Healers in the Context of Culture. An Exploration of the Borderland between Anthropology, Medicine and Psychiatry. Univers. of California Press, Berkeley, Los Angeles, London 1980

Klonoff, E.A., H. Landrine: Culture and gender diversity in commonsense beliefs about the causes of six illnesses. Journal of Behavioral Medicine 17 (1994) 407 - 418

Klotz, T., J. Zumbé, R. Velsmans, U. Engelmann: Die Bestimmung der Patientenzufriedenheit als Teil des Qualitätsmanagements im Krankenhaus. In: Deutsche medizinische Wochenschrift 121(1996)

Koch, K.: Hormonersatz-Therapie. Rechnung mit Unbekannten. Deutsches Ärzteblatt 97 (2000) B 1823 -1824

Koen, E. : Krankheitskonzepte und Krankheitsverhalten in der Türkei und bei Migrantinnen in Deutschland: Ein Vergleich. Curare (Sonderband Krankheit und Migration) 9 (1986) 129-136

Koen-Emge, E.: Volksmedizinische Krankheitsvorstellungen und Heiler in der Türkei. Inaugural-Dissertation am Institut für Tropenhygiene und Öffentliches Gesundheitswesen der Universität Heidelberg 1988

Koh, K.B.: Perceived stress, psychopathology, and family support in korean immigrants and nonimmigrants. Yonsei Med. J. 39 (1998) 214-221

Kohlmann, Th.: Erhebungsinstrumente. Mindestanforderungen an Untersuchungs-Designs und - Methoden. In: Experten Fragen - Patienten antworten. Patientenzentrierte Qualitätsbewertung von Gesundheitsdienstleistungen - Konzepte, Methoden, praktische Beispiele (Schriftenreihe Forum Sozial- und Gesundheitspolitik, Band 12). Hrsg. von Th. M. Ruprecht. Asgard, Sankt Augustin 1998

Kosinski, A., H. Raspe: Patientenzufriedenheit nach einer stationären Rehabilitation: Unterschiedliche Ergebnisse bei unterschiedlichen Befragungszeitpunkten? Gesundheitswesen 60 (1998), S. 75-79

Krämer, A., L. Prüfer-Krämer, J. Tshiang, Ch. Stock: Gesundheitssurvey bei ausländischen Studierenden an der Universität Bielefeld. In: Gesundheitsfördernde Hochschulen. Konzepte, Strategien und Praxisbeispiele. Hrsg. von U. Sonntag, S. Gräser, Ch. Stock, A. Krämer. Juventa, 2000

Kroeger, A., E. Koen-Emge, W. Weber, K. Streich: Der Umgang mit Krankheit in türkischen und deutschen Arbeitnehmerfamilien. Institut für Tropenhygiene und Öffentliches Gesundheitswesen. Heidelberg 1988

Kuhl, H., H.D. Taubert: (1986) Ethnologische und anthropologische Gesichtspunkte. In: Das Klimakterium. Pathophysiologie Klinik, Therapie. Hrsg. Kuhl H, Taubert HD. Stuttgart-New York: Thieme 1987; 8-12

Kürsat-Ahlers, E.: Migration als psychischer Prozess. In: Migration- Frauen-Gesundheit. Perspektiven im europäischen Kontext. Hrsg. von M. David, Th. Borde, H. Kentenich. Mabuse, Frankfurt/M. 2000

Lavery, J.F., V.A. Clarke: Causal attributions, coping strategies, and adjustment to breast cancer. Cancer Nurs. 19(1996) 20-28

Layzell, S., R. England: What do Turkish-speaking women want to know about sexual health ? A study to inform the production of Turkish language information leaflets. Health Education Journal 58 (1999) 130-138

Lechner,I., A. Mielck: Die Verkleinerung des Healthy - Migrant - Effekts: Morbitität ausländischer und deutscher Befragter des sozioökonomischen Panels 1984 - 1992. Gesundheitswesen 60 (1998) A 65 - A 66

Lederer, H.W., R. Rau, St. Rühl: Migrationsbericht 1999. Zu- und Abwanderung nach und aus Deutschland. Europäisches Forum für Migrationsstudien (efms), Bonn 1999

Leimkühler, A., U. Müller: Patientenzufriedenheit - Artefakt oder soziale Tatsache? In: Nervenarzt 67 (1996), S. 765-773

Leist, R., K. Schanzer, A. Grigelat, F. Jänicke, H. Graeff: Subjektive Krankheitstheorie und Inanspruchnahme psychosozialer Unterstützung durch Patientinnen mit Brustkrebs. Geburtsh. Frauenheilk. 58 (1998) 27-32

Leyer, E.M.: Migration, Kulturkonflikt und Krankheit. Zur Praxis der transkulturellen Psychotherapie. Westdeutscher Verlag, Opladen 1991

Lock, M.: Menopause: Lessons from anthropology. Psychosomatic Medicine 60 (1998) 410-419

Maletzke, G.: Interkulturelle Kommunikation zur Interaktion zwischen Menschen verschiedener Kulturen. Westdeutscher Verlag, Opladen 1996

Malone, R.E.: Heavy users of emergency services: social construction of a policy problem. Soc. Sci. Med. 40 (1995) 469-477

Maschewsky-Schneider, U., J. Fuchs: Brauchen wir in der Forschung zu Migration und Gesundheit besondere methodische Zugangsweisen? Was wir aus der Frauenforschung lernen können. In: Migration- Frauen- Gesundheit. Perspektiven im europäischen Kontext. Hrsg. M. David, Th. Borde, H. Kentenich. Mabuse, Frankfurt/M. 2000

Masumbuku, J.R.: Psychosoziale Probleme von Aussiedlern in der Bundesrepublik Deutschland: In: Probleme der Zuwanderung, Band 1. Herausgegeben von A. J. Cropley, H. Ruddat, D. Dehn, S. Lucassen. Verlag für angewandte Psychologie, Göttingen, Stuttgart 1994

Mattes, M.: Zum Verhältnis von Migration und Geschlecht. Anwerbung und Beschäftigung von "Gastarbeiterinnen" in der Bundesrepublik 1960-1973. In: J. Motte, Rainer Ohliger, Anne von Oswald (Hrsg.): 50 Jahre Bundesrepublik - 50 Jahre Einwanderung. Nachkriegsgeschichte als Migrationsgeschichte. Campus, Frankfurt, New York 1999

Mayring, P.: Qualitative Inhaltsanalyse. Grundlagen, Techniken, 2. Aufl. Deutscher Studienverlag, Weinheim 1983

Mehrländer, U., C. Ascheberg, J. Ueltzhöffer: Repräsentativuntersuchung '95: Situation der ausländischen Arbeitnehmer und ihrer Familienangehörigen in der Bundesrepublik Deutschland. Bundesministerium für Arbeit und Sozialordnung, Bonn 1996

Merkle, E.: Gynäkologie im Umbruch. In: Brevier der Menopausenbehandlung. Hrsg. von F.K. Beller und dem Berfusverband der Frauenärzte e.V. Pro-Verlag, Hofstetten 1998; 29-47

Meyer, R.: Culture based medicine. Landessitten und Therapierichtlinien. Dt. Ärztebl. 96 (2000) B-2292

Mih, E. „...nicht nur an unserem Körper ändert sich etwas!" - Immigrantinnen in den Wechseljahren. CLIO Eine Zeitschrift für Frauengesundheit (FFGZ Berlin) Nr. 48/1999

Mih, E.: Libido nach der Menopause bei deutschen und türkischen Frauen - eine Bestandsaufnahme und Vergleich. Inauguraldissertation. Humbodlt-Universität zu Berlin, Berlin 1999

Motte, J., R. Ohliger, A. von Oswald: 50 Jahre Bundesrepublik - 50 Jahre Einwanderung. In: 50 Jahre Bundesrepublik - 50 Jahre Einwanderung. Nachkriegsgeschichte als Migrationsgeschichte. Hrsg. von J. Motte, R. Ohliger, A. von Oswald. Campus, Frankfurt, New York 1999

Münz, R., W. Seifert, R. Ulrich: Zuwanderung nach Deutschland. Strukturen, Wirkungen, Perspektiven. Campus, Frankfurt/M., New York 1997

Muthny, F.A.: Forschung zur Krankheitsverarbeitung und psychosomatische Anwendungsmöglichkeiten. Deutsches Ärzteblatt 91 (1994) 45, B2282-2290

Naumann, F.: Kommunikationsprobleme beim Aufeinandertreffen von Kulturen. In: Migration. Berliner Studien zur Wissenschaftsphilosophie und Humanontogenetik. Band 4. Kleine, Bielefeld 1993

Oksaar, E.: „Alles Verhalten ist Kommunikation..." Deutsches Ärzteblatt 92 (1995) A3045 - 3047

Oppen, M.: Ausländerbeschäftigung, Gesundheitsverschleiß und Krankenstand. In: Collatz, J. u.a.(1985) Gesundheit für alle. Die medizinische Versorgung türkischer Familien in der Bundesrepublik. EBV, Hamburg 1985

Ostermann, B.: „Wer versteht mich?": Der Krankheitsbegriff zwischen Volksmedizin und High-Tech.. Verlag für interkulturelle Kommunikation, Frankfurt/ M 1990.

Otman, A.: Arbeitsmigration. In: Handbuch Migration. Hrsg. von der Deutschen AIDS-Hilfe, Berlin 1998

Özcan, E.: Die türkische Minderheit. In: Ethnische Minderheiten in der Bundesrepublik Deutschland. Ein Lexikon. Hrsg. von Cornelia Schmalz-Jacobsen und Georg Hansen. Verlag C.H. Beck, München 1995

Özelsel, M.: Gesundheit und Migration: Eine psychologisch - empirische Untersuchung an Deutschen sowie Türken in Deutschland und in der Türkei. Profil, München 1999

Padgett, D.K., B. Brodsky: Psychosozial factors influencing non-urgent use of the emergency room: a review of the literature and recommendations for research and improved service delivery. Soc. Sci. Med. 35 (1992) 1189-1197

Payer, L.: Andere Länder, andere Leiden. Ärzte und Patienten in England, Frankreich, den USA und hierzulande. Frankfurt a.M. 1989

Pérez-Moreno, J.A., M.D. Pérez-Cárceles, E. Osuna, A. Luna: Información preoperatoria y consentimiento informado en pacientes intervenidos quirúgicamente. Rev. Esp. Anestesiol. Reanim. 45 (1998) 130-135.

Petersen L.A., H.R: Burstin, A.C. O´Neil, T.A. Brennan: Nonurgent emergency department visits: the effect of having a regular doctor. Med Care 36 (1998) 1249-1255

Petersen, A.: Somatisieren die Türken oder psychologisieren wir ? Gedanken zur angeblichen Neigung der Türken zum Somatisieren. curare 18 (1995) 531-540

Pette, G. M.: Subjektives und faktisches Patientenwissen vor und nach ärztlicher Aufklärung im Krankenhaus: Ein Vergleich bei türkischen und deutschen Patientinnen in der Gynäkologie. Inauguraldissertation, Humboldt-Universtiät zu Berlin, Berlin 2000

Pette, G. M.: Untersuchung des Zusammenhanges zwischen ärztlichem Handeln und ethnischer Zugehörigkeit von Patientinnen in der gynäkologischen Notfallversorgung eines Berliner Krankenhauses. Magisterarbeit im Ergänzungsstudiengang Public Health/ Gesundheitswissenschaften an der Technischen Universität Berlin 1997

Pfeiffer, W.M.: Transkulturelle Psychiatrie. Ergebnisse und Probleme. Thieme, Stuttgart, New York 1994

Pinter, E, H. Stürwold, U. Arnold, M. Ploeck, R. Schramm, H. Sommer: DIN ISO 9004 Teil 2 als Leitlinie für ein zeitgemäßes Qualitätsmanagement im Krankenhaus. Umfassendes Qualitätsmanagement. In: Krankenhaus-Umschau Spezial (1995) S. 22-32

Pöchhacker, F.: Kommunikation mit Nichtdeutschsprachigen in Wiener Gesundheits- und Sozialeinrichtungen. In: Dezernat für Gesundheitsplanung MA15 (Hrsg.) Gesundheitswesen der Stadt Wien. Dokumentation 12, Wien 1997

Presse- und Informationsdienst der Bundesregierung: Broschüre der Ausländerbeauftragen der Bundesregierung und des Bundesministeriums des Inneren zur Einbürgerung (August 1999)

Pressestelle Des Bundestages: Anfrage der PDS (Internet) 1998

Prüfer-Krämer, L., A. Krämer: Gesundheit von Migranten in Deutschland. Public Health Forum 29 (2000) 24-25

Rabe, Th., H.G. Bender, K. Diedrich, G. Bastert, R. Kreienberg, Th. v. Holst, A. Malter, K.-D. Schulz: Gemeinsame Stellungnahme zu 'Östrogene und Krebsrisiko in Deutschland'. Frauenarzt 41 (2000) 1129-1134

Raspe, H.: Aufklärung und Information im Krankenhaus: Medizinsoziologische Untersuchungen. Verlag für Medizinische Psychologie im Verlag Vandenhoeck und Ruprecht, Göttingen 1983.

Raspe, H., S. Voigt, U. Feldmeier et al.: Patienten-„Zufriedenheit" in der medizinischen Rehabilitation – ein sinnvoller Outcome-Indikator? Das Gesundheitswesen 58 (1996) 372-8

Razum, O., H. Zeeb, H.S. Akgün, S. Yilmaz: Low overall mortality of Turkish residents in Germany persists and extends into a second generation: merely a healthy migrant effect? Trop. Med. Int. Health. 3 (1998) 297-303

Rehbein, J.: Institutioneller Ablauf und interkulturelle Mißverständnisse in der Allgemeinpraxis. Diskursanalytische Aspekte der Arzt-Patient-Kommunikation. Curare 9 (1986) 297-328.

Resch, K.-L.: Kulturelle Faktoren können förderlich sein. (Leserbrief) Dt. Ärztebl. 97 (2000) B-7

Rief, W., M. Greitmeyer, M. M. Fichter: Die Symptom Check List SCL-90 R: Überprüfung an 900 psychosomatischen Patienten. Diagnostica 37 (1991) 58-65

Ries, L.A.G. et al: The annual report to the nation on the status of cancer 1973 - 1997. with a special section on colorectal cancer. Cancer 88 (2000) 2398 - 2424

Rispler-Chaim, V.: Doctor-patient relations. In: Islamic medical ethics in the twentieth century. E.J. Brill, Leiden, New York, Köln 1993

Röring, R.: Die Wechseljahre - ein Kulturphänomen. Z. Allg. Med. 70 (1994) 417-420

Rösler, E.M., H. Wilken: Die Wechseljahre - eine sozial-psychologische Interpretation. Zentralbl Gynäkol 113 (1991) 1096-1099

Rozenberg, S., C. Fellemans, M. Kroll, J. Vandromme: The Menopause in Europe. Int. J. Fertil. 45 (2000) 182-189

Sachverständigenkommission: Familien ausländischer Herkunft in Deutschland. Leistungen, Belastungen, Herausforderungen. Sechster Familienbericht. Bericht der Sachverständigenkommission. Hrsg. vom Bundesministerium für Familie, Senioren, Frauen und Jugend. Berlin 2000

Salis Gross, C., M. Sabioni: Migration und Schmerz. Ritualtheoretische und krisentheoretische Aspekte bei der Behandlung von Schmerzpatienten in der Migration. Psychosomatische und Psychosoziale Medizin 26 (1997) 36-44

Satzinger, W.: Der Weg bestimmt das Ziel? Zur Rolle des Erhebungsverfahrens bei Befragungen von Krankenhauspatienten. In: Experten Fragen - Patienten antworten. Patientenzentrierte Qualitätsbewertung von Gesundheitsdienstleistungen - Konzepte, Methoden, praktische Beispiele (Schriftenreihe Forum Sozial- und Gesundheitspolitik, Band 12). Hrsg. von Th. M. Ruprecht. Asgard, Sankt Augustin 1998

Schepker, R., M. Toker, A. Eberding: Eine Institution in der psychosozialen Versorgung von türkeistämmigen Migrantenfamilien - praxisrelevante Ergebnisse des Projekts „Familiäre Bewältigungsstrategien". In: Migration, gesellschaftliche Differenzierung und Bildung: Resultate der Forschungsschwerpunktprogramms FABER. Hrsg. von I. Gogolin u. B. Nauck. Leske + Budrich, Obladen 2000

Schepker, R.: Institutionen auf dem Weg zu integrierten muttersprachlichen Versorgungsangeboten: Die andere Seite der Inanspruchnahme Barriere. In: Transkulturelle Beratung, Psychotherapie und Psychiatrie in Deutschland. Hrsg. von Th. Heise. VWB Wissenschaft und Bildung, Berlin 2000

Schindele, E.: Übergänge im Frauenleben - Medikalisierung und Stigmatisierung durch die westliche Medizin. curare - Sonderband 'Frauen und Gesundheit - Women & Health' 11(1997) 263-268

Schirrmacher, G.: Das soziale Netz der Gesundheitsversorgung in der Türkei – eine historische Skizze. In: Collatz, J. E. Kürsat-Ahlers, J. Korporal (Hrsg.) Gesundheit für alle. EBV, Hamburg 1985, S. 40-67

Schlömer-Doll, U., D. Doll: Patienten mit Krebs. Information und emotionale Unterstützung. Dt. Ärztebl. 97 (2000) A 3076-3081

Schmacke, N.: Migration und Gesundheit: Die Perspektive der gesetzlichen Krankenversicherung. In: Migration und Gesundheit: Perspektiven für Gesundheitssysteme und öffentliches Gesundheitswesen. Herausgegeben von J. Gardemann, W. Müller, A. Remmers. Akademie für öffentliches Gesundheitswesen (Berichte und Materialien Band 17), Düsseldorf 2000

Schuth, W.: Subjektive Ätiologievorsellungen gynäkologischer Patientinnen. Eine Erkundungsstudie. Habilitationsschrift. Medizinische Fakultät der Albert-Ludwigs-Universität Freiburg im Breisgau, Freiburg 1991

Schwalm, D. : Der Böse Blick rund ums Mittelmeer - Ausdruck von Neid und Missgunst. In: Krank warum? Vorstellungen der Völker, Heiler, Mediziner. Hrsg. von F.B. Keller. Cantz, Ostfildern 1996, S. 211-218.6.

Sen, F., A. Goldberg: Türken in Deutschland. Leben zwischen zwei Kulturen. Beck, München 1994

Sen, F: Die Situation türkischer Migranten heute. In: Fremde Heimat. Eine Geschichte der Einwanderung aus der Türkei. Klartext Verlag Essen 1998

Senatsverwaltung für Arbeit, Soziales und Frauen Berlin: Jahresgesundheitsbericht 1998/99. Hrsg vom Referat Quantitative Methoden, Gesundheitsberichterstattung, Epidemiologie, Gesundheits- und Sozialinformationssysteme, Berlin 2000

Senatsverwaltung für Gesundheit und Soziales Berlin: Jahresgesundheitsbericht 1996. Hrsg vom Referat Gesundheits- und Sozialstatistik, Gesundheitsberichterstattung, Epidemiologie, Gesundheitsinformationssysteme, Berlin 1997

Senatsverwaltung für Stadtentwicklung: Bevölkerungsprognose für Berlin 1998-2015.www.sensut.berlin.de/sensut/entwicklung/prognose/ergebnis_stadt.s html (Januar 2001)

Sensky, T.: Causal attributions in physical illness. J. Pschosomatic Res. 43 (1997) 565-573

Seyfert, W.: Arbeitsmigranten in der Bundesrepublik: Lebensbedingungen und soziale Lage. In: Wie Migranten leben. Lebensbedingungen und soziale Lage der ausländischen Bevölkerung in der Bundesrepublik. Herausgegeben von W. Seyfert. Wissenschaftszentrum Berlin für Sozialforschung (WZB), Berlin 1995

Siegrist, J.: Medizinische Soziologie. 5. Auflage. München, Wien, Baltimore 1995.

Snyder, D.N., G.L. Pauk et al.: Selected factors in physician communication with hospital out-patient. Clinical Research 22 (1974) 24 A

Spellerberg, A.: Zufriedenheit in Lebensbereichen. In: Datenreport 1997. Zahlen und Fakten über die Bundesrepublik Deutschland. Hrsg. vom Statistischen Bundesamt. Schriftenreihe Bd. 340 der Bundeszentrale für politische Bildung, Bonn 1997

Statistisches Bundesamt (Hrsg.): Datenreport 1997. Zahlen und Fakten über die Bundesrepublik Deutschland. Bundeszentrale für politische Bildung, Bonn 1997.

Statistisches Bundesamt: Bevölkerung und Erwerbstätigkeit, Fachserie 1, Reihe 2 Ausländer. Metzer-Poeschel, Stuttgart 1993

Statistisches Bundesamt: Gesundheitsbericht für Deutschland: Gesundheitsberichterstattung des Bundes. Metzler-Poeschel, Stuttgart 1998

Statistisches Landesamt Berlin: Statistischer Bericht A14/S – hj 2/99

Straßburger, G.: Eheschließungen der türkischen Bevölkerung in Deutschland. Migration und Bevölkerung 6 (1999) 1

Strauß, B., H. Appelt, H., S. Haack: Die Bedeutung des ärztlichen Aufklärungsgesprächs für Angstreduktion und Wissenszuwachs: Eine empirische Untersuchung bei Patientinnen mit Descensus uteri. Psychother. med. Psychol. 34 (1984) 246-251

Strittmacher, R., J. Bengel: Alltagswissen über gesundheitliche Protektivfaktoren – eine qualitative Studie. PPmP Pychother. Psychosom. Med. Pychol. 46 (1996) Stuttgart, New York: Georg Thieme Verlag, S. 68-75.

Sturdee, D.W.: Clinical symptomes of estrogen deficiency. Curr. Obstet. Gynecol. 7 (1997) 190-196

Sulmasy, D. P., L.S. Lehmann, D.M. Levine, R.R. Faden: Patients perceptions of the quality of informed consent for common medical procedures. J. Clin. Ethics 5 (1994) 189-194

Theilen, I.: Überwindung der Sprachlosigkeit türkischer Patienten in der Bundesrepublik Deutschland: Versuch einer ganzheitlichen Therapie als Beitrag zur transkulturellen Therapie. In: Was macht Migranten in Deutschland krank? Zur Problematik von Rassismus und Ausländerfeindlichkeit und von Armutsdiskriminierung in psychosozialer und medizinischer Versorgung. Hrsg. von J. Collatz, A. Brandt, R. Salman, S. Timme. EBV Hamburg 1992

Thill, K.-D. Besucher- Zufriedenheitsmanagement. Ein strategischer Ansatz zur erfolgreichen Krankenhausentwicklung. Geburtshilfe und Frauenheilkunde 57 (1997) S. M223. Stuttgart: Thieme

Tilkeridoy, F.: Integration von Migranten in der Gesundheitsversorgung. 3. bundesweiter Kongreß ‚Armut und Gesundheit‘, unveröffentlichtes Vortragsmanuskript. Berlin 1997

Tilli, K.: Psychosomatische Erkrankungen türkischer Frauen in der Bundesrepublik Deutschland. Ätiologische Konzepte türkischer Frauen und ihre Bedeutung für die Arzt-Patient-Beziehung. In: Sozio-psycho-somatik. Gesellschaftliche Entwicklungen und psychosomatische Medizin. Hrsg. von W. Söllner, W. Wsiack, B. Wurm, Springer, Berlin, Heidelberg 1989, S. 222-228

Trojan, A. (1998) Warum sollen Patienten gefragt werden? Zu Legitimation, Nutzen und Grenzen patientenzentrierter Evaluation von Gesundheitsleistungen (II) In: Ruprecht, THOMAS, M. (Hrsg.) Experten fragen - Patienten antworten. Patientenzentrierte Qualitätsbewertungen von Gesundheitsleistungen - Konzepte, Methoden, praktische Beispiele. Sankt Augustin: Asgard-Verlag Dr. Werner Hippe KG -

Tufan, B.: Migration von Arbeitnehmern aus der Türkei (Prozesse der Migration und Remigration). In: Chancen und Risiken der Migration. Deutschtürkische Perspektiven. Hrsg. von E. Koch, M. Özek, W.M. Pfeiffer, R. Schepker. Lambertus, Freiburg i.Br. 1998

Türk Tabipleri Birligi: Türkiye Saglık Istatistikleri. Ankara 1997
[Türkische Ärztekammer: Gesundheitsstatistik der Türkei. Ankara 1997]

Türk Tabipleri Birligi: Türkiye Saglık Istatistikleri. Ankara 2000
[Türkische Ärztekammer: Gesundheitsstatistik der Türkei. Ankara 2000]

Verres, R.: Krebs und Angst. Subjektive Theorien von Laien über Entstehung, Vorsorge, Früherkennung, Behandlung und die psychosozialen Folgen von Krebserkrankungen. Springer, Berlin, Heidelberg, New York 1986

Voit, J., D. Kaya-Heinlein: Migranten - Erfolge bei spezialisierten Angeboten. (Leserbrief) Dt. Ärzteblatt 97 (2000) B 1078

Wagenbichler, P., B. Wimmer-Puchinger (Projektleitung): Evaluation der Weissauer Merkblätter: Eine quantitative und qualitative Studie über das Informationsbedürfnis von Patientinnen als Konsumentinnen bei Operationen in Gynäkologie und Geburtshilfe als Grundlage für eine verbesserte Patientinneninformationsstrategie (Endbericht). Eigenverlag, Wien 1997

Wagner, M., I. Marreel: Ergebnisse der Untersuchung zur ambulanten gesundheitlichen Versorgung von MigrantInnen in Berlin-Kreuzberg aus Sicht der niedergelassenen ÄrztInnen. In: Migration - Frauen - Gesundheit. Perspektiven im europäischen Kontext. Hrsg. von M. David, Th. Borde, H. Kentenich, Mabuse, Frankfurt a.M. 2000

Wasem, J.: Das Gesundheitswesen in Deutschland: Einstellungen und Erwartungen der Bevölkerung. Wissenschaftliche Analyse und Bewertung einer repräsentativen Bevölkerungsstudie. Janssen-Cilag GmbH, Eigenverlag, Neuss 1999

Weber, I. Diskussionsbeitrag. Deutsches Ärzteblatt 96 (1999) B-466

Weber, I., M. Abel, L. Altenhof, K. Bäcker, B. Berghoff, K.E. Bergmann, G. Flatten, D. Klein, W. Micheelis, P.J. Müller: Zur gesundheitlichen Lage der ausländischen Bevölkerung in der Bundesrepublik Deutschland. In: Dringliche Gesundheitsprobleme der Bevölkerung in der Bundesrepublik Deutschland. Nomos, Baden-Baden 1990

Weber, I.: Patienten als Ko-Produzenten. Deutsches Ärzteblatt 96 (1999) 10, B-466

Wehn, R.: Ärztliche Aufklärung - Bestandteil ärztlicher Behandlung. Sonderprobleme im Überblick: Ausländer. Marburger Bund - Ärztliche Nachrichten 52 (1999) 4

Weig, W.: Migration und seelische Gesundheit. IMES-Beiträge 8 (1998) 31-44

Wiezoreck, M., H.J. Diesfeld: Kulturelle Einflüsse auf Erkrankungen bei Immigranten. In: Erkrankungen bei Immigranten. Diagnostik, Therapie, Begutachtung. Hrsg. von G.D. Burchard. G. Fischer, Stuttgart, Jena, Lübeck, Ulm 1998

Wimmer, H., J.M. Pelikan, H. Strotzka: Informationsbedürfnisse und Informiertheit von Patienten im Krankenhaus, Forschungsbericht des Ludwig Boltzmann-Instituts für Medizinsoziologie, Wien 1982.

Wimmer-Puchinger, B.: Ambulanzerhebung im Auftrag der Stadt Wien, Ludwig-Boltzmann-Institut/ Insitut für Gesundheitspsychologie der Frau. Unveröffentlichtes Arbeitspapier.

Wimmer-Puchinger, B.: Erwartungen an die Geburtshilfe aus der Sicht der Frauen. Gynäkol. Geburtshilfliche Rundsch. 34 (1994) 117-122

Wolf, H.: Die psychosoziale Situation von Patientinnen der Frauenheilkunde im Krankenhaus. Teil A. Eine Vergleichsstudie zu differentiellen Aspekten des Erlebens von Patientinnen in der Gynäkologie. Diplomarbeit, Salzburg 1996.

Yüksel, E.: Psychosomatisches Betreuungskonzept steriler türkischer Paare in der Migration. Inauguraldissertation, Humboldt-Universität zu Berlin, 1998

Zeiler, J., F. Zarifoglu: Psychische Störungen bei Migranten: Behandlung und Prävention. Zeitschrift für Sozialreform 4 (1997) 300-335

Zentrum Für Türkeistudien: Befragung der türkischen Bevölkerung in Essen zum Themenbereich Krankenkasse und Krankenhaus. Informationspapier der AOK Rheinland. Essen 1999

Zenz, H., C. Bischoff, J. Fritz, W. Duvenhorst, K. Keller: Das Schicksal von Krankheitstheorien und Behandlungserwartungen des Patienten im Gespräch mit dem praktischen Arzt. In: Patientenkonzepte von Körper und Krankheit. Hrsg. von C. Bischoff u. H. Zenz. H. Huber, Bern, Stuttgart, Toronto 1989

Zenz, H., C. Bischoff: Laientheoriefragebogen, Testheft und Handanweisung. Universität Ulm, Abteilung Medizinische Psychologie. Eigenverlag, Ulm 1990

Zimmermann, E.: Erkrankungen von Migrantenkindern. In: Kiesel et al. (Hrsg.): Bittersüße Herkunft. Haag & Herchen, Frankfurt/ M. 1995.

Zimmermann, E.: Inkompatibilität von Krankheitskonzepten und transkulturellem Mißverständnis. Curare (Sonderband Krankheit und Migration) 9 (1986) 149-154

Zimmermann, E.: Kulturelle Mißverständnisse in der Medizin. Ausländische Patienten besser versorgen. H. Huber, Bern, Göttingen, Toronto, Seattle 2000

Zink, A., J. Korporal (Hrsg.): Schwangerschaft und medizinische Betreuung: Vorsorge und Behandlung durch Kassenärzte im Vergleich deutscher und ausländischer Frauen. W. de Gruyter, Berlin 1985

Abkürzungsverzeichnis

Abb.	Abbildung
Abschl.	Abschluß (Schulabschlüsse)
AGG	Aggressivität (Skala des SCL-90-R)
AsylVfG	Asylverfahrensgesetz
AuslG	Ausländergesetz
ÄNG	Ängstlichkeit (Skala des SCL-90-R)
BBA	Die Beauftragte Bundesregierung für Ausländerfragen
BGBl.	Bundesgesetzblatt
DEP	Depressivität (Skala des SCL-90-R)
dtsch.	deutsch
DIE	Devlet Istatistik Enstitüsü (Staatliches statistisches Institut der Türkei)
DVAuslG	Verordnung zur Durchführung des Ausländergesetzes
entspr.	entspricht
ges v	Gesundheitsverhalten (Skala des LTFB)
gyn.	gynäkologisch
GSI	Global severity index des SCL-90-R
i. d. F. v.	in der Fassung vom
k.S.	keine Signifikanz / kein signifikanter Unterschied
LTFB	Laientheorie-Fragebogen
modif.	modifiziert
nachgezog.	nachgezogen (zum in Deutschland lebenden Partner)
nat a	naturalistisch außen (Skala des LTFB)
nat i	naturalistisch innen (Skala des LTFB)
PAR	Paranoides Denken (Skala des SCL-90-R)

Pat.	Patientinnen
PHO	Phobische Angst (Skala des SCL-90-R)
PSY	Psychotizismus (Skala des SCL-90-R)
psy a	psychosozial außen (Skala des LTFB)
psy i	psychosozial innen (Skala des LTFB)
SCL-90-R	Symptom check list - 90 items - revised (Fragebogen)
sdev	Standardabweichung
SOEP	Sozio-ökonomisches Panel
SOM	Somatisierung (Skala des SCL-90-R)
Soziodat	Fragebogen zur Erfassung soziodemographischer Daten
SPSS	Statistical Package for the Social Sciences
SW-Störungen	Schwangerschaftsstörungen
türk.	türkisch bzw. türkischsprachig
Tab.	Tabelle
T-Wert	Transformationswert
Univers.	Universitätsabschluß
UNS	Unsicherheit im sozialen Kontakt (Skala des SCL-90-R)
vs.	versus
ZWA	Zwanghaftigkeit (Skala des SCL-90-R)

Anhang

Artikel

Deutsches Ärzteblatt 98, Heft 27 vom 06.07.01, Seite A-1804

Zukunftssicherung: Qualifizierte Ausländer sollen den Wohlstand sichern helfen
Für Steuerung der Zuwanderung und Öffnung des Arbeitsmarktes – Integration als Ziel – Kommission drängt die Politik zum Handeln

Walter Kannengießer

Beruflich qualifizierten Ausländern soll die Zuwanderung nach Deutschland und der Zugang zum Arbeitsmarkt erleichtert werden, vorausgesetzt, dass diese Personen gute Voraussetzungen für die Integration in die deutsche Gesellschaft bieten. Dies sind die wichtigsten Empfehlungen der von der Regierung eingesetzten Zuwanderungs-Kommission, in der 21 unabhängige Mitglieder der verschiedenen gesellschaftlichen Gruppen und Wissenschaftler unter Vorsitz der CDU-Politikerin Süssmuth mitgearbeitet haben. Die Kommission gibt damit der Politik das Signal, den seit 1973 geltenden Anwerbestopp für Arbeitskräfte aus Ländern, die nicht der EU angehören, aufzugeben, der sich allerdings durch den Familiennachzug sowie den Zustrom von Asylbewerbern und Kriegsflüchtlingen weitgehend als wirkungslos erwiesen hat. Qualifizierte und jüngere Zuwanderer können nach Ansicht der Kommission angesichts des dramatischen Bevölkerungsrückgangs und der Alterung der deutschen Gesellschaft in den nächsten Jahrzehnten einen Beitrag dazu leisten, den erreichten Wohlstand zu halten. Mit der Liberalisierung der Zuwanderungspolitik sollte jetzt begonnen werden.

Die Kommission spricht sich dafür aus, dass sich Deutschland dem globalen Wettbewerb um Spitzenkräfte der Wissenschaft und der Wirtschaft sowie um jüngere qualifizierte Arbeitskräfte stellt. Eine gezielte Zuwanderung beruflich wenig qualifizierter Arbeitskräfte wird nicht empfohlen; in diesem Bereich müsse das inländische Arbeitskräftepotenzial besser aktiviert werden. Die Kommission weist jedoch nachdrücklich darauf hin, dass die demographischen Probleme Deutschlands durch Zuwanderung nicht gelöst, sondern allenfalls gemildert werden könnten. Vor allem die Sozialversicherung bedürfe weitergehender Reformen, um den sich aus den demographischen Veränderungen ergebenden Anpassungsbedarf zu bewältigen. Auch könne die Erwerbsquote der Frauen erhöht werden, wenn die Rahmenbedingungen für die Vereinbarkeit von Beruf und Familie verbessert würden. Die Kommission macht Vorschläge für die Beschleunigung der Asylverfahren und für die Einschränkung des Missbrauchs des Asylrechts. Der durch Kontingente begrenzte Zuzug von Aussiedlern und das Nachholen von Familienangehörigen wird nicht infrage gestellt. Allerdings werden von allen Zuwanderern Kenntnisse der deutschen Sprache verlangt. Diese sollten möglichst schon im Herkunftsland erworben werden. Der Bund soll dies fördern. Die Integrationsangebote sollten verbessert und verbindlich gestaltet werden.

Die Empfehlungen der Kommission gehen durchweg erheblich über die Vorschläge hinaus, die bislang von den Parteien vorgelegt worden sind. Bislang hat nur die CDU/CSU ein Gesamtkonzept für ein Gesetz vorgelegt, das eine arbeitsmarktorientierte Zuwanderung zulässt, die durch Kontingente gesteuert und zunächst noch eng begrenzt werden soll. Die anderen Parteien haben bislang nur Grundsätze und wenig präzise Eckpunkte vorgestellt. Die SPD taktiert und will Zeit gewinnen. Kanzler Schröder und Innenminister Schily suchen in dieser politisch brisanten Frage den Konsens mit der Union. Der scheint erreichbar zu sein. Die Union hat auf die Forderung nach Verschärfung des Asylrechts verzichtet; Missbrauch soll jedoch wirksam bekämpft werden. Die SPD ringt sich dazu durch, den Zuzug von ausländischen Arbeitskräften zu erlauben, wenn dafür ein Bedarf nachgewiesen werden kann und keine inländischen Arbeitnehmer verdrängt werden. Nach wie vor wünscht die Mehrheit der Bürger jedoch ein Einwanderungsgesetz, durch das der Zuzug von Ausländern erschwert wird; das gilt vor allem für die Anhänger der SPD. Der Kommission kommt das Verdienst zu, sich von Überlegungen der politischen Opportunität weitgehend gelöst und ein insgesamt plausibles Modell für Zu- und Einwanderung sowie für die Integration der Ausländer vorgelegt zu haben. Daran dürften künftig alle politischen Initiativen zu messen sein. Das Konzept der arbeitsmarktorientierten Zuwanderung sieht wie folgt aus:

Die Kommission unterscheidet zwischen Zuwanderern, die auf eigene Initiative nach Deutschland kommen wollen, und Zuwanderern, die von Unternehmen und Institutionen angefordert werden. Letztlich wird allen Zuwanderern die Perspektive eines dauerhaften Aufenthalts geboten, wenn sie sich über ein Punktesystem dafür qualifizieren. Dieses Verfahren enthält auch Elemente der Mengensteuerung.

Kontingent von 20 000

Ein auf Dauer angelegtes Aufenthaltsrecht, das mit einer allgemeinen Arbeitserlaubnis verbunden ist, erhalten gut ausgebildete Arbeitskräfte mit einer günstigen Integrationsprognose. Für diese Gruppe wird im ersten Jahr nach dem In-Kraft-Treten des Gesetzes ein Kontingent von 20 000 Personen (ohne Familien-

angehörige) vorgegeben. Die Auswahl wird anhand eines Punktesystem getroffen. Ohne Begrenzung können selbstständige Existenzgründer dauerhaft zuwandern, wenn sie eine tragfähige Geschäftsidee vorweisen. Auch ist die Zuwanderung ausländischer Studenten erwünscht. Über deren Qualifikation entscheiden
die Universitäten. Nach Abschluss der Examen können diese qualifizierten Personen eine auf zwei Jahre befristete Aufenthalts- und Arbeitserlaubnis erhalten;
sie erhalten zudem die Chance, sich über das Punktesystem für den dauerhaften
Aufenthalt zu bewerben.

Unternehmen, die Schwierigkeiten haben, Arbeitsplätze mit deutschen Arbeitskräften zu besetzen, können Ausländer anwerben. Die Unternehmen brauchen aber nicht mehr in jedem Einzelfall den Bedarf nachweisen. Dieser wird
entweder durch statistische Engpass-Diagnosen für bestimmte Berufe belegt o-
der von der Zahlung einer Gebühr in Höhe von etwa 15 Prozent des branchenüb-
lichen Jahresgehalts abhängig gemacht. Damit soll der Sorge vor Verdrängungs-
effekten entgegengetreten werden. Der Aufenthalt dieser Zuwanderungsgruppe
wird auf höchstens fünf Jahre befristet und im ersten Jahr auf 20 000 Personen
begrenzt. Den Unternehmen wird auch die Möglichkeit eröffnet, für freie Aus-
bildungsplätze junge Ausländer (Programm 18 Plus) anzuwerben. Zunächst wird
ein Kontingent von 10 000 Auszubildenden vorgegeben. Auch für diese wird der
Aufenthalt befristet. Aber sowohl die in Deutschland ausgebildeten Jugendlichen als auch die „Engpass-Arbeitskräfte" haben die Chance, sich über das
Punktesystem ein zeitlich nicht begrenztes Aufenthaltsrecht in Deutschland zu
verschaffen.

Für Spitzenkräfte aus Wirtschaft und Wissenschaft gelten nach dem Kom-
missions-Modell solche Einschränkungen nicht. Für deren Zuwanderung wird
keine Obergrenze vorgeschlagen. Das zunächst befristete Aufenthaltsrecht führt
über ein Beschäftigungsverhältnis automatisch und ohne Begrenzung in ein
Daueraufenthaltsrecht. Als Spitzenkräfte gelten Personen, die mehr als das Dop-
pelte der dynamischen Beitragsbemessungsgrenze in der Gesetzlichen Krankenversicherung verdienen, was derzeit etwa 160 000 DM im Jahr entspricht. Wissenschaftler, die zuwandern, sollen von den Wissenschafts-Organisationen ausgewählt werden. Alle von der Kommission vorgesehenen Kontingente, die
knapp bemessen erscheinen und nach Ansicht der Wirtschaft von Anfang an
großzüger bemessen werden sollten, beziehen sich nur auf das erste Jahr; sie sollen schrittweise erhöht werden. Für Asylbewerber und Flüchtlinge mit einer län-
geren Aufenthaltsperspektive soll der Zugang zum Arbeitsmarkt erleichtert werden. Auch werden die Wartezeiten für die Aufnahme der Erwerbstätigkeit von
Familienangehörigen verkürzt oder ganz abgeschafft. Das Arbeitskräftepotenzial
dürfte also erheblich stärker wachsen, als die Kontingente dies erkennen lassen.

Die Frage, ob und inwieweit die Ärzteschaft von diesen Plänen betroffen werden könnte, ist allenfalls spekulativ zu beantworten, zumal niemand voraussagen kann, wie viele der in Frage kommenden Ausländer nach Deutschland kommen wollen. Unterstellen kann man aber wohl, dass Ärzte mit Spezialkenntnissen, die von Universitäten oder Kliniken angefordert und beschäftigt werden, kurzfristig eine dauerhafte Arbeitserlaubnis erhalten. Auch werden sich ausländische Ärzte aus Nicht-EU-Ländern, die dauerhaft in Deutschland leben und arbeiten wollen, über das Punktesystem Zugang zum deutschen Arbeitsmarkt verschaffen können. Die Chance, in das stark regulierte deutsche Gesundheitssystem beruflich einbezogen zu werden, ist jedoch gering zu veranschlagen. Eher bieten sich Perspektiven für ausländisches Pflegepersonal an; hier bestehen schon jetzt personelle Engpässe. Darüber hinaus kann eine steigende Zuwanderung qualifizierter und jüngerer ausländischer Arbeitskräfte in den nächsten Jahrzehnten dazu beitragen, die Wachstumskräfte der Wirtschaft zu stärken und die Finanzlage der Gesetzlichen Krankenversicherung zu stabilisieren, was indirekt auch der Ärzteschaft zugute käme. Alles, was künftig den Rückgang der Erwerbstätigenzahlen abbremst, mildert die wirtschaftlichen Folgen des demographischen Prozesses.

Punkte für die Einwanderung

Bewerber für ein dauerhaftes Aufenthaltsrecht und damit für die Einwanderung nach Deutschland sollen nach einem Punktesystem ausgewählt werden, das maximal 100 Punkte als erreichbar vorgibt. Mindestens 70 Punkte müssen erreicht werden.

Alter: 1 Punkt für jedes Lebensjahr unter 45; höchstens 20 Punkte.

Ausbildung: Höchster erreichbarer Abschluss bis 30 Punkte.

Berufsabschluss je nach Ausbildungsdauer: 5 bis 20 Punkte,
Hochschul- oder Fachhochschulabschluss: 20 Punkte.
Zusätzlich 10 Bonuspunkte für:

– besondere Nachfrage der Abschlüsse am Arbeitsmarkt,

– Abschluss nach deutschem Bildungssystem,

– Promotion, Abschluss an einer besonders angesehenen Ausbildungseinrichtung.

Berufserfahrung und Zusatzqualifikation: höchstens 15 Punkte.

Erfahrung im erlernten Beruf (höchstens 5 Jahre): bis 10 Punkte,

- EDV-Kenntnisse,
- Fremdsprachenkenntnisse (Drittsprachen),
- Führungserfahrung.

Gute Deutschkenntnisse: bis 20 Punkte.

Weitere Integrationskriterien: bis 15 Punkte.

Qualifikation des Ehepartners: bis 5 Punkte,

je Kind 2 Punkte, höchstens 5 Punkte,

Arbeitsplatz oder Arbeitsplatzangebot in Deutschland: 5 Punkte,

Bewerber, die sich bereits in Deutschland aufhalten oder das Land von früheren
Aufenthalten her kennen: 5 Punkte.

Kg Deutsches Ärzteblatt 98, Heft 27 vom 06.07.01, Seite A-1806 [THEMEN DER ZEIT]

© Deutscher Ärzte-Verlag; entwickelt von L.N. Schaffrath NeueMedien

Checkliste für Krankenhäuser

☐ Wie ist die Verteilung der Patienten/innen in der Klinik, in der Abteilung und auf der Station nach Herkunftsländern, Staatsangehörigkeiten bzw. Ethnizität und Sprachkenntnissen?
(Welche Sprachen sprechen die Patienten/innen als Muttersprache?
Welche Sprache sprechen und verstehen sie am besten?)

☐ Können im Bedarfsfall professionelle Dolmetscher/innen mit Qualifikation für den Gesundheitsbereich gut erreicht und schnell eingesetzt werden?

☐ Welche Mitarbeiter/innen sprechen neben Deutsch eine Fremdsprache?

☐ Wie gut sind diese Mitarbeiter/innen für das Dolmetschen bzw. die Sprachvermittlung am Krankenbett ausreichend qualifiziert?

☐ Werden qualifizierte Mitarbeiter/innen für Übersetzungsdienste bzw. Aufklärungsgespräche in der Muttersprache der Patienten/innen freigestellt?

☐ Wie ist die ‚interkulturelle Teamarbeit' innerhalb der Klinik organisiert? Ist ein guter Informationsfluß gesichert?

☐ Werden alle Patienten/innen mit der ärztlichen Information über die Erkrankung und die medizinische Therapie erreicht?
Können auch Patienten/innen nichtdeutscher Herkunftssprache ausreichend informiert werden?

☐ Gibt es adäquates Informationsmaterial, das unterschiedlichen Voraussetzungen und Bedürfnissen verschiedener Patientengruppen gerecht wird? (Sprache, Lese- und Schreibfähigkeit, Bildungsstand, soziale Schicht...)

☐ Sind in der Klinik Anlaufstellen oder Ansprechpartner für Patienten/innen nichtdeutscher Herkunft vorhanden oder erreichbar, die ihre Anliegen vertreten und unterstützen?

☐ Können Patienten/innen in medizinischen, psychosozialen Fragen in ihrer Muttersprache betreut und beraten werden?

☐ Existieren gute Arbeitskontakte zu Nachsorge-Einrichtungen, die chronisch kranke Migranten/innen angemessen versorgen können? (Rehabilitation, Selbsthilfe, Gesundheitsförderung...)

☐ Werden Migranten/innen (auch nichtdeutschsprachige) bei Patientinnenbefragungen zu Erwartungen und Zufriedenheit einbezogen?

Sind spezifische Patientenbedürfnisse von Migrant/innen auf der Station bzw. in der Klinik bekannt?

Sind aktuelle Befragungen nötig? (Oder orientiert man sich eher an allgemeinen Klischees?)

☐ Ist die Klinik von der Architektur und der Ausstattung her auf verschiedene Bedürfnisse unterschiedlicher Patientengruppen eingerichtet? (z.B. Raum für Besucher, Trauernde, Aufenthaltsraum für Patienten)

☐ Ist die Frage der interkulturellen Öffnung der Einrichtung für die Mitarbeiter/innen relevant?

Wo sehen die Ärztinnen und Ärzte, Pflegekräfte und andere in der Klinik Tätige Handlungsbedarf?

Gibt es Gremien oder Arbeitsgruppen innerhalb der Klinik, in denen Qualitätssicherungsmaßnahmen und Fortbildungsangebote diskutiert, initiiert und umgesetzt werden können?

☐ Sind Fortbildungs- und Qualifizierungsmaßnahmen oder auch strukturelle Veränderungen notwendig, um Zugangsbarrieren für Migranten/innen und Migranten zu gleich guter Gesundheitsversorgung überwinden zu können?

Empfehlungen für die Praxis

Organisatorisches

- Bestandsaufnahme der soziokulturellen Vielfalt im Krankenhaus für eine adäquate Planung und kontinuierliche Überprüfung der vorhandenen gesundheitlichen Versorgungsangebote und ihre Reichweite für verschiedene Patientengruppen.

- Grundlegende Verbesserung der Kommunikationsstrukturen: höhere Bewertung der Arzt-Patient-Kommunikation, mehr Zeit für Patienten in der Aufklärungsroutine.

- Etablierung funktionierender Strukturen zur Gewährleistung qualifizierter Sprachvermittlung (z. B. durch Dolmetscherzentren) zur Unterstützung der medizinischen Aufklärung und Beratung für nichtdeutschsprachige Patienten/innen.

Information und medizinische Aufklärung

- Erstellung bzw. Ausstattung von Kliniken mit Informationsblättern über Erkrankungen und medizinische Maßnahmen in allen relevanten Sprachen.

- Entwicklung von audiovisuellem Informationsmaterial insbesondere für lese- und schreibunkundige Patienten/innen.

- Themen- und zielgruppenorientierte Informationsveranstaltungen und Beratungsstunden für Patienten/innen in den Klinikalltag integrieren.

- Gesundheitsförderungspotentiale im Kontext einer stationären Behandlung nutzen.

- Entwicklung zielgruppenspezifischer Gesundheitsförderungsangebote innerhalb und außerhalb der Klinik (z. B. für die Vor- und Nachsorge)

- Ansprechbarkeit des Klinikpersonals für Fragen der Patienten/innen verbessern.

- Entwicklung von Informationsmaterial, das sich am Wissenstand bzw. dem Aufklärungsbedarf verschiedener Zielgruppen orientiert.

Sprachliche Verständigung mit nichtdeutschsprachigen Patienten/innen

- Sprachkenntnisse und - präferenz der Patienten/innen im Hinblick auf die Bedarfsplanung und -orientierung in den Aufnahmepapieren vermerken.
- Verständnis der Aufklärung gewährleisten. (Abstand nehmen von unterschriebenen Einwilligungserklärungen von Patienten/innen, die die Aufklärung offensichtlich nicht verstanden haben.)
- Verfügbarkeit von qualifizierten Dolmetschern/innen sicher stellen.
- Qualifizierung bilingualer Mitarbeitern/innen für Dolmetscheinsatz
- Freistellung für bzw. Honorierung der vom Klinikpersonal geleisteten Dolmetscherdienste.
- Berücksichtigung des Schamgefühls der Patienten/innen (Bevorzugung gleichgeschlechtlicher Dolmetscher/innen insbesondere in den Bereichen der Gynäkologie, Geburtshilfe und Urologie)
- *Counselling* für Patienten/innen durch professionelle muttersprachliche Betreuer/innen bzw. Berater/innen.
- Unterstützung des Aufbaus professioneller Dolmetscherdienste für *face-to-face-* und Telefondolmetschen für den medizinischen und sozialen Bereich für die Bundesrepublik Deutschland.
- Qualifizierung von Dolmetschern/innen für den medizinischen und sozialen Bereich.

Psychosoziale Versorgung im Krankheitsfall

- Psychosoziale Versorgung für alle Patienten/innen zu einem Regelangebot der Klinik machen – nicht nur in Notfällen.
- Sicherung einer psychosozialen Betreuung und Beratung von Immigranten/innen in den Muttersprachen, wenn erforderlich.
- Nachsorge für Immigranten/innen mit bösartigen Erkrankungen verbessern.

Räumlichkeiten

- Mehrsprachige, illustrierte Hinweisschilder.
- Überprüfung der räumlichen Ausstattung bzw. Raumnutzung hinsichtlich der Patienten/innen und Mitarbeiter/innenbedürfnisse. (z. B. Rückzugsmöglichkeit für trauernde Angehörige, Räume für Einzel- und Gruppengespräche).
- Angebot von TV-Programm, Zeitungen und Büchern in Patientenbibliothek in relevanten Sprachen.

Verpflegung

- Anpassung des Speise- und Getränkeangebots an den Geschmack und Eßgewohnheiten der Patienten/innen (mehr frische Nahrungsmittel, Obst, internationale Küche).

Interkulturelle Kompetenz in Aus- und Weiterbildung des Klinikpersonals

- Stärkung des Problembewußtseins für interkulturelle Aspekte.
- Vermittlung von Hintergrundwissen über spezifische soziokulturelle Aspekte von Immigranten/innen.
- Erweiterung der interkulturellen Kompetenz von Mitarbeitern/innen.
- Verstärkte Schulung des Klinikpersonals in Gesprächsführung mit Patienten/innen.

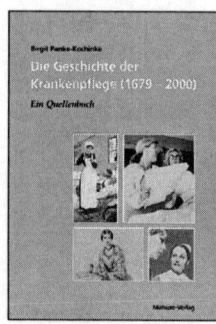
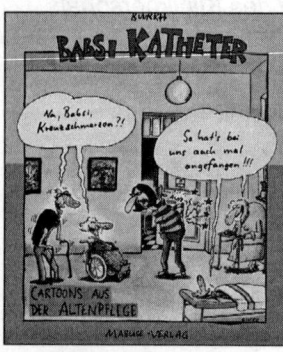
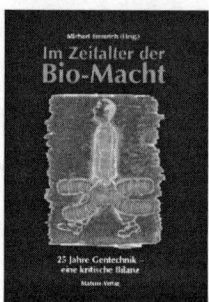
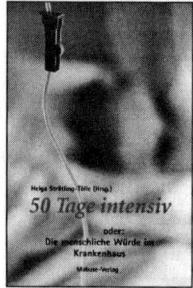
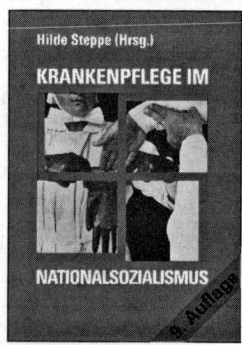
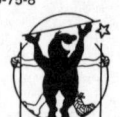

Errata

1. Folgende Graphiken auf Seite 120 sind aus drucktechnischen Gründen nicht bzw. an falscher Stelle abgedruckt.

Abb. 4.5.4: Lese- und Schreibfähigkeit / Befragungsmodus nach Migrationsstatus

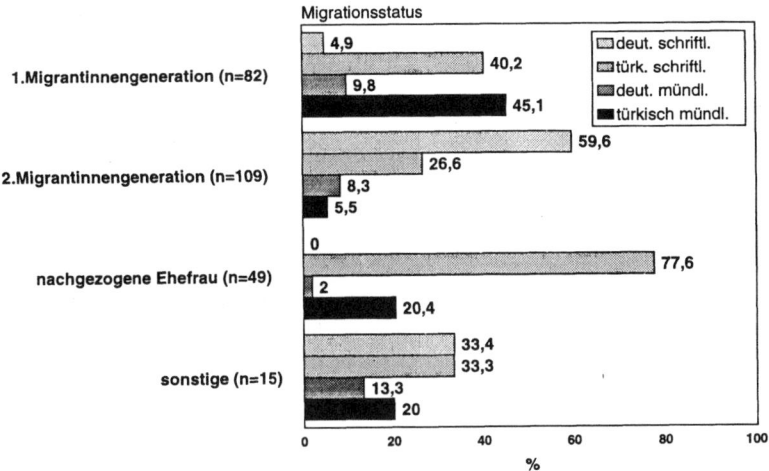

Abb. 4.5.5, Deutsche Sprachkenntnisse der Immigrantinnen nach Migrationsstatus

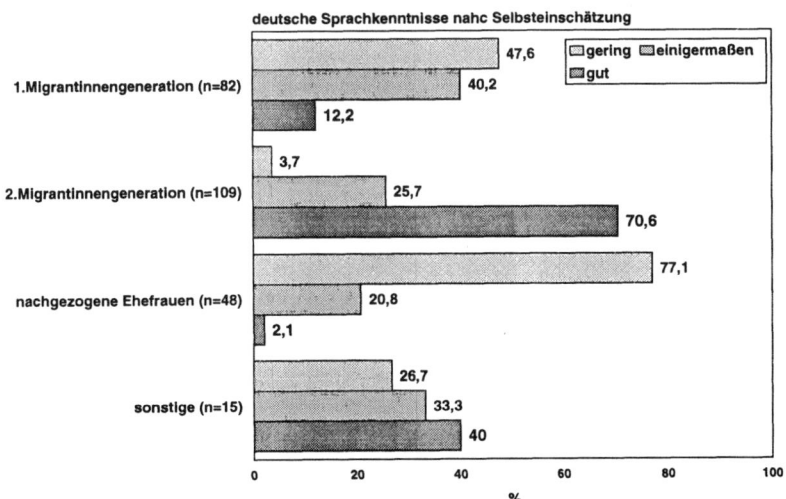

2. Auf Seite 121 fehlt wegen einer falsch eingefügten Graphik folgende Textpassage:

Der Anteil der arbeitslosen Frauen der zweiten Migrantinnengeneration ist mit 22,1% fast doppelt so hoch wie im deutschen Gesamtkollektiv (11,7%). Ein Grund dafür dürften ausländerrechtliche Bestimmungen sein, die die Erwerbstätigkeit des in Deutschland lebenden Partners bzw. der Partnerin zur Bedingung für die Familienzusammenführung machen und die Arbeitsaufnahme der zugezogenen Ehepartner in den ersten 5 Jahren des Aufenthalts verbieten bzw. einschränken. Die neu zugezogenen Ehefrauen haben so bedingt durch die Festlegung auf Familie und Hausarbeit nur eingeschränkte Spracherwerbs- und Integrationsmöglichkeiten.

Beziehung zwischen Migrationsstatus und Akkulturationsgrad

74% der Patientinnen der zweiten Migrantinnengeneration, 31,8% der ersten Migrantinnengeneration und 10,5% der neu nachgezogenen Ehefrauen können der Kategorie ‚eher akkulturiert' zugeordnet werden (Abb. 4.5.6).